岭南中医药特色系列教材

岭南金匮要略临床实践

主　　审　陈纪藩

主　　编　林昌松　张　静

副 主 编　刘晓玲　关　彤　陈光星　刘清平

常务编委　刘丽娟

编　　委　(按姓氏笔画排序)

王文杰 (广西中医药大学)　　　　张　静 (广西中医药大学)

王启芬 (广州中医药大学)　　　　张明英 (广州中医药大学)

韦玉娜 (广西中医药大学)　　　　陈光星 (广州中医药大学)

刘丽娟 (广州中医药大学)　　　　林昌松 (广州中医药大学)

刘明岭 (广州中医药大学)　　　　钟兴华 (广州中医药大学)

刘晓玲 (广州中医药大学)　　　　徐　强 (广州中医药大学)

刘清平 (广州中医药大学)　　　　雷旭杰 (广州中医药大学)

关　彤 (广州中医药大学)

秘　　书　王启芬 (兼)　雷旭杰 (兼)

人民卫生出版社

·北　京·

版权所有，侵权必究！

图书在版编目（CIP）数据

岭南金匮要略临床实践 / 林昌松，张静主编 . —北京：人民卫生出版社，2024.5
岭南中医药特色系列教材
ISBN 978-7-117-36205-4

Ⅰ.①岭…　Ⅱ.①林…②张…　Ⅲ.①《金匮要略方论》－中医学院－教材　Ⅳ.①R222.3

中国国家版本馆 CIP 数据核字（2024）第 088478 号

人卫智网	www.ipmph.com	医学教育、学术、考试、健康，购书智慧智能综合服务平台
人卫官网	www.pmph.com	人卫官方资讯发布平台

岭南中医药特色系列教材
岭南金匮要略临床实践
Lingnan Zhongyiyao Tese Xilie Jiaocai
Lingnan Jinguiyaolüe Linchuang Shijian

主　　编：林昌松　张　静
出版发行：人民卫生出版社（中继线 010-59780011）
地　　址：北京市朝阳区潘家园南里 19 号
邮　　编：100021
E - mail：pmph @ pmph.com
购书热线：010-59787592　010-59787584　010-65264830
印　　刷：三河市宏达印刷有限公司
经　　销：新华书店
开　　本：787 × 1092　1/16　印张：17
字　　数：414 千字
版　　次：2024 年 5 月第 1 版
印　　次：2024 年 6 月第 1 次印刷
标准书号：ISBN 978-7-117-36205-4
定　　价：59.00 元

打击盗版举报电话：010-59787491　E-mail：WQ @ pmph.com
质量问题联系电话：010-59787234　E-mail：zhiliang @ pmph.com
数字融合服务电话：4001118166　E-mail：zengzhi @ pmph.com

岭南中医药特色系列教材
编委会

邓 序

　　近日欣闻广州中医药大学第一附属医院组织编撰的"岭南中医药特色系列教材"即将出版，此乃传承岭南医学之重要举措。忆往昔，岭南名医何梦瑶曾以自己的论著《医碥》第五卷"四诊"作为教材，给乡邑医者讲课。20世纪80年代初，我与徐复霖教授点注《医碥》，于1982年经上海科学技术出版社出版；其后，第二次点校《医碥》，并于1995年由人民卫生出版社出版。考何氏《医碥》之书名，"碥"字有两层含义，碥当作砭，意在针砭当时滥用附、桂之时弊；碥亦作碥石，甘为人梯之意。《医碥》之于岭南医学，可谓泽被后代，功在桑梓。

　　1988年9月，中华全国中医学会广东分会及中华医学会广东分会医史学会在广州共同召开首届"岭南医学研讨会"，会议委托我作总结，曾谈及研究岭南医学的意义。自1977年美国的恩格尔教授提出医学模式理论以来，现代医学正在由"生物医学模式"向"生物－心理－社会"医学模式转变。中医学一开始就重视心理、环境因素，如果将《内经》时代的医学用医学模式来概括的话，就应当是"生物－心理－社会－自然"的医学模式。《内经》提出的"天人相应"观，钱学森概括为"人天观"。我认为"人天观"这个医学模式更先进、更科学。因为人有能动性，会适应自然、征服自然。医学研究不能脱离地理环境、社会环境、个人体质，应该因时、因地、因人制宜地去研究疾病和治疗疾病。

　　我国幅员辽阔，由于地理环境的差异和历史上开发的先后，各个地区的情况千差万别，医学发展也表现出明显的不平衡性，其中岭南医学就具有地方与时代的特色。五岭横亘于湘赣与粤桂之间，形成了一个不同于中原的地理环境，不仅风土人情、习俗气候不同，人的体质疾病、饮食用药习惯亦不尽相同。岭南医学是在这样一种特殊的地理气候环境下，把中医学的普遍原则与岭南地区医疗实践相结合，经过漫长的历史岁月逐渐形成起来的地域性医学。岭南医学重视南方炎热多湿，地处卑下，植物繁茂，瘴疠虫蛇侵袭等环境因素，着眼于南方多发、特有疾病的防治，勇于吸取民间经验和医学新知，充分利用本地药材资源，逐渐形成了以岭南地区常见多发病种为主要研究对象的岭南医学。它既有传统医药学的共性，又有其地方医疗保健药物方式的特性。正是通过对这些特殊性的研究，反过来也有助于认识整个中国医学发展的全过程。那种认为地方医学研究成果只适用于局部，其实是一种误解。所以深入研究岭南医学不是"搞地方主义"，而是继承和发扬祖国医学文化遗产的重要先行性基础工作。这是我当时在会上的讲话，后由学生整理成文以"岭南"为题公开发表。

记得当时参与"岭南医学研讨会"的代表仅 30 余人，时过境迁，今日研讨岭南医学已蔚然成风。中华文化起源于黄河，发展于长江，振兴于珠江。2006 年，广东省委、省政府就先后出台了多个促进广东中医药发展的重要文件，并提出要将广东从"中医药大省"建设成为"中医药强省"，通过近十年的建设，已取得了显著成效。

我曾经说过：21 世纪是中医药腾飞的世纪！大力扶持中医药事业的发展，被纳入了国家的"十三五"发展规划。2015 年，中国中医科学院从事中药研究的科学家屠呦呦获得诺贝尔生理学或医学奖，是中医药科学领域诞生的第一位获得诺贝尔生理学或医学奖的华人科学家！ 2016 年，第一部《中华人民共和国中医药法》获得立法……种种迹象显示，中医药事业的发展逐渐走上正轨，对此我感到很欣慰！

中医药事业的发展势必促进流派医学的发展。"岭南派"一词，《辞海》指现代画派之一，而不及其他行业。我认为，对岭南民众健康贡献最大，流传至今仍然充满活力的是岭南医派，或称之为岭南医学流派，即岭南名医群体。岭南之名始于唐贞观时十道之一，地处五岭之南，又名岭表、岭外，有其地域特色。岭南医学具有明显的地域性特点，临床遣方用药受到当地的气候特点、道地药材、饮食喜好、起居习惯、人文风俗等因素影响。从源流及发展历程来看，岭南医学渊源于中原医学；萌芽于晋唐，以《肘后备急方》为代表，葛洪对岭南地区多发传染性疾病等进行了研究，开创"验、简、便、廉"之特色；始形于宋代，如刘昉的《幼幼新书》为岭南儿科学奠定良好基础；兴发于明清后，如岭南名家何梦瑶被誉为"南海明珠"，饮誉全国。当代岭南医学呈现生机勃勃的发展局面，这不仅和广东改革开放带来的经济文化发展有关，更和中医药的疗效和人文魅力深得民众信赖息息相关。

多年来，广州中医药大学第一临床医学院（第一附属医院）注重岭南中医药的研究与总结，取得了许多经验及成果。更可贵的是，第一临床医学院将岭南中医药学术研究的成果引入课堂教学，不断创新临床教学，这是推动岭南医学传承发展的一大举措，也是岭南医学教育的一大创新。作为配套教材，"岭南中医药特色系列教材"凝聚了历代广州中医药大学第一临床医学院人岭南医学研究工作的心血与智慧结晶，是第一临床医学院进一步将岭南中医药研究成果向教学工作转化的重要体现。

古人著述名医学派，多以医家名字命名，如明代宋濂为朱丹溪《格致余论》题辞："金之以善医名凡三家，曰刘守真氏，曰张子和氏，曰李明之氏。虽其人年之有先后，术之有攻补，至于惟阴阳五行，升降生成之理，则皆以《黄帝内经》为宗，而莫之有异也……君之此书（指丹溪先生《格致余论》），有功于生民者甚大，宜与三家所著，并传于世。"这是金元四大家之说的由来，主要内容以内科为主。近代谢观《中国医学源流论》也以医家命名学派，如李东垣学派、张景岳学派、薛立斋学派等。现代研究岭南医学，内容很丰富，我认为除了延续前人之长处外，更宜采用学科分类研究的方法，方可涵盖除内科以外的其他学科，也适合现代中医教育发展。"岭南中医药特色系列教材"涵括中医基础及内、外、妇、儿各科等 13 门课程，体现了岭南医学学科分类研究思想，其系统整理出版并投入教学使用，也将促进相关学科建设发展。

　　乐之为序。

2018 年 7 月

编写说明

　　中医药学源远流长，博大精深，是中华传统文化的瑰宝。由于我国幅员广大，地理气候环境地域性特征明显，加上人文风俗、饮食起居、道地药材等方面的迥异，中医药的临床应用形成了因时因地因人制宜的学术传统以及明显的地域特色。岭南位处我国南端，地域气候环境与五岭以北明显不同，岭南中医药在应对地方多发性疾病与证候的实践中，形成了鲜明的临床特色，不仅提高了疗效，而且丰富了中医药学体系的学术内涵。作为"一带一路"发展规划重要节点，岭南中医药至今已传播到世界上183个国家地区，彰显了岭南中医药为人类健康做出的卓越贡献。

　　为贯彻落实《国务院关于印发中医药发展战略规划纲要（2016—2030年）的通知》（国发〔2016〕15号）精神，促进中医药事业健康发展，积极探索在高层次人才培养、教学改革、学术梯队建设、科学研究、提高临床疗效以及服务中药产业发展、开展国内外学术交流合作等方面发挥示范作用的有效机制和模式，广州中医药大学第一临床医学院（第一附属医院）进一步加强了对岭南中医药临床特色的总结与研究，并应用到临床医疗及教学活动中，取得了许多经验及成果。在多年实践的基础上，医院决定进一步促进岭南中医药研究成果向教学的转化，成立了岭南医学研究中心，成功申报广东省高校试点学院——岭南医学学院和广东省岭南医学人才培养模式创新实验区，开展了以岭南中医药特色为主导的中医药人才培养模式的改革与探索。为此，加强理论总结，深入凝练提高，创编一套成系列、显特色、综合性强的岭南中医药系列教材，是岭南医学试点学院和人才培养模式创新实验区教育教学改革的重要举措，也是岭南中医药教育对外交流与传播的重要资料。

　　经过近三年的策划、论证与努力，"岭南中医药特色系列教材"终于要出版了。此套教材汇集了众多具有鲜明岭南中医药特色的珍贵的临床诊疗经验与资料，均由资深专家担任主编，组织精干编写团队，围绕教育改革的目标，在长期临床实践与积累的基础上认真研究和精心编撰而成，具体包括《岭南中医内科学》《岭南中医外科学》《岭南中医妇科学》《岭南中医儿科学》《岭南中医骨伤科学》《岭南中医耳鼻喉科学》《岭南中医眼科学》《岭南中医肿瘤学》《岭南伤寒论临床实践》《岭南温病学临床实践》《岭南金匮要略临床实践》《岭南医学源流与名医学术精要》《岭南中草药》13部。本系列教材涉及的知识面广，全面综合反映了岭南中医药学术、临床、科学及产业的成果和经验，具有很强的地方特色，是集体智慧与心血的结晶，在理论与实践方面也达到了高度的结合，不仅具有极强的学术价值，而且有很强的临床实用性；不仅可应用于本科教学，也可应用于研究生教育；不仅可作为专业主干课程的配套教材，也可作为实践教学或资格考试的辅导用书，对于培养学生的中医辨证论治思维和综合分析能力有重要意义。

此系列教材是第一次汇集突出岭南名家诊治用药特色的教材，尽量展示岭南中医药学术与实践的发展水平和丰富内容，为促进岭南中医药的学术传承与可持续发展奠定了基础。编写团队为此付出了很多努力，进行了各种尝试，但由于第一次全面和系统化整理探索，可借鉴的经验不多，加之水平有限，书中难免有疏漏与不妥之处，盼广大读者在使用过程中提出宝贵意见，以期今后再版时得以修正提高，力争将本套教材打造成全面展现岭南中医药理论与临床最新学术成果的精品教材，不胜感激。

岭南中医药特色系列教材编委会

2018 年 6 月

前 言

《金匮要略》(简称《金匮》)是中医四大经典之一,是"方书之祖,医方之经",奠定了中医辨证论治原则与基本方法,是理论联系实践的典范。岭南历代医家在继承四大经典医学理论的基础上,着重研究本地区特殊的自然气候、地理环境、人群体质对疾病发生、发展的影响,总结出一整套因人而异、因地制宜、辨证施治的治疗方法。其中最有代表性的岭南金匮名家有陈伯坛、黎庇留、易巨荪、钟耀奎、陶葆荪、何汝湛、陈纪藩等;岭南金匮名著有《读过金匮卷十九》《金匮要略易解》等。

"熟读王叔和,不如临证多",鉴于学习《金匮要略》课程时,学生接触临床机会有限,不利于对原文的理解和应用,故本书的编写宗旨在于发挥岭南中医学特色,引导学生学习掌握《金匮要略》辨证论治的理论体系,并结合岭南实际,加强临床辨证论治能力的训练,达到培养掌握岭南医学诊疗特色的中医人才的目的。原文部分以宋代林亿等诠次、元代邓珍刊本《新编金匮方论》为蓝本,并参考了明代赵开美校刻的《金匮要略方论》。本书保持原书章节顺序,篇章划分与全国高等中医药教育教材、国家卫生健康委员会"十四五"规划教材《金匮要略讲义》(第4版)保持一致。在每篇之首为概说,以疾病的病因病机、脉证、证治、预后为序,对条文进行分类,以利于学生学习。

本书原文后附有岭南名家辨治经验,旨在借鉴名医的经验以窥名家的学术思想和运用体会,同时学习大医高尚的医德,并能提高学生的古汉语水平,培养学生知常达变的本领。书中还广泛收集岭南医家运用《金匮要略》方药的验案,在相关条文后附有病案精选,并进行重点阐释,具体按"辨证分析、立法处方、治疗效果"三部分梳理其临证思路,处方特色,最后以按语画龙点睛,总结提炼其辨治精华。通过验案学习加深对原文的理解,培养学生的临床思维能力和综合分析能力。

此外,本书所选医案中提及如穿山甲等药品,由于在最新出版的《中华人民共和国药典》(一部)中,未被继续收载,相关内容仅供参考。

本书由广州中医药大学和广西中医药大学联合编写,编写人员都是长期从事岭南《金匮要略》教学和临床工作的教师、医师,有丰富的教学和临床经验。本书适用于中医学、针灸推拿学、中西医临床医学等专业的本科生,也适用于研究生、各级医师研修《金匮要略》之用,可与《金匮要略讲义》(第4版)配套使用。

　　本书是第一本重在突出岭南名家诊治用药特色的《金匮要略》教材,虽然编写团队付出了很多努力,进行了各种尝试,但由于可借鉴的经验不多,加之水平有限,书中难免有不妥之处,盼各院校在使用过程中提出宝贵意见,以利于今后修订提高,不胜感激。

编者

2024 年 2 月

目　录

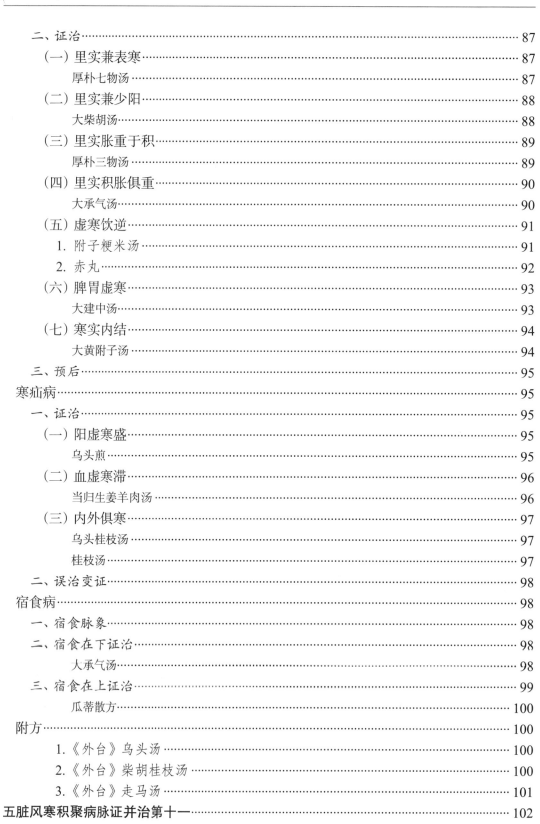

金匮要略方论序

　　張仲景爲《傷寒雜病論》合十六卷,今世但傳《傷寒論》十卷,雜病未見其書,或於諸家方中載其一二矣。翰林學士王洙在館閣日,于蠹簡中得仲景《金匱玉函要略方》三卷,上則辨傷寒,中則論雜病,下則載其方,並療婦人。乃錄而傳之士流,才數家耳。嘗以對方證對者,施之於人,其效若神。然而或有證而無方,或有方而無證,救疾治病,其有未備。國家詔儒臣校正醫書,臣奇先校定《傷寒論》,次校定《金匱玉函經》,今又校成此書,仍以逐方次於證候之下,使倉卒之際,便於檢用也。又採散在諸家之方,附於逐篇之末,以廣其法。以其傷寒文多節略,故所自雜病以下,終於飲食禁忌,凡二十五篇,除重復合二百六十二方,勒成上、中、下三卷,依舊名曰《金匱方論》。臣奇嘗讀《魏志‧華佗傳》云:"出書一卷,曰,此書可以活人。"每觀華佗凡所療病,多尚奇怪,不合聖人之經。臣奇謂活人者,必仲景之書也。

　　大哉炎農聖法,屬我盛旦,恭惟。主上丕承大統,撫育元元,頒行方書,拯濟疾苦,使和氣盈溢而萬物莫不盡和矣。

太子右贊善大夫臣高保衡
尚書都官員外朗臣孫奇
尚書司封郎中充秘閣校理臣林億等
傳上

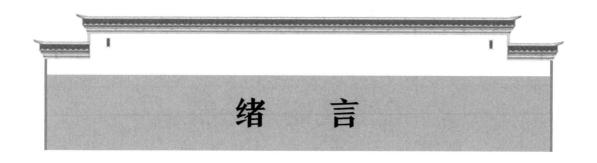

绪　言

一、《金匮要略》的性质及沿革

《金匮要略方论》一书是我国东汉时代著名医学家张仲景所著《伤寒杂病论》的杂病部分,也是我国现存最早的一部诊治杂病的专书。本书在理论和临床实践上都具有较高的指导意义和实用价值,对后世临床医学的发展有重大的贡献和深远的影响,古今医家对此书推崇备至,赞誉其为方书之祖、医方之经、治疗杂病的典范。

本书沿革大致可分为成书、散佚、整理校订三个时期,约在公元三世纪初,仲景写成《伤寒杂病论》十六卷,十卷论伤寒,六卷论杂病。但从东汉到西晋的一段时间由于战乱而散失,后虽经西晋王叔和加以搜集编次,可后人仅看到《伤寒论》十卷,未见杂病部分。北宋仁宗时期(1023—1063年),王洙在翰林院残旧书籍里发现了《伤寒杂病论》的删节本,叫作《金匮玉函要略方》。其后林亿等人对此删节本进行校订,编次为三卷二十五篇。同时兼采集各家方书中转载仲景治疗杂病的医方及后世一些医家的良方,将之分类附于有关各篇之末,并从强调方药论治的角度将此书更名为《金匮要略方论》,即为现在流行的《金匮要略》,或简称《金匮》。

二、《金匮要略》的地位和影响

《金匮要略》成书至今,历1 800余年流传不衰,被奉为临床经典著作,仲景被尊为万世之师,无论在临床医学模式、诊疗程式及方剂创构、科学用药等方面,无不起着奠基作用,为中医学的发展做出了卓越贡献。

《金匮要略》继承了《黄帝内经》《难经》等典籍中的精华,并使之发扬光大,将天人合一的整体医学模式落实到预防、治疗、康复医学的实践之中;创立了辨证论治的诊疗程式;规范了组方原则,成为历代立法制方的依据而为方书之祖。《金匮要略》把中医理法方药连贯一线,建立了完整的临床医学体系,使中医学从此走上坦途,直到今天,仍然起着治疗杂病的典范作用。

三、《金匮要略》的主要内容和学术特色

《金匮要略》共有二十五篇,以论治内科杂病为主,还包括妇科及外科疾病。首篇《脏腑经络先后病脉证第一》,属于总论性质,对疾病的病因病机、预防、诊断、治疗等方面,都以例

言的形式做了原则性的提示。从第二篇《痉湿暍病脉证治第二》到《呕吐哕下利病脉证治第十七》属于内科范围的疾病。《疮痈肠痈浸淫病脉证并治第十八》属于外科疾病。《跌蹶手指臂肿转筋阴狐疝蛔虫病脉证治第十九》，将不便归类的几种有形的疾病合为一篇。第二十至第二十二篇专论妇产科疾病。最后三篇为杂疗和食物禁忌。前二十二篇中包括四十多种疾病，共载方二百零五首。

张仲景的《伤寒杂病论》提出了完整的辨证论治体系，以整体观念为指导，以脏腑经络为理论依据来论述疾病的发生、发展、变化及诊断、预防和治疗。因此，重视整体，注重脏腑经络变化，把脏腑经络作为辨证的核心，是基本论点之一。《金匮要略》形成了较完整的以脏腑经络为中心，理法方药一线贯连的辨证论治体系，其对杂病的诊治，病证结合，辨证基础上的随症加减用药，创立了辨病与辨证结合的原则，首创了脏腑经络辨证论治法，为后世辨证施治纲要的形成开拓了先河。除用脏腑经络辨证方法以外，还运用了其他一些方法，如六经辨证、卫气营血辨证和三焦辨证等。

《金匮要略》提出多因杂至的发病观，首篇就提出"千般疢难，不越三条：一者，经络受邪，入脏腑，为内所因也；二者，四肢九窍，血脉相传，壅塞不通，为外皮肤所中也；三者，房室、金刃、虫兽所伤。以此详之，病由都尽。"原则性地指出杂病病因是多因素的，提醒人们避免对杂病病因病理认识的简单化。

《金匮要略》创制了"平脉辨证，病证结合"的诊断方式。据脉辨证是张仲景诊病的一大特色，仲景在《金匮》中广泛应用脉法以解释病机、鉴别病证、确立治法、判断预后等。在诊法方面重视四诊合参，仲景通过四诊合参举例四诊的临床应用，在诊断和疾病的预后上有重大的意义。通过望面部气色诊断疾病并判断预后，望呼吸以辨别病位之上下、病情之虚实。通过听语声来辨病位。通过问病人素日喜恶及症状久暂，结合脉诊，来定夺病因内外。

治疗上，仲景注重正气的综合调治，对于正气亏虚较甚的病证，强调扶正以驱邪，以邪实为主的病证，需驱邪以扶正。扶正方面，重视调补脾肾；驱邪时往往加入扶正药攻补兼施，就近导邪外出，用峻剂时小量递加或中病即止等等避免损伤正气，这些都是治疗内伤杂病不可忽视的重要原则。

综上所述，《金匮要略》以整体观为指导思想，使用多种辨证方法相结合，以脏腑经络辨证为核心，以八纲辨证为纲领，结合其他辨证方法，病证结合，脉证合参，辨证论治杂病，为后世做出典范。

四、《金匮要略》与医案

医案，又称脉案、方案、诊籍，是中医临床实践的记录。医案是医生临床思维活动的记录，辨证论治过程的记录，是中医理法方药综合应用的具体反映形式。可以说，医案就是宝贵的名医经验库。因此，中医将读名医医案作为提高临床辨证诊疗水平的重要方法之一。

《金匮要略》是重要的临床经验总结，每一条原文都是仲景在"勤求古训，博采众方"基础上对自己及众多医家临床经验的提炼和总结，《岭南金匮要略临床实践》则是用众多医案还原仲景辨治杂病的临床思维过程，把著作回归到临床，使学生在提高中医理论水平的同时形成中医临床思维方式，提高运用《金匮要略》理法方药辨治杂病的能力，这样就可以使原书在原有基础上进一步得到提高，从而在临床实践中发挥更大的作用。

五、岭南名家小传

黎庇留（1846—？），名天佑，庇留乃其字，一字茂才，广东顺德人，近代岭南伤寒名家之一，号称岭南专研经方"四大金刚"之一。1894 年任省城十全堂医局医席；民国初年在广州流水井设医寓"崇正草堂"，大厅悬挂"振兴医风，换回国命"对联以自勉。著有《伤寒论崇正编》八卷，现存 1925 年粤东编译公司刊本五册。黎氏一生，推崇仲景，穷究伤寒，积有丰富的临床经验。由于黎氏精通伤寒，并且能在临床中通权达变，因此，每每能够立起沉疴。在数十年的行医生涯中，积累了丰富的医案，给后学留下了宝贵的遗产。黎氏作为粤医伤寒大家，是岭南地区近代研究伤寒、运用经方的代表之一，他的验案，值得我们深究。正如萧熙在《黎庇留医案》中所言："医案中关于经方的灵活运用，及推陈出新的手法，便可以意味着黎氏伤寒学上造诣的深度，从而认识到所记医案，不仅是宝贵的活经验，而且在它里面还反映着湛深的理论基础。"

陈伯坛（1863—1938），名文炜，字英畦，广东新会外海乡（今属江门市郊区）人。岭南杰出医家，号称近代岭南伤寒派医家"四大金刚"之一。1894 年中甲午科第七名举人。22 岁悬壶问世，1899 年在广州广府学院前（大马站）正式设馆，每日求诊者逾百。1924 年，赴香港定居，在中环文咸东街铺设"陈伯坛寓"，挂牌行医。1905 年两广总督岑春煊创办两广陆军军医学堂，礼聘陈任中医总教习、中医主任。后又兼任"广州中医夜学馆"主任、广东中医药专门学校教师。移居香港后，陈独资创办了"伯坛中医专科学校"，门生弟子从游者甚众，其中彭泽民、程祖培、鞠日华、邓曦琴、林清珊、钟耀奎、陈坤华、陈万驹、赵景明、陈仲明等学生都成为粤港名医，对近代岭南仲景学说发展贡献很大。著有《读过伤寒论》《读过金匮卷十九》《伤寒门径》《麻痘蠡言》共 100 多万字。前二书能阐幽探奥，融会贯通，既能以经解经，又能以经验经，体会有独到之处，成为一家之言。特别是《读过伤寒论》，全书 40 万言，篇卷大，议论详，独特精粹，在当时广东伤寒派医著中无出其右。其治医学，上溯《黄帝内经》《难经》，旁及诸家，于仲景之学尤为致力，其医学理论和临证风格独树一帜，在岭南颇有影响。他集理论家、临床实践家、中医教育家于一身，对弘扬仲景学说，推动岭南中医学术发展起到了重要作用。

易巨荪（？—1913），名庆棠，巨荪乃其号，亦作巨川，鹤山人。清末在广州西关小半甫执业，医寓"集易草庐"。易氏出身医学世家，自弱冠受祖父庭训，即嗜读神农、黄帝、仲景诸圣之书，于中医经典著述精通谙熟。1894 年粤省疫核（鼠疫）流行，易氏以升麻鳖甲全活散全活甚众，吴太史秋舫、李君樵茂才见之，特与广州清平局绅朱秋生商定，创办十全堂医局，聘请易巨荪为主席。易氏著有《集思医编》（不复见存）、《集思朱秋牛案》（成书于 1894 年，未付梓刊行）。易氏将其治验案 47 例辑录成书，名曰《集思医案》。当时在广州医林中，与以专研经方著名者陈伯坛、黎庇留、谭彤晖一起被称为"四大金刚"，是岭南中医伤寒四大家之一。易氏临证胆识过人，尤擅用仲景经方抢救危急重证，如用大黄甘遂汤治疗产后下血少而腹大如鼓；用通脉四逆汤治疗霍乱；用大承气汤、黄连阿胶汤、生姜泻心汤治疗下利重症；用大剂真武汤加吴茱萸、蕲艾、半夏治疗产后大出血；用大黄黄连泻心汤治疗吐血；用白通汤、吴茱萸汤、理中汤加炮姜、蕲艾、鹿茸治疗便血如注；用大剂柴胡治疗流感；用二加龙骨汤治疗疟疾;用大剂升麻鳖甲汤改汤为散救治疫核(即鼠疫)流行。

钟耀奎(1908—1996),广东新会人。原广州中医学院内科教授,1978年被广东省政府授予"广东省名老中医"称号。为岭南著名伤寒派医家陈伯坛高足弟子。着重研读《伤寒论》《金匮要略》。在诊病过程中,融汇新知,中医理论造诣很深。主要贡献是将经方、温病方和时方有机结合,自成一家。灵活运用经方四逆散治疗黄疸、胁痛、胃脘痛、腹痛、癥瘕等症。尤其对病毒性肝炎、肺心病、冠心病、痰饮和痹证疗效卓著。并指导研制"肝友胶囊"和"咳喘顺"片剂等。

班秀文(1920—2014),广西中医学院教授,全国名老中医药专家,全国老中医药专家学术经验继承工作指导老师,2009年被评为首届国医大师。专著有《班秀文妇科医论医案选》《妇科奇难病论治》《壮乡医话》;曾主编《中医药基础理论》《妇科讲义》《中医妇科发展史》。在国内外发表有影响的学术论文50余篇,其中《六经辨证在妇科的应用》一文以其师古而不泥于古,融会贯通治百病的丰富经验受到国内外中医学者的重视,并被日本东洋出版社摘要出版。从医60余年,治学严谨,医德高尚,学验俱丰,擅长治疗内、妇、儿科疑难杂病,对中医经典著作和历代名家学术思想颇有研究。用药常从脾胃入手,主张辨证审慎,用药精专。对中医妇科造诣尤深,崇尚肝肾之说,喜用花类之品。

陶葆荪(1894—1974),字葆生,广东省名老中医。广东南海人。著作有《金匮要略易解》(广东人民出版社,1963),对学术界影响较大。曾在广州中医学院教授《内科学》与《金匮要略》两门课程,尤对中医经典著作《金匮要略》的教学方法有研究,曾用"原则启发,举例说明,重点鉴别"12字加以概括,广州中医学院金匮教研组(室)一直沿用。陶老长于诊治内科疑难杂症,尤其对肺结核、肾炎有独到的经验。在学术上重视中医阴阳五行理论,临证治病方法手段较多,如对肺痨病,运用五行学说,确立护金济火滋水补土平木的治疗原则,研制有"疗肺膏",并提倡空气、精神、营养等综合疗法。治肾炎除口服汤剂外,又创制有"韭菜糕"。善用岭南草药,如治疗慢性支气管炎咳嗽的"芒核汤",主药芒果核、千层纸都是地方药材。

何汝湛(1911—1996),广东省南海人,广东省名老中医,首批硕士研究生导师。他是首届金匮要略研究生导师,创建了金匮要略硕士点。主编教材有《金匮要略全书》《修编中医简明内科学》等。何氏精通《金匮要略》,认为《金匮要略》中有内科、外科、妇科的内容,是三科的创始,唯以内科的论述较为详尽,故要深入研究临床各学科之内容,《金匮要略》实属必读之书。何氏擅长内科杂病的诊治,对水气病、肾炎、尿毒症有很丰富的临床治疗经验,尤擅通过诊察咽喉来指导用药。何老治疗肾炎善用祛邪扶正治法,强调祛邪即可以安正;利小便而不伤阴,常用猪苓汤等。

邓铁涛(1916—2019),名锡才,广东省开平县人。国医大师,广州中医药大学终身教授、博士研究生导师,当代著名中医临床家、理论家、教育家。1989年被英国剑桥世界名人中心载入世界名人录。1990年被遴选为全国老中医药专家学术经验继承工作指导老师。1993年荣获广东省"南粤杰出教师"特等奖。获"广东省名老中医"称号。1990年被国务院批准为首批享受政府特殊津贴专家。2005 年 7 月受聘为科技部重点基础研究发展计划(973计划)《中医基础理论整理与创新研究》专项首席科学家,提出对现代中医及未来医学发展有影响的系列理论学说,如脏腑相关、寒温统一等学说,归纳中医特色为简、便、廉、验。邓铁涛教授著述等身,主编《中国医学通史》(近代卷)、《中医大辞典》,著有《耕耘集》《实用中医诊断学》《学说探讨与临证》《中医近代史》等 10 多部专著。

陈纪藩(1941—),江西省玉山县人。广州中医药大学首席教授,博士生导师,中医临床基础学(金匮要略专业)学术带头人,广东省名中医,第三、四批全国老中医药专家学术经验继承工作指导老师,享受国务院特殊津贴。从事中医教学、医疗与科研实践 50 余年,长期致力于中医教育模式的改革与实践,在全国倡导将经典医著教学回归临床,开创了中医人才培养的新模式。获省级教学成果一等奖和国家级教学成果二等奖。出版专著有《中医大辞典》(基础理论分册)、《金匮临证举要》《养生长寿》《中医药学高级丛书·金匮要略》《实用中医临床基本技能》《疑难病例治验集》《伤寒论金匮要略教学探索》《金匮要略讲义》等。创制抗风湿中药"通痹灵"系列。承担国家自然科学基金重点项目、中日合作项目等共 15 项。发表学术论文 50 多篇。获广东省中医药科技进步一等奖、广东省科技进步二等奖和三等奖、国家科技进步二等奖。

脏腑经络先后病脉证第一

一、病因、发病与治未病

(一) 已病防传、虚实异治

【原文】问曰：上工治未病，何也？师曰：夫治未病者，见肝之病，知肝传脾，当先实脾，四季脾王不受邪，即勿补之。中工不晓相传，见肝之病，不解实脾，惟治肝也。

夫肝之病，补用酸，助用焦苦，益用甘味之药调之。酸入肝，焦苦入心，甘入脾。脾能伤肾，肾气微弱，则水不行；水不行，则心火气盛，则伤肺；肺被伤，则金气不行；金气不行，则肝气盛，则肝自愈。此治肝补脾之要妙也。肝虚则用此法，实则不在用之。

经曰："虚虚实实，补不足，损有余"，是其义也。余脏准此。(1)

【病案精选】

[病史资料]

患者男，61岁，1996年7月因疲劳、走路不稳、纳差，经香港玛丽医院诊断为：①肝硬化失代偿期；②胃溃疡；③高血压病。住院期间出现肝昏迷、黄疸、腹水、食管静脉曲张破裂出血等，B超发现肝脏有2个肿块，性质待查。诊见：疲劳，腿软，腹稍胀，胃纳不佳，面暗，唇紫，脉涩。[严峻峻，刘小斌. 邓铁涛教授治疗肝硬化验案1则. 新中医，2002，34(3)：20]

[辨治思路]

(1)辨证分析

患者先以肝郁脾虚、湿热内蕴起病，经治疗后，肝郁湿热等证象有所缓解，转为气阴两虚、水瘀内阻之证。

(2)立法处方

治法：益气健脾养肝肾，佐以软坚化瘀，利湿逐水。

方药：西洋参(另炖兑服)、白芍、土鳖虫、穿山甲各10g，太子参、鳖甲(先煎)、牵牛子各30g，白术、茯苓各15g，薏苡仁45g，楮实子、菟丝子、萆薢各12g，酸枣仁20g，甘草5g，30剂，每天1剂，水煎服。患者坚持服此方近1年，诸症悉减。

（3）治疗效果

用药后1年复查胃镜示胃溃疡已愈，肝脏扫描肿块阴影消失，因食管静脉曲张而便血未再发生，谷草转氨酶（AST）、谷丙转氨酶（ALT）已恢复正常。继续服中药治疗，于1998年3月底复查肝功能、血液生化等项目及肝脏磁共振成像（MRI）均正常。

按语：邓老认为脾虚为肝硬化的病机，实脾是治疗肝硬化的治则，紧抓"知肝传脾，当先实脾"的思想。本病正可为"虚虚实实，补不足，损有余"之典范。

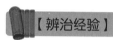【辨治经验】

陶葆荪：仲景以风是肝所主，提出见肝之病，须先实脾，来做"治未病"的举例，是则此节精神全在"治未病"，是使我们懂得乘其所胜而相传而做出预防施治的一种启发，并不是分阴阳、寒热、表里、虚实治病的一般通例。

何汝湛：《难经》说"经言：无实实虚虚，损不足而益有余"，本条仅是用肝病作为举例而已，其他各脏防治，可以类推，应以此为准则。

（二）发病与未病先防、有病早治

【原文】夫人禀五常，因風氣而生長，風氣雖能生萬物，亦能害萬物，如水能浮舟，亦能覆舟。若五臟元真通暢，人即安和，客氣邪風，中人多死。千般疢難，不越三條：一者，經絡受邪，入臟腑，爲内所因也；二者，四肢九竅，血脉相傳，壅塞不通，爲外皮膚所中也；三者，房室、金刃、蟲獸所傷。以此詳之，病由都盡。

若人能養慎，不令邪風干忤經絡；適中經絡，未流傳臟腑，即醫治之。四肢才覺重滯，即導引、吐納、針灸、膏摩，勿令九竅閉塞；更能無犯王法、禽獸災傷；房室勿令竭乏，服食節其冷熱苦酸辛甘，不遺形體有衰，病則無由入其腠理。腠者，是三焦通會元真之處，爲血氣所注；理者，是皮膚臟腑之文理也。（2）

【辨治经验】

陶葆荪：细看内容，它已反复说明：杂病病邪，主要在风；杂病病因，主要属内伤；杂病病邪中人途径由皮肤、四肢、九窍而血脉，又由经络入脏腑。伤寒病邪，主要在寒；伤寒病因，主要属外感；伤寒病邪传变，由毫毛以次传于三阳经，更以次传于三阴经。此节能将这三点反映出来，使学者认识伤寒与杂病的区别，得到不同的灵活处理，真不失为一篇杂病学提纲挈领的重要文字。

（三）病因及杂病分类

1. 气候反常

【原文】問曰：有未至而至，有至而不至，有至而不去，有至而太過，何謂也？師曰：冬至之後，甲子夜半少陽起，少陽之時陽始生，天得溫和。以未得甲子，天因溫和，此爲未至而至也；以得甲子而天未溫和，此爲至而不至也；以得甲子而天大寒不解，此爲至而不去也；以得甲子而天溫如盛夏五六月時，此爲至而太過也。（8）

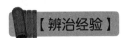

陶葆荪：医者首贵知道天时的常变，常则无病，变则生病。如气候由温至热，以至大热；由清而寒，以至大寒；这是岁序的常规。桃李反花，六月飞霜，这是岁序的变例。可知人体与环境气候的关系，亦即"风能生万物，亦能害万物"的道理。毋使太过、不及，便是养生的要图。本节指出气候的正常与异常，作为预测时病流行的参考。

2. 五邪中人与杂病分类

【原文】問曰：陽病十八，何謂也？師曰：頭痛、項、腰、脊、臂、腳掣痛。

陰病十八，何謂也？師曰：咳、上氣、喘、噦、咽、腸鳴、脹滿、心痛、拘急。五臟病各有十八，合爲九十病，人又有六微，微有十八病，合爲一百八病，五勞、七傷、六極、婦人三十六病，不在其中。

清邪居上，濁邪居下。大邪中表，小邪中裏。槃飪之邪，從口入者，宿食也。五邪中人，各有法度，風中於前，寒中於暮，濕傷於下，霧傷於上，風令脉浮，寒令脉急，霧傷皮腠，濕流關節，食傷脾胃，極寒傷經，極熱傷絡。(13)

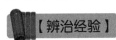

何汝湛：经脉在里为阴，络脉在外为阳。寒气归阴，所以寒极就会损伤经脉；热气归阳，故热极就会损伤络脉。关于五邪的分类，是根据五邪的属性，不外阳邪亲上主表，阴邪亲下主里，热气归阳，寒气归阴，同气相求，以类相从的道理，这是从自然气候的性质，结合到发病过程的实际来认识问题的。这些规律对分析病位在上在下，在表在里，性质属阴属阳，是清邪还是浊邪，都具有指导意义。

二、病　机

【原文】問曰：《經》云"厥陽獨行"，何謂也？師曰：此爲有陽無陰，故稱厥陽。(10)

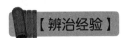

陶葆荪：此节特别提出人身的阴阳必须注意调和，即"元真通畅，人即安和"的意思；否则元真痞塞，阴阳乖违，阴气自衰，阳无所附而自厥逆，所以叫作"厥阳"；阴不相随，所以叫作"独行"。

三、诊病举例

(一) 望诊

【原文】問曰：病人有氣色見於面部，願聞其說。師曰：鼻頭色青，腹中痛，苦冷者死；一云腹中冷，苦痛者死。鼻頭色微黑者，有水氣。色黃者，胸上有寒。色白者，亡血也。設微赤，非時者，死。其目正圓者，痙，不治。又色青爲痛，色黑爲勞，色赤爲風，色黃者便難，色鮮明者有留飲。(3)

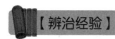

【辨治经验】

陶葆荪:五官是脏腑的象征,脏腑有病必有病气,有病气必有病色,有病色必透露在面部的五官,这就是有诸内必形诸外的道理。从病色的生克,察病气的深浅和病势的轻重,倘能深入研究,在治疗上获得预期的效果殊非难事。

【原文】師曰:吸而微數,其病在中焦,實也,當下之即愈,虛者不治。在上焦者,其吸促;在下焦者,其吸遠,此皆難治。呼吸動搖振振者,不治。(6)

【辨治经验】

何汝湛:本条只讲吸不讲呼,不符合一呼一吸的规律,应理解为"吸"字包括"呼"在内,指呼吸。病人呼吸微弱频数,有虚实两面。属于实的,是因有形物质如痰、食、瘀血之邪阻遏呼吸。这是邪在中焦的实证。治法当用下法,下其实邪,实去之后,气机即能通利,呼吸便能恢复常态,故说:"当下之则愈。"如有虚证出现,是邪实正虚。在治疗上,攻邪更加伤正,补正又必定锢邪,攻补两难,故说"虚者不治"。在上焦,主要指病在心肺,呼吸短促是心肺大虚,气弱无力,故说"难治"。在下焦,主要指病在肝肾,吸气深长而困难是肝肾不足,元气衰竭,肾不纳气,故亦属"难治"。呼吸时胸膊摇动,肢体颤抖,是呼吸之机将绝,形气不能相保,多见于疾病的严重阶段,无论病在上、中、下焦,都属不治。

(二)闻诊

【原文】師曰:病人語聲寂然喜驚呼者,骨節間病;語聲喑喑然不徹者,心膈間病;語聲啾啾然細而長者,頭中病。一作痛。(4)

【辨治经验】

何汝湛:病人语声平静但有时惊呼,这是由于肝主筋,肾主骨,肝肾不足,感受风寒湿邪,流注关节,使气血运行受阻,关节转动不利,不转动时则不痛或痛微,故病人常喜安静不出声,如偶然一转动便会突然疼痛起来,痛势剧烈难以忍受,不由自主地大声呼叫,故知痛在骨节间,属于痛痹之类的病证。如果病人语声低微而不透彻的,即是因痰湿郁热痞结胸间,导致胸膈气机窒息不通,故声音低而不能畅达,如声音在瓮中的状态一样,所谓喑喑然不彻,主心膈间病,如胸痹、结胸、心痞之类病证。如果病人说话细而长,发声尖而浮,显示胸中气道无阻隔,声音从深处远处来,可知病邪已从下沿督脉上至脑,根据督脉上巅会厥阴入脑的途径,此为阴邪上犯阳位,病在头中,故不敢大声呼叫,若大声呼叫则震动头部,疼痛更加剧烈,主头中病,如头风痛之类病证。

(三)切诊

【原文】師曰:病人脈浮者在前,其病在表;浮者在後,其病在裏。腰痛背強不能行,必短氣而極也。(9)

【辨治经验】

何汝湛:尺脉本应沉,今反浮,是阴位见阳脉,为肾阴亏损,阳气不能潜藏。联系下文有关原文来理解,《血痹虚劳病脉证并治第六》第4条说:"男子面色薄者,主渴及亡血,卒喘悸,脉浮者,里虚也";《黄疸病脉证并治第十五》第 2 条说:"尺脉浮为伤肾";《惊悸吐衄下血胸满瘀血病脉证并治第十六》第 2 条说:"尺脉浮,目睛晕黄,衄未止"。一般来说,表实脉浮,必浮而有力,里虚脉浮,必浮而无力。

(四) 四诊合参

【原文】师曰:息搖肩者,心中堅;息引胸中上氣者,咳;息張口短氣者,肺痿唾沫。(5)

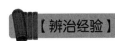

陶葆荪:"息"是合气的呼出和吸入而言,呼出吸入之间,需要摇肩膊来帮助鼓动,其困难可以想象,但何以招致呼吸如此困难呢? 这是由于病气痞塞在心胸间,心胸间就会觉得坚满。又如果呼吸间需要引动胸中气上逆的,就会作咳,这是因为气上逆冲肺,肺受刺激,故此作咳。呼吸之间,常要张口来透气的,肺虽开窍于鼻,但因气息虚弱短促,本来已不够力上达鼻窍,更且肺热上壅,鼻窍有所窒塞,气才到喉部即须从口呼出,则吸入亦必从口了,很明显,是肺叶焦痿所致,既然肺叶焦痿,其阴热窒盛,迫津外溢,也是必然结果,因此就会频频唾出涎沫。

【原文】师曰:寸口脉動者,因其王時而動。假令肝王色青,四時各随其色。肝色青而反色白,非其時色脉,皆當病。(7)

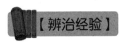

陶葆荪:其余色、脉,皆可由此相生则吉、相克则凶的道理类推,自然可断定有病无病、是吉是凶。上文言脉不言色,下文言色不言脉,是互文见意,故结以非其时色脉句,可知色脉与时候并重。同时提出脉象与旺时与色合看,是补望色之不足。

四、论 治

(一) 表里同病治则

【原文】问曰:病有急當救裏、救表者,何謂也? 师曰:病,醫下之,續得下利清穀不止,身體疼痛者,急當救裏;後身體疼痛,清便自調者,急當救表也。(14)

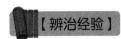

何汝湛:表里同病,应分清先后缓急,以急者先治为原则。本条所述,病在表不可下,医生不仔细分辨,反而用下法,这是误治而使脾胃受伤,形成里虚寒,表证未除,既有身体疼痛存在,又出现下利清谷不化的里证。先表后里或表里兼治均不妥当,因下利清谷是里阳虚寒,不急温补,必然导致下脱。如先解表会更虚其阳,造成阳气更快消亡,故虽有表证,治疗时还是应急救其里,以扶助正气。如治疗后,已清便自调,即大便恢复正常,里证基本解除,而身体疼痛的表证仍然存在,那么又必须救表以祛邪。因阳气初复未充,如不解表,外邪就会传变入里,成为结胸、痞满等证。

(二) 痼疾加卒病治则

【原文】夫病痼疾,加以卒病,當先治其卒病,後乃治其痼疾也。(15)

【病案精选】

[病史资料]

一妪,61岁,素患肺源性心脏病,3个月前,因咳喘、心悸、腹水而住院治疗月余,诸恙均已平复。近因受寒、劳累,诸恙复作,咳喘较剧,夜难平卧,心下坚满,按之如盘如杯,腹大如鼓,下肢浮肿,小便不多,面色灰滞。舌质暗紫,苔薄,脉沉细。[朱良春.对《金匮》两个方证之我见.江苏中医杂志,1982,27(5):33-35]

[辨治思路]

(1)辨证分析

患者既往痼疾,又因受寒劳累,复增新病。如今表有寒邪,心阳不振,水邪停聚不化。

(2)立法处方

治法:扶正解表,温阳散寒。

方药:予桂枝去芍药加麻黄细辛附子汤原方。

二诊:连进5剂,咳喘遂平,心下坚满已软,腹水稍退,但下肢依然浮肿。继予原方加黄芪、防己、椒目。

(3)治疗效果

连进8剂,腹水退尽,下肢浮肿亦消十之七八。再以温阳益气,调补心肾之剂以善其后。

按语:本方出自《金匮要略·水气病脉证并治第十四》,正邪互搏于气分,朱良春先生以此为《金匮要略》中审因论治的体现,但从病程来看,更符合卒病痼疾之条文。

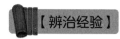

【辨治经验】

陶葆荪:此节主张先治新的卒病,而后治旧的痼疾,似乎急于治表,缓于治里,岂不是与上节和本书总的精神有了矛盾?但稍加研究,终竟觉得与上节和原书精神完全一致,因为这里不是重在表里,而是重在缓急,急则治其标,何尝不是速去新病,以免影响和加深旧病的用意?那么,治标岂不也是治本?此是一般杂病的治疗原则,条文虽简略,含义甚重要,应宜注意。

(三)审因论治原则

【原文】 夫諸病在臟,欲攻之,當隨其所得而攻之。如渴者,與豬苓湯。餘皆仿此。(17)

【病案精选】

[病史资料]

胡某,女,24岁,1986年11月5日就诊。肉眼血尿2周,西医拟诊为泌尿系感染,经用大剂量青链霉素及庆大霉素肌内注射10天,疗效不显著;又用复方新诺明4天,仍罔效,故求治于中医。[王启祥.猪苓汤加味治疗尿血病证68例.国医论坛,1991,6(4):12]

[辨治思路]

(1)辨证分析

症见:全程血尿,血色鲜红,小便频数并有灼热感,口渴欲饮,小腹下坠,腰部疼痛,无明显浮肿,舌质红,苔薄黄,脉数。证属阴伤津亏,热迫膀胱。

(2)立法处方

治法:育阴清热,止血利水。

方药:拟猪苓汤加用白茅根 30g,大黄 12g。

(3)治疗效果

连服 15 剂,诸恙悉平,尿常规化验正常,病获痊愈。

按语:在这个案例中,审渴之因,知为水热互结,郁热伤阴所致,是以予猪苓汤则渴止。

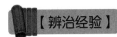

陶葆荪:此节说明脏病须要攻治的,也应照顾脏气。举一个例子,如肾脏有停水,阴分虚而有热的,也只好采取隔二隔三的办法,从它所得(即所合,肾合膀胱)的膀胱来通腑泻脏,就是脏病腑取的方法,看他何等慎重!奈何一般治慢性病(如肾水肿)攻泻法唯恐不重,衰弱者可能即致死亡,壮实者也多后遗病,大抵从未研讨过这节条文,确是可惜。

(四)饮食与调护原则

【原文】师曰:五臟病各有所得者愈,五臟病各有所惡,各随其所不喜者爲病。病者素不應食,而反暴思之,必發熱也。(16)

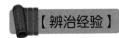

陶葆荪:五脏中,某一脏受了病,得到适合本脏的需要,病就会好。但五脏又各有所厌恶,如肝恶风之类,每每各随其所不喜欢的而生病,不喜欢与厌恶皆是与所得相反的。例如病人素来不应该食的,突然想食,这样就是脏里受了病邪侵扰而起的变态,必定有发热的现象。

何汝湛:病人得到适宜的饮食、居处有利于脏气,病易向愈。病人得到厌恶的饮食、居处则精神不畅或有食后反应,则忤逆脏气而促进病情恶化。

五、预　后

【原文】问曰:寸脉沉大而滑,沉则爲實,滑则爲氣,實氣相搏,血氣入臟即死,入腑即愈,此爲卒厥。何謂也?師曰:脣口青,身冷,爲入臟,即死;如身和,汗自出,爲入腑,即愈。(11)

【辨治经验】

陶葆荪:此节一起七句,是古时经文,提出问答,以说明卒厥的病理和诊断,亦是"切"法一种重要提示,由此可更了解"元真通畅"的可贵,平时调摄的重要,杂病学所以注重内因,和上工所以注重"治未病"了。

【原文】问曰:脉脫入臟即死,入腑即愈,何謂也?師曰:非爲一病,百病皆然。譬如浸淫瘡,從口起流向四肢者,可治,從四肢流來入口者,不可治;病在外者可治,入裹者即死。(12)

【辨治经验】

何汝湛:脉脱,指乍伏不见,是邪气阻遏正气,血脉一时不通所致,也有生死的分别,必须细察内外病机来判断。例如浸淫疮,从心口起顺流向手足蔓延的,因心口属阴,四肢属阳,病邪由阴出阳,由里向外,由深到浅,故说可治。

小结

本篇以整体观念为指导思想,以脏腑经络学说为理论依据,对疾病的预防、病因、病机、诊断、治疗及调护等都作了概括性的论述。

在预防方面,提出了内养正气,外慎风邪,可以预防疾病的观点。未病时重视预防,已病后争取早期治疗,是本篇的一大特色。列"上工治未病"于首条,有临床指导意义。

在治疗方面,提出虚实异治,分清表里缓急,新旧宜有先后,攻邪当随其所得等原则,并通过具体病例作出原则性的指示。此外,又提出对病人的饮食居处也必须加以注意。

本篇条文简练,论述全面,充分体现了中医学的辨证论治特点,是全书的总纲。

（林昌松　王启芬）

痉湿暍病脉证治第二

痉 病

一、刚痉与柔痉鉴别

【原文】太陽病,發熱無汗,反惡寒者,名曰剛痙。(1)

太陽病,發熱汗出而不惡寒,名曰柔痙。(2)

二、误治成痉

【原文】太陽病,發汗太多,因致痙。(4)

夫風病,下之則痙,復發汗,必拘急。(5)

瘡家雖身疼痛,不可發汗,汗出則痙。(6)

三、主要脉症

【原文】病者身熱足寒,頸項強急,惡寒,時頭熱,面赤目赤,獨頭動搖,卒口噤,背反張者,痙病也。若發其汗者,寒濕相得,其表益虛,即惡寒甚。發其汗已,其脉如蛇。(7)

四、证 治

(一)表虚津伤柔痉

【原文】太陽病,其證備,身體強,几几然,脉反沉遲,此爲痙,栝樓桂枝湯主之。(11)

栝樓桂枝湯方:

栝樓根二兩　桂枝三兩　芍藥三兩　甘草二兩　生薑三兩　大棗十二枚

上六味,以水九升,煮取三升,分溫三服,取微汗。汗不出,食頃,啜熱粥發之。

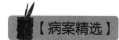
【病案精选】

[病史资料]

秦某,女,20岁。1948年秋,产后七八日,头晕眼花,不能坐起。临证时忽见患者手指抽搐,相继呵欠,张大其口,越张越大,竟致口角破裂流血,急令人以手按合,亦竟不止。复见面色淡白,目瞪流涎,冷汗时出,神识昏迷,脉弦缓无力。[甘肃省中医院.席梁丞治验录.兰州:甘肃人民出版社,1978]

[辨治思路]

(1)辨证分析

新产亡血伤阴,汗多伤阳;复受外感,风入经俞而发痉,势有阴竭阳脱之象。

(2)立法处方

治法:回阳固脱,祛风镇痉。

方药:急煎高丽参15g与服,半小时后稍有好转,续用栝楼桂枝汤加味。高丽参9g,炙黄芪30g,桂枝6g,杭芍9g,附片4.5g,栝楼根12g,炙甘草9g,生姜9g,大枣5个。2剂,水煎服。

二诊:服1剂后,汗出渐少,2剂服完,抽搐亦缓解,唯感眩晕疲乏,乃表固阳回,阴血仍亏。拟以养血镇痉,气血并补之剂。

方药:栝楼桂枝汤合四物汤加减。炙黄芪30g,当归9g,桂枝4.5g,杭芍9g,栝楼根9g,生地黄15g,川芎4.5g,钩藤9g,炙甘草6g,高丽参9g。

(3)治疗效果

连服2剂后,眩晕减轻,精神日趋恢复。

按语:新产后亡血伤液,多汗伤阳,又外感风邪,导致痉病。"有形之血,不能骤生,无形之气,当需急固",故急煎独参汤补气固脱,再用栝楼桂枝汤调和阴阳,滋养筋脉。

【辨治经验】

陶葆荪:此节即承上第二节柔痉,补出其脉证及治疗方法。更特别指出脉沉迟,沉迟为津血伤,与浮缓的脉完全不同;更可反证所谓太阳病,全不属于伤寒和中风,而确定此为痉病,且属柔痉之类,以此主以生津解肌的栝楼桂枝汤。

(二)表实郁闭欲作刚痉

【原文】太陽病,無汗而小便反少,氣上衝胸,口噤不得語,欲作剛痙,葛根湯主之。(12)

葛根湯方:

葛根四兩　麻黃三兩(去節)　桂枝二兩(去皮)　芍藥二兩　甘草二兩(炙)　生薑三兩　大棗十二枚

上七味,咬咀,以水七升,先煮麻黃、葛根,減二升,去沫,內諸藥,煮取三升,去滓,溫服一升,覆取微似汗,不須啜粥,餘如桂枝湯法將息及禁忌。

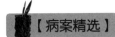【病案精选】

［病史资料］

章某,男性,74岁,本市服装四厂退休技师,1985年11月9日初诊。患者于同年7月底行"前列腺摘除术"后外感发热,经用中西药后寒热退,同时出现双下肢萎软酸痛,行走需人搀扶,双侧颈项牵强疼痛,在外院用中西药两月余,下肢症渐好转,颈项诸症却有增无减。症见:身体瘦薄,头项左倾,两侧颈项和后枕部僵硬麻木,牵强疼痛,转侧时疼痛益剧,头似不在脖子上,二便自调。舌质淡红,苔薄白,脉细弦。[方承康.小陷胸汤和葛根汤治验.江西中医药,1989,20(1):35-38]

［辨治思路］

(1)辨证分析

患者术后外感,服药后寒热虽解,然风寒之邪仍留连于太阳经脉,致太阳经脉不利,气血因之滞行不畅,引起颈项部诸症,虽无寒热,但太阳经腑证显然存在。

(2)立法处方

治法:发汗散寒,升津舒筋。

方药:葛根40g,生麻黄10g,桂枝10g,赤白芍各30g,生甘草10g,生姜3g,大枣12枚。2剂。嘱药后稍加被以取小汗。

(3)治疗效果

二诊:患者头颈已复端正,精神振奋,谓当日药后略有汗出,颈项部隐感热辣,诸症明显减轻,颈项大松,如释重负。次日药后并无汗出,颈项症豁然若失,转侧裕如,稍感头晕,病既愈,未再处方。一月后门诊遇之,谓一切良好。

按语:该患者年高体弱,适逢术后,不可谓不虚,然而外感之后,寒热虽解,风寒之邪仍留连于太阳经脉,引起颈项部僵硬疼痛,活动受限,若不以麻桂通力开发,拔腠理之闭塞,经腑之邪恐难外逸。另观其脉证不至虚,况是方中除麻桂峻药外,更有芍药敛阴和营,葛根的升津,加之甘草的缓急,遂放胆用之,药证相对,故一剂知,二剂已。

【辨治经验】

陶葆荪:此方治疗对象是欲作刚痉。刚痉的病因和病状,前文已经解释。此处虽然说欲作,实际上已经有口噤不得语的痉证状态,显然有快要发刚痉的趋势,因此利用既解表又生津清热的葛根汤为主治方剂。此症体表虽然为寒湿所闭,但主要仍在经络的津血先亏,风热内郁,灼烁筋脉,故以葛根为君,以升泄伏里风热,麻、桂驱散体表寒湿,桂去皮更能起温通水液、畅行小溲的作用,佐芍药、甘草以平肝、舒筋、定痛、制燥,生姜、大枣调和荣卫。运用巧妙,又与伤寒收效不同,若非深明药理,哪有这样泛应取当。

(三)热盛致痉

【原文】痉爲病一本痉字上有刚字,胸滿口噤,卧不着席,脚攣急,必齘齿,可與大承氣湯。(13)

大承氣湯方:

大黃四兩(酒洗)　厚朴半斤(炙去皮)　枳實五枚(炙)　芒硝三合

上四味,以水一斗,先煮二物,取五升,去滓,内大黄,煮取二升,去滓,内芒硝,更上火微一二沸,分温再服,得下止服。

【病案精选】

[病史资料]

某男性患者,40 岁。患者十天前浴后以电扇直吹,当风而眠,翌日发热恶寒,头身疼痛,先于本职工医院治疗数日不效,后又经他医或清或汗,病益进。刻诊:患者项背强直,角弓反张,口噤头摇,四肢僵直,身热口渴,大便旬日未解,小便短赤,秽气袭人,但神识清醒,舌红苔燥,脉沉细。[石国文.经方下法治验二则.天津中医,1990,7(5):13]

[辨治思路]

(1)辨证分析

患者项背强直,角弓反张,属于痉病重症,具津液不足之病机,且伴见大便旬日未解,身热口渴,舌红苔燥等阳明腑实之象,故辨为阳明热盛致痉之重症。

(2)立法处方

治法:病属阳明痉证;治宜釜底抽薪,泻下实热,以存阴津。

方药:大承气汤加味。大黄 30g,厚朴 15g,枳壳 12g,芒硝 12g,甘草 9g。水煎服。

(3)治疗效果

1 剂后泻下燥屎数枚及大量臭秽溏粪,翌日病愈大半,说明腑气得通,邪退津复。按原方减量递进 1 剂而病告痊愈。

按语:邪热郁于阳明,热盛灼筋,亦致痉病。患者角弓反张,口噤头摇,病势较前方之邪在太阳更为严重,故以大承气汤泄热存阴为主,使邪从内除。

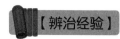**【辨治经验】**

陶葆荪:此节提示痉病有不由外感风、寒、湿诱发,而一起病就由燥热酿成的,这是同刚、柔二痉的重要鉴别;并且举例说明痉病与阳明的特殊关系;更于痉病治疗,以清热、润燥、救津为重要法则,作出原则启发,可谓精辟之极。有些人认为仲景治痉,仅出三方,不够全面,且与后世治痉多用清热、生津、通络、解痉法颇有不同。不知各法已在此法中,不过一则治在患之开始,从机先防变着手;一则治在患之已成,从事后抢救设法。而注重存津液则根本一致。况仲景所说的都是勾元提要的原则问题,而不是条分缕析的具体措施,明乎此,则更能领略原著精神。

五、预 后

【原文】太陽病,發熱,脉沉而細者,名曰痉,爲難治。(3)

暴腹脹大者,爲欲解。脉如故,反伏弦者,痉。(8)

痉病有灸瘡,難治。(10)

湿　病

一、证　候

【原文】濕家之爲病，一身盡疼—云疼煩，發熱，身色如熏黃也。(15)

二、治　法

（一）微发汗

【原文】風濕相搏，一身盡疼痛，法當汗出而解，值天陰雨不止，醫云此可發汗，汗之，病不愈者，何也？蓋發其汗，汗大出者，但風氣去，濕氣在，是故不愈也。若治風濕者，發其汗，但微微似欲出汗者，風濕俱去也。(18)

（二）利小便

【原文】太陽病，關節疼痛而煩，脉沉而細—作緩者，此名濕痹。《玉函》云中濕。濕痹之候，小便不利，大便反快，但當利其小便。(14)

三、误　治　证

（一）误下变证

【原文】濕家，其人但頭汗出，背強，欲得被覆向火。若下之早則噦，或胸滿，小便不利—云利，舌上如胎者，以丹田有熱，胸上有寒，渴欲得飲而不能飲，則口燥煩也。(16)

（二）坏证

【原文】濕家下之，額上汗出，微喘，小便利—云不利者，死；若下利不止者，亦死。(17)

四、证　治

（一）头中寒湿

【原文】濕家，病身疼發熱，面黃而喘，頭痛，鼻塞而煩，其脉大，自能飲食，腹中和，無病，病在頭中寒濕，故鼻塞，內藥鼻中則愈。《脉經》云：病人喘，而無"濕家病"以下至"而喘"十一字。(19)

（二）寒湿表实

【原文】濕家身煩疼，可與麻黃加术湯發其汗爲宜，慎不可以火攻之。(20)

麻黃加术湯方：

麻黃三兩（去節）　桂枝二兩（去皮）　甘草一兩（炙）　杏仁七十個（去皮尖）　白术四兩

上五味，以水九升，先煮麻黃，減二升，去上沫，內諸藥，煮取二升半，去滓，溫服八合,覆取微似汗。

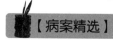【病案精选】

[病史资料]

黄君,年30余。素因体肥多湿,现因受寒而发,医药杂投无效,改延余诊。其症手脚迟重,遍身酸痛,口中淡,不欲食,懒言语,终日危坐。诊脉右缓左紧,舌苔白腻。[何廉臣.全国名医验案类编.福州:福建科学技术出版社,2003]

[辨治思路]

(1)辨证分析

此《金匮》所谓湿家身烦疼,可与麻黄加术汤也。遵经方以表达之,使寒湿悉从微汗而解。以苍术易白术,则发汗之力较峻。

(2)立法处方

治法:发汗散寒,除湿止痛。

方药:带节麻黄2.4g,桂枝2.1g,光杏仁4.5g,炙甘草1.5g,苍术3g。

(3)治疗效果

连投2剂,诸证悉平而愈。

按语:麻黄加术汤为外感寒湿而设。寒与湿合,令人身体烦疼,表实无汗,"麻黄加术,则虽发汗不至多汗,而术得麻黄,并可以行表里之湿。"本案因患者寒湿素盛而禀赋独厚,故以苍术易白术,增加发汗之力。

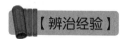【辨治经验】

陈伯坛:湿家当然烦,有明夷之象。心火为湿邪所障蔽,故烦也。盖心为阳中之太阳,部于表而通于夏。宜乎心烦身亦烦,特因一身尽疼痛之故,及一身尽疼,遂掩尽其烦而不露。若疼非尽疼,则烦与疼相互掩。

陶葆荪:此方用麻黄汤散肤表的寒湿,以解除身体烦疼;又重用白术和缓麻黄的发散,使微微汗解;同时起健运脾土的作用,使燥化里湿,表里兼治,祛邪不伤正,不失为湿家发汗的最正确办法。

(三)风湿表实

【原文】病者一身盡疼,發熱,日晡所劇者,名風濕。此病傷於汗出當風,或久傷取冷所致也。可與麻黃杏仁薏苡甘草湯。(21)

麻黃杏仁薏苡甘草湯方:

麻黃(去節)半兩(湯泡) 甘草一兩(炙) 薏苡仁半兩 杏仁十個(去皮尖,炒)

上剉麻豆大,每服四錢匕,水盞半,煮八分,去滓,溫服,有微汗,避風。

【病案精选】

[病史资料]

李某,男,36岁。1975年因汗出风吹,以致汗郁皮下成湿,湿郁化热。今发热已十余日不解,每日下午热势增重,全身痛重,伴有咽痛而红肿,咳嗽痰白而黏稠,无汗,自用辛凉解表药,更增恶寒,舌苔白腻,脉濡缓略浮。［诸葛连祥.《金匮要略》论外湿的临床意义.云南中医学院学报,1978,1(3):12-17］

［辨治思路］

(1)辨证分析

疑为风湿性感冒病,因风湿郁闭,湿阻气机,气机不畅而出现各症,劝其试服麻杏薏甘汤。

(2)立法处方

治法:轻清宣化,解表祛湿。

方药:麻黄10g,杏仁10g,薏苡仁30g,甘草7g;更加秦艽10g,白豆蔻7g。

(3)治疗效果

仅服1剂,果然热退身安,咽已不痛,咳嗽亦舒,劝其更服2剂,以巩固疗效。

按语:麻杏苡甘汤中有麻黄散寒,薏苡除湿,杏仁化气,甘草和中。原方用量既轻,甘草又倍于麻黄,更属作用平和的微汗之剂。

【辨治经验】

陶葆荪:又有患湿病的人,也有如前数节所说湿家一身烦疼的症状,但他的发热单单在傍晚时候才加剧,因此叫作风湿。原因是汗出的时候不避风吹,风邪随着汗湿袭入;或者贪凉受冷,久之竟为所伤,两者皆可以招致风湿病。湿邪自旺于阴,风邪自盛于阳,两邪交争,所以发热,每每加剧在日晡阴阳交汇的时候,由此辨证处方,可给予麻黄杏仁薏苡甘草汤。

(四) 风湿兼气虚

【原文】風濕,脉浮,身重,汗出惡風者,防己黃耆湯主之。(22)

防己黃耆湯方:

防己一兩　甘草半兩(炒)　白术七錢半　黃耆一兩一分(去蘆)

上剉麻豆大,每抄五錢匕,生薑四片,大棗一枚,水盞半,煎八分,去滓,溫服,良久再服。喘者,加麻黃半兩;胃中不和者,加芍藥三分;氣上衝者,加桂枝三分;下有沉寒者,加細辛三分。服後當如蟲行皮中,從腰下如冰,後坐被上,又以一被繞腰以下,溫令微汗,差。

【病案精选】

［病史资料］

李某,男,40岁,工人,两年来患寒湿痹证,四肢关节酸痛,逢阴雨加重。近一周来,因感冒发热,服解表药热退后,关节痛烦增重,且又自汗、恶风、短气,脉象浮涩,苔白腻。［诸葛连祥.《金匮要略》论外湿的临床意义.云南中医学院学报,1978,1(3):15］

［辨治思路］

(1)辨证分析

此为寒湿痹阻,卫气已虚。

(2)立法处方

治法:益气固卫行湿。

方药:遂与防己黄芪汤。生黄芪 30g,白术 15g,防己 12g,桂枝 10g,甘草 7g,生姜 2 片,大枣 4 枚。

(3)治疗效果

服后汗止痛减。

按语:脉浮者,风也,身重,湿也,寒湿则脉沉,风湿则脉浮。若浮而汗不出恶风者,为实邪,可与麻杏苡甘汤汗之;浮而汗出恶风者,为虚邪,故以防己、白术以去湿,黄芪、甘草以固表,生姜、大枣以和营卫也。

【辨治经验】

陶葆荪:此节与前节虽同是风湿,但有虚实的分别,前症属实,故可以用祛散;此症属虚,故需要佐以补益。此症无疼痛及日晡热剧,乃由气虚湿盛所酿成的肢体沉着身重,由表虚所发生的自汗恶风;而且见属表虚的脉浮。因此就不用麻杏苡甘汤,祛散渗泄的方法,改用防己黄芪汤,壮气固表以扶正祛邪,此种辨证用药,可说得精审之极。

(五)风湿兼阳虚

1. 风湿表阳虚

【原文】傷寒八九日,風濕相搏,身體疼煩,不能自轉側,不嘔不渴,脉浮虛而濇者,桂枝附子湯主之;若大便堅,小便自利者,去桂加白术湯主之。(23)

桂枝附子湯方:

桂枝四兩(去皮)　生薑三兩(切)　附子三枚(炮,去皮,破八片)　甘草二兩(炙)　大棗十二枚(擘)

上五味,以水六升,煮取二升,去滓,分溫三服。

白术附子湯方:

白术二兩　附子一枚半(炮,去皮)　甘草一兩(炙)　生薑一兩半(切)　大棗六枚

上五味,以水三升,煮取一升,去滓,分溫三服。一服覺身痹,半日許再服,三服都盡,其人如冒狀,勿怪,即是术、附並走皮中逐水氣,未得除故耳。

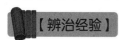
【病案精选】

[病史资料]

桂枝附子汤

张幼文,年三十二岁,住广东五华城北门外。贵胄之子,素因多湿,偶感风寒,发热恶寒,一身手足尽痛,不能自转侧。[何廉臣.全国名医验案类编.福州:福建科学技术出版社,2003]

[辨治思路]

(1)辨证分析

伤寒变痹。脉浮大而紧,风为阳邪,故脉浮大主病进,紧主寒凝。脉证合参,风寒湿三气合而成痹。

（2）立法处方

治法：温阳散寒，除湿止痛。

方药：桂枝附子汤主之。桂枝四钱，附子钱半，甘草二钱，大枣六枚，姜三钱。

（3）治疗效果

一日二服，三日举动如常。继服平调之剂痊愈。

按语：方中桂、附辛热散寒，草、枣奠安中土，生姜利诸气，宣通十二经络，使风寒湿着于肌表而作痛者，一并廓清矣。伤寒变痹，必夹风湿，长沙《伤寒论》曰：伤寒八九日，风湿相搏，身体疼烦，不能自转侧，不呕不渴，脉浮虚而涩者，桂枝附子汤主之，今有实证，则用是药，确得仲景之心法。

白术附子汤

患者王某，女，64 岁，初诊日期 2001 年 8 月 12 日。患者双膝关节疼痛，活动受限，X 线片示双膝关节骨质增生，诊断为"增生性膝关节炎"，西药止痛剂及营养神经药物治疗效果差，仍关节疼痛，行走困难，遂就诊于中医。[房少青．乌头汤合用白术附子汤治疗骨性关节炎一例．大同医学专科学校学报，2002，23（4）：28]

［辨治思路］

（1）辨证分析

中医认为关节肿胀疼痛，活动受限，证属痹证。此患者关节肿胀，缠绵难愈，舌淡苔白，脉沉紧，加之年龄大，气滞血瘀，辨证为寒湿痹为主。

（2）立法处方

治法：治以散寒除湿，祛风通络为主。

方药：方用乌头汤与白术附子汤两方，交替服用 10 剂。处方如下：①制川乌（另煎）10g，炙黄芪 10g，麻黄 10g，生白芍 20g，炙甘草 10g，10 剂。②桂枝 10g，制附子（先煎）10g，防风 10g，炒白术 10g，炙甘草 6g，麻黄 10g，五加皮 10g，木瓜 15g，生白芍 15g，10 剂。

（3）治疗效果

服药后复诊，患者膝关节肿胀、疼痛减轻，但关节仍发僵，舌质转红，脉仍沉，守方续进 10 剂后，双膝关节肿胀消失，疼痛大减。

按语：桂枝附子汤注意在汗，犹之以风雨解潮湿，利与疏爽，故大其制；白术附子汤注意在湿，犹之以旭日解寒湿，义取熏蒸，故半其制耳。

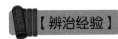【辨治经验】

陶葆荪：伤寒八九日，即是说外感病，经过八九日留连不解，又不见传经现象，此非伤寒，实由感受风湿，互相胶着在肌肉和经络，阻碍正气流通所致。不通则痛，故躯体疼痛发烦，不能随意转动，但风未化热，还未作渴，湿未犯里，还未作呕，显然邪在肢体，不在脏腑，而且因风邪阻卫，阳气衰微，湿邪滞荣，浮虚而涩的脉象，更证明风湿停留肌肉经络为患。由此主治用桂枝附子汤温经解肌以祛风湿；如果大便坚而小便流利的，这是属于脾土虚，健运不行以致大便坚硬，而膀胱气化无碍，小便依然畅利，故去了温阳化气的桂枝，改用温脾行气的白术，以鼓动大肠传导，因此用去桂枝加白术汤（白术附子汤）作主治。

2. 风湿表里气俱虚

【原文】風濕相搏，骨節疼煩，掣痛不得屈伸，近之則痛劇，汗出短氣，小便不

利,恶风,不欲去衣,或身微肿者,甘草附子汤主之。(24)

甘草附子汤方：

甘草二两(炙) 白术二两 附子二枚(炮,去皮) 桂枝四两(去皮)

上四味,以水六升,煮取三升,去滓,温服一升,日三服,初服得微汗则解,能食,汗出复烦者,服五合。恐一升多者,服六、七合为妙。

【病案精选】

[病史资料]

予医学既成,仍未出而问世。先慈偶患腰痛,不能自转侧,因不能起食,即代为之亦不愿,焦甚! 试自治之。[黎庇留.黎庇留经方医案.北京:人民军医出版社,2008]

[辨治思路]

(1)辨证分析

据伤寒论"风湿相搏,骨节疼烦",用甘草附子汤。其桂枝用至四钱。为药肆老医袁锦所笑,谓桂枝最散,止可用二三分,为可数钱也?予曰:"此未知长沙书为何物,宜不赞同。"袁曰:"医人已数十年,卖药亦数十年,从未见有用桂枝如是之重者。"予曰:"汝尚未悉此为何方,治何病,汝惟有执之而已。"

(2)立法处方

治法:温经散寒,除湿止痛。

方药:甘草附子汤。朝晚服之。其药肆之桂枝,以此而尽。

(3)治疗效果

翌日,能起能食,遂愈。

按语:甘草附子汤乃助阳散湿之法,专治湿盛阳微之证,本案风寒湿客于太阳经腑,故腰痛,不能自转侧,用甘草补益正气,附子温壮元阳,使阳气充足,则风湿易于外泄,又佐以桂枝祛风,白术燥湿,扶正祛邪,表里兼治。

【辨治经验】

陶葆荪:此方即桂枝附子汤去生姜、大枣加白术。从加减法可知前方着重荣卫,故用姜、枣;此方着重中土衰微,故去姜枣加白术,其关键是在短气、自汗、恶风。根据药性,附子温经开痹,制疼烦,利掣痛;桂枝解肌和荣,治恶风自汗,白术建中气,治短气,小便不利,或身微肿。至于采用生则清热生津、炙则补中益气的甘草,为本方领导,足以证明主要对象为中气和胃津,是在温散风湿中加重振气生津作用,俾得恢复束筋骨、利关节功能,使得纵横内外蔓延的风湿,无法盘踞,真是辨证精详,处方巧妙。至于服法,也是使人照顾病者体质,不可过剂的意思。

暍 病

一、脉 症

【原文】太阳中暍,发热恶寒,身重而疼痛,其脉弦细芤迟。小便已,洒洒然毛

聋,手足逆冷,小有勞,身即熱,口開,前板齒燥。若發其汗,則其惡寒甚;加溫針,則發熱甚;數下之,則淋甚。(25)

二、证　治

(一) 暑热耗气伤津

【原文】太陽中熱者,暍是也。汗出惡寒,身熱而渴,白虎加人參湯主之。(26)

白虎加人參湯方:

知母六兩　石膏一斤(碎)　甘草二兩　粳米六合　人參三兩

上五味,以水一斗,煮米熟湯成,去滓,溫服一升,日三服。

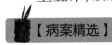

［病史资料］

游某,男,23岁,中山港口供销社工作,于1959年7月21日入院,留医。症见高热,舌质红苔黄厚,无汗,神志有时昏迷,烦躁坐卧不安,咳而胸痛,谵语不得眠,脉象洪数,小便不利,大便数日未行。［岭南中医药名家.广州:广东科技出版社,2010］

［辨治思路］

(1)辨证分析

拟为感暑伏热,暑为阳邪,阳热炽盛,令人身大热,烦躁坐卧不安,谵语不得眠,脉洪数;暑热伤阴,故见小便不利。

(2)立法处方

治法:清热祛暑,益气生津。

方药:处以白虎汤加人参、苇茎,次晨再诊,体温正常,下午15:00时,热复上升,继服白虎加人参汤,服后,病势稍减,继服上方10余剂。

(3)治疗效果

共服用石膏约1.5kg,各症消失,痊愈出院。

按语:此系太阳阴精短少,而大热伤其津液,故白虎以救大热;白虎加参,以救大热所伤之津液。

【辨治经验】

陈伯坛:太阳伤寒则为热。寒热二也。太阳中暍便是热,暍热一也。累热当增烦,何以口渴不曰烦耶?本方在太阳,首以大烦渴不解治脉洪大,其次用舌上干燥而燥治大渴,其次因口燥渴心烦治无大热。独渴欲饮水无表证条下,及本证无烦字尔。得毋烦状不特言耶?非也。彼证若烦,是里证成立;本证若烦,是阴证成立矣。

(二) 暍病湿盛

【原文】太陽中暍,身熱疼重,而脉微弱,此以夏月傷冷水,水行皮中所致也。一物瓜蒂湯主之。(27)

一物瓜蒂湯方:

瓜蒂二十個

上剉,以水一升,煮取五合,去滓,顿服。

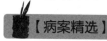【病案精选】

[病史资料]

予治新北门永兴隆板箱店顾五郎,时甲子六月也。予甫临病者卧榻,病者默默不语,身重不能自转侧。[曹家达.曹氏伤寒发微.福州:福建科技出版社,2007]

[辨治思路]

(1)辨证分析

诊其脉则微弱,证情略同太阳中暍,独多一呕吐。考其病因,始则饮高粱酒大醉,醉后口渴,继以井水浸香瓜五六枚,卒然晕倒。因念酒性外发,遏以凉水浸瓜,凉气内薄,湿乃并入肌腠。此与伤冷水,水行皮中正复相似。

(2)立法处方

治法:去湿散水。

方药:予乃使店友向市中取香瓜蒂四十余枚,煎汤进之,入口不吐。须臾尽一瓯,再索再进。

(3)治疗效果

病者即沉沉睡,遍身微汗,追醒而诸恙悉愈矣。

按语:患者身重不能自转侧,脉微弱,符合一物瓜蒂汤之主证,对症下药,须臾,得微汗而愈。

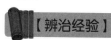【辨治经验】

陶葆荪:此节目的在于和前节分析暑热、暑湿轻重,区别治疗方法。两节皆有身热,但前节有汗出怕冷,此节仅见疼重。本来水行皮肤,邪在肤表,应该怕冷,或且汗出,今反不见怕冷,又不见汗出,仅具疼重,从此可知此身热由于水湿郁压表阳所致,不关盛热蒸炎;而疼痛亦由于水湿渍于肤表,碍及正气流行所致,加以现出卫气被水湿所窘,微而弱的脉象,完全表露湿重热轻的中暍,故只用一味瓜蒂以分消水湿。如此更证明前节的怕冷由于汗出,汗出由于内热蒸迫,完全属于热重湿轻的中暍症状,所差不大,而治疗方法相去甚远,此等辨证处方,值得注意研究。

小结

本篇所论痉、湿、暍三病,均由感受外邪所致,病情变化都从太阳表证开始,与伤寒有相似之处,故此三病除见于《伤寒论》外,又列于此,作为论述杂病的开始。

痉病的致病原因,由于外感风寒之邪,内因津液不足,伤及筋脉所致。发热无汗者为刚痉,用葛根汤升津养筋,发汗解表;发热有汗者为柔痉,用栝楼桂枝汤滋养津液,解肌祛邪。至于外邪不解,化热入里成实之痉病,宜泄热存阴,用大承气汤。总之,痉病之治,在发表清里时,必须兼顾津液,这是治疗痉病的重要原则。

湿病有内外之分,本篇所论,重在外湿。湿邪在表,当微发其汗,湿邪在里,当通利小便。寒湿表实宜麻黄加术汤,风湿表实宜麻杏薏甘汤,风湿表虚宜防己黄芪汤,风湿表阳虚风邪盛者宜桂枝附子汤,湿偏盛者宜白术附子汤,风湿两盛而表里阳气俱虚者,宜甘草附子汤。

暍即外感暑热,易致气阴两伤。耗气伤津者,宜清解暑热,益气养阴,用白虎加人参汤。

(刘清平)

百合狐惑阴阳毒病脉证治第三

百 合 病

一、脉症、病机与治则

(一) 脉症与病机

【原文】論曰:百合病者,百脉一宗,悉致其病也。意欲食復不能食,常默默,欲卧不能卧,欲行不能行,飲食或有美時,或有不用聞食臭時,如寒無寒,如熱無熱,口苦,小便赤,諸藥不能治,得藥則劇吐利,如有神靈者,身形如和,其脉微數。

每溺時頭痛者,六十日乃愈;若溺時頭不痛,淅然者,四十日愈;若溺快然,但頭眩者,二十日愈。其證或未病而預見,或病四五日而出,或病二十日、或一月微見者,各随證治之。(1)

(二) 治则

【原文】百合病見於陰者,以陽法救之;見於陽者,以陰法救之。見陽攻陰,復發其汗,此爲逆;见陰攻陽,乃復下之,此亦爲逆。(9)

二、证 治

(一) 百合病主方

【原文】百合病不經吐、下、發汗,病形如初者,百合地黄湯主之。(5)

百合地黄湯方:

百合七枚(擘) 生地黄汁一升

上以水洗百合,漬一宿,當白沫出,去其水,更以泉水二升,煎取一升,去滓,内地黄汁,煎取一升五合,分溫再服。中病勿更服,大便當如漆。

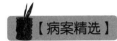【病案精选】

［病史资料］

张某,女,25岁,职员。2002年10月8日初诊。家属代诉:患者向来身体壮健,因恋爱不如意近3个多月来彻夜失眠,3天前到白云山玩"蹦极"受惊吓后出现语言错乱,行动失常,经精神病院诊断为精神分裂症。诊见尿黄,舌红苔少,脉细数。［黄仰模提供］

［辨治思路］

(1)辨证分析

患者情志不遂,肝郁化火,灼伤心阴,致语言错乱,行动失常。尿黄,舌红苔少,脉细数为阴虚内热之证。

(2)立法处方

治法:润养心肺,凉血清热,安神定志。

方药:百合地黄汤加味。百合30g,生地黄15g,知母15g,赤芍15g,龙骨30g,牡蛎30g,茯神20g,柏子仁15g,莲子心5g,大枣3枚。水煎服。方中百合清心安神;生地黄、赤芍益心营,清血热;知母、莲子心清热滋阴除烦;龙骨、牡蛎重镇安神;茯神、柏子仁、大枣养心安神定志。

(3)治疗效果

服药7剂,睡眠好转,精神错乱减轻。在本方基础上加减进退2个月,精神如常。1年后随访,未见精神病复发。

按语:心藏神,肝藏魂,肺藏魄,本病先伤于肝,后伤于心,并累及肺,而损津液之源,辨病为百合病,病程尚短,尚未误用汗、吐、下等祛邪法,可予百合地黄汤。

【辨治经验】

陶葆荪:此方就是未服过发汗剂、下剂、吐剂,病情始终不传不解,流连在百合病初起阶段的主治方剂,方用黑色甘润的生地黄汁,凉血益阴,佐色白甘平的百合,润燥安神,加以甘寒的泉水先后合煎,取得"阴阳合,雨泽降"的作用,使到燥气清平,水阴壮旺。用清寒流润之品,以疏泄病邪,不需用诸救逆法,这个才是治百合病的正面疗法。

(二)百合病误汗

【原文】百合病發汗後者,百合知母湯主之。(2)

百合知母湯方:

百合七枚(擘)　知母三兩(切)

上先以水洗百合,漬一宿,當白沫出,去其水,更以泉水二升,煎取一升,去滓;別以泉水二升煎知母,取一升,去滓,後合和,煎取一升五合,分溫再服。

【病案精选】

［病史资料］

某女,38岁,教师。因教学工作紧张,经常心悸失眠,白天心神涣散,注意力不集中。近1周来由于噩梦惊吓,心悸加重,并出现胆怯、恐惧、甚至白昼不敢单独进屋,夜间常因梦遇险境而被惊醒,稍受恐骇则惊慌失措,不能自控。口干而苦,纳谷不香,溲赤便干,舌尖红,苔薄

黄,脉弦细而数。[朱斌顺 . 百合知母汤治验三则 . 湖南医学杂志,1983,(3):43]

［辨治思路］

（1）辨证分析

患者心血失养,虚阳上浮,而致心悸、失眠、惊梦,并出现口干口苦,小便黄,大便干等内热征象,舌脉亦可为佐证。本病辨病为百合病,证属阴虚内热,心神失养,心胆气虚。

（2）立法处方

治法:滋阴清热,养心安神,益气补虚。

方药:百合知母汤合安神定志丸加减。方中用百合 30g,天冬 12g,知母 10g,郁金 10g 养阴清热除烦;枣仁 10g,龙齿 15g,朱茯苓 12g 养心安神;党参 12g,甘草 3g 益气补虚。

（3）治疗效果

进药 3 剂,心悸渐平,胆量增大,情绪稳定,白天能单独工作。药既奏效,当守原法,又进 7 剂诸症悉除。

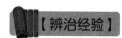【辨治经验】

陶葆荪:此方就是因不应发汗而径用发汗剂所造成百合病的主要方剂。方用甘平的百合来润燥安神,苦寒的知母来益阴清热,更用从阴出阳、引阳入阴的泉水,而煎法又有分为分煎、后合,助长平秘阴阳,恢复分之为百脉,合之为一宗的原有循环协调作用,这就是"见于阳者,不以阴法救之,反发其汗"而致逆的救逆方法。

（三）百合病误下

【原文】百合病下之後者,滑石代赭湯主之。(3)

滑石代赭湯方:

百合七枚(擘) 滑石三兩(碎,綿裹) 代赭石如彈丸大一枚(碎,綿裹)

上先以水洗百合,漬一宿,當白沫出,去其水,更以泉水二升,煎取一升,去滓;別以泉水二升,煎滑石、代赭,取一升,去滓;後合和重煎,取一升五合,分溫服。

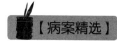【病案精选】

［病史资料］

李某,女,来诊时由他人背负,自诉胸痛、胸闷、心悸、气短、头晕,乃按胸痹治之。投以栝楼薤白半夏汤之类,久治不效。细审之,该患者每于发病时除上述症状外,尚有喜悲、欲哭、嗳气、善太息。[中医研究院西苑医院 . 赵锡武医疗经验[M]. 北京:人民卫生出版社,2005 :93]

［辨治思路］

（1）辨证分析

本病先以胸痹心痛病治之不效,详问病史后才发现有喜悲、欲哭、嗳气、善太息等情志症状存在,可见百合病经久不愈,心肺阴虚,气郁无以运化水液,致使痰浊痹阻肺中,而成胸痹之象。故辨病为百合病,辨证为心肺阴虚,痰浊中阻。

（2）立法处方

治法:滋阴清热,行气解郁,祛痰散结。

方药:百合代赭汤合栝楼薤白半夏汤。

(3)治疗效果

服药后其证渐消。

按语:栝楼薤白半夏汤有通阳解郁、行气宽中的功效,为何用于此病则不可?乃因栝楼薤白半夏为温通祛痰而设,但本病病因不仅在痰,痰为内热伤阴过程中的产物,是以用百合清心润肺为君药,加滑石代赭石通阳降逆。

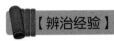【辨治经验】

陶葆荪:此方就是不应泻下而径用泻下剂所造成百合病的主治方剂。方用甘寒的滑石,利溺泄热,通阳以复阴气;用苦寒的代赭石,镇敛上逆,下泄浮动之气,以助百合完成润燥安神之功。用泉水和分合煎法,也是使药物分工合作,协调阴阳的意义,也就是"见于阴者,不以阳法救之,反下之"而致逆的救逆方法。

(四)百合病误吐

【原文】百合病吐之後者,百合雞子湯主之。(4)

百合雞子湯方:

百合七枚(擘) 雞子黃一枚

上先以水洗百合,漬一宿,當白沫出,去其水,更以泉水二升,煎取一升,去滓,内雞子黃,攪勻,煎五分,溫服。

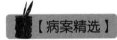【病案精选】

[病史资料]

王某,男,44岁。因肝炎后肝硬化合并克吕韦耶-鲍姆加滕综合征(Cruveilhier-Baumgarten syndrome),第二次出现腹水已9个月,于1970年9月14日入院。1月21日患者性格改变,一反平日谨慎寡言而为多言,渐渐啼哭不宁,不能辨认手指数目,精神错乱。考虑肝昏迷Ⅰ度。用清营开窍、清热镇静之方。患者症状无改变,清晨好转,午后狂乱,用安定剂常不效,需耳尖放血,始能平静入眠,而精神错乱如故。[山西省中医研究所肝病科.中西医结合治疗肝硬化肝昏迷40例经验小结.新医药学杂志.1974,26(2):10-14]

[辨治思路]

(1)辨证分析

考虑其舌红脉虚,神魂颠倒,乃从百合病论治,证属阴虚燥热。

(2)立法处方

治法:养阴清热,宁心安神。

方药:从2月1日起加用百合鸡子黄汤。百合30g,鸡子黄1枚,日1剂,煎服。

(3)治疗效果

2月2日患者意识有明显进步,2月3日患者神智完全恢复正常,继用百合鸡子黄汤2剂后改服百合地黄汤(百合30g,生地黄15g),患者病情保持稳定。

按语:患者胃阴未复,又被伤阴,则阳越躁动,胃肠燥热内结,至午后气行阳明,而呈狂乱之象。此时用百合鸡子黄汤,可收大补阴液、宁心安神之效。

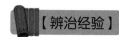【辨治经验】

陶葆荪:百合病,由于外感热病前后,或由于里虚生热,阴分素虚的体质,不应吐的而径用吐剂,更伤中焦阴液,阴越涸,阳越燥,因而造成本证,就应以百合鸡子汤来作主治。方用味甘色黄,血、液浑全的鸡子黄,和阴阳,滋气液,安中止呕,以助百合完成润燥安神之功,更以泉水煎如前法,先分后合,也是协调阴阳的用意,不过这是阴阳两面平均用力的"和法",与误汗、误下的救逆方就微有分别了。

(五)百合病变渴

【原文】百合病一月不解,變成渴者,百合洗方主之。(6)

百合洗方:

上以百合一升,以水一斗,漬之一宿,以洗身。洗已,食煮餅,勿以鹽豉也。

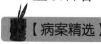【病案精选】

[病史资料]

华某,女,5岁。1961年秋患发热下利,于县医院住院治疗,诊为中毒性菌痢。经治旬余,壮热不退,下利红白,日夜无度,病情危笃,转延中医治疗。[胡谷塘,胡国英.胡翘武运用经方治验四则.中国医药学报,1987,2(4):39-40]

[辨治思路]

(1)辨证分析

患者证见高热神萎,昏昏欲聩,双目露睛,数日未食,口干思饮,唇舌鲜红乏津。舌苔黄,脉细弱而数。胡老(胡翘武)云:"此利属肠,然治应责诸肺。"辨证为肺热阴亏。

(2)立法处方

治法:治应清肺热、滋阴津。

方药:先以百合知母汤加沙参、山药、莲子、金银花、桑叶、天花粉为方。方中重用百合至30g,进2剂后症状好转复进2剂。后出现燥渴不已,饮水无度,再以百合120g煎水洗浴。

(3)治疗效果

仅洗1次,口渴大减,再洗渴止。

按语:患儿下利10余日,壮热不退,推测多用清热法,既伤脾阳,更劫阴津。因中焦运化功能已损,药效不为肠道吸收,热象未除,阴津未复,是以出现燥渴症状,选用百合汤外洗,可使药效透肌肤而入,且肺主皮毛,可达养阴清热润肺之效。

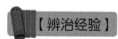【辨治经验】

陶葆荪:百合病本来不渴,但直到一个月还不解除,而且变成发渴的,就是因为燥热久,更伤津液,津液伤,那就不能够内滋脏腑,外润皮毛。脏腑燥,阴液不胜消耗,热更内炽,而引水自救,因此变成发渴;皮毛燥,阴津失其疏泄,热不外透而反内攻,则发渴更甚了。故以百合洗方来作主治。方用百合浸在水里一夜,以水洗澡,使皮毛松透,津气通达,郁热外泄而不内蒸,消除烦渴。

【原文】百合病渴不差者,栝樓牡蠣散主之。(7)

栝樓牡蠣散方:

栝樓根　牡蠣(熬)等分

上爲細末,飲服方寸匕,日三服。

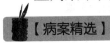【病案精选】

[病史资料]

吴某,女,44岁,家务,1984年5月5日就诊。自述5个月前因吵架而情志受挫折,胸闷乳胀,周身瘫软乏力,欲行无力,终日烦扰,口干而渴,思食难进,欲言懒语,如寒无寒,似热而无热。请中医诊治,服百合地黄汤十余剂,病情有所缓解。近日又感风寒,发热达39℃,心中烦热,一医给服解热发汗药后,口干苦,渴甚。[秦书礼,冯军.《金匮要略》清法临证运用举隅.江苏中医杂志,1987,32(2):8-9]

[辨治思路]

(1)辨证分析

患者头晕目眩,默默无言,时觉有热,小溲深赤,舌红少苔,脉浮数,诊为百合病,证属阴虚热燥津亏。

(2)立法处方

治法:清热润燥,生津止渴。

方药:方用栝楼牡蛎散合百合知母汤,并嘱怡情养性。

(3)治疗效果

经先后用本加减治疗两个半月,渴止神安,一如常人。

按语:患者百合病史,阴伤初复,又感风寒发热,再予清热发汗药物,则阴津被劫,津亏征象明显。血糖、尿糖正常,排除消渴病,故选用栝楼牡蛎散,可达清解肺热、生津止渴之效。

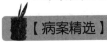【辨治经验】

陶葆荪:此方与"百合病"三字不符,因本病以百合疗效而命名,可知百合病肯定以百合为主治的药,是毫无疑义。今以百合病名而不用百合主方,殊出本章范围,大失"百脉一宗,悉致其病"的意义,恐是后人加入以补充洗方之不逮,真是徒添蛇足,姑且存疑,不作强解。

(六)百合病变发热

【原文】百合病變發熱者,一作發寒熱。百合滑石散主之。(8)

百合滑石散方:

百合一兩(炙)　滑石三兩

上爲散,飲服方寸匕,日三服。當微利者,止服,熱則除。

【病案精选】

[病史资料]

林某,女性,30余岁,籍贯莆田,农民。于暑期内患热性病20余天,初经西医治疗已热退病除,但觉神疲无力,精神倦怠,数日后渐觉精神冲动,兴奋知觉过敏,对事怀疑,对人恐惧,常误解人语,口渴,小便短赤,大便闭结,头痛,心悸不宁,视力不清,喜静畏烦,食欲不振,饮食无味,日渐加剧,甚至自笑自语,时歌时泣。有时语言行动自若如常人。检查身无寒热(37.3℃),脉数而软(五至余),唇焦舌红,津液缺乏,营养不良,精神憔悴,卧床不起。[林善星.二例百合病治验简介.福建中医药,1958,3(7):43-44]

[辨治思路]

（1）辨证分析

本病继发于热病后,经西医治疗后虽然暂时热退,但余热未尽,热扰神明,除了出现情志相关症状,还存在口渴、小便短赤、大便闭结、唇焦舌红、脉数而软等热甚症状,符合百合病变发热之证。

（2）立法处方

治法:滋阴清热。

方药:以百合滑石散为主方加减。方中百合 15g、生地黄 24g、玉竹 9g 滋阴清热,滑石、薏苡仁清热利小便,使邪有出路,石决明清热安神,另以薏苡仁、苇根、天花粉等药物煎汤代饮频服,以加强养阴清热的作用。

（3）治疗效果

患者起初拒绝服药,家人强与之,第一次服药后数分钟即吐出,后俟其口渴索饮时给药,遂不吐。次日复诊神志已清,小便亦长,诸证均减退。照方再服 1 日,大便亦通,诸病均除,唯食欲不振,倦怠嗜卧。仍照方去生地黄、滑石、石决明,各药分量亦减轻,再加生谷芽、怀山药,每日 1 剂,连服 3 日,已能下床行走。并嘱再用地瓜粉、牛乳等清凉滋养之品为调养饮料,很快恢复健康。

按语:本病患在热病之后,气阴两伤,内郁为热,是以用偏于润养滋阴的炙百合,配合下热存阴的滑石。

【辨治经验】

陶葆荪:此节的发热,完全是"阴虚生内热"的原理,燥热甚而由里蒸发于表,更从此节用药的方法,与前栝楼牡蛎散证处理方法相印证,又可知此节和上一节两证候的里虚,比前数节要用泉水煎药的较甚了。

狐 惑 病

一、脉症与内治方

（一）湿热虫毒蕴脾

【原文】狐惑之爲病,狀如傷寒,默默欲眠,目不得閉,臥起不安,蝕於喉爲惑,蝕於陰爲狐。不欲飲食,惡聞食臭,其面目乍赤、乍黑、乍白。蝕於上部則聲喝一作嗄。甘草瀉心湯主之。(10)

甘草瀉心湯方:

甘草四兩　黄芩　人參　幹姜各三兩　黄連一兩　大棗十二枚　半夏半升

上七味,水一斗,煮取六升,去滓再煎,溫服一升,日三服。

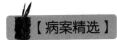

［病史资料］

刘某,男,32岁。于2009年3月10日入院。患者于2003年始出现视力模糊伴黑影,且有反复口腔、生殖器溃疡病史,曾在某眼科医院诊为"白塞综合征合合全葡萄膜炎",曾服用激素、火把花根、环孢素等药物,但多年来症状反复,病情控制不佳。1月前出现视力模糊,口腔溃疡加重,全身出现无痒性斑丘疹。［林昌松.薪火相传——陈纪藩名老中医学术思想精粹.广州:广东科技出版社,2014:181-183］

［辨治思路］

(1)辨证分析

症见视力模糊,口腔溃疡,全身斑丘疹,不痒,汗多,口干喜冷饮,时有腹胀痛,腰酸无力,纳眠差,夜尿多,大便干硬。舌红,苔黄腻,脉弦数。辨病为狐惑病,辨证为湿热蕴结证。

(2)立法方药

治法:以清热除湿、扶正解毒为法。

方药:方用甘草泻心汤加减。生甘草20g,法半夏12g,黄连6g,黄芩10g,干姜6g,太子参15g,大枣15g,生地黄15g,白芍15g,枸杞子15g,泽泻12g。方中以甘草生用清热解毒;黄连、黄芩苦寒,清热化湿解毒;干姜、半夏辛温燥湿;泽泻渗湿;枸杞子清肝明目;太子参、大枣、甘草扶正和胃。并以苦参60g煎水,外洗腹股沟皮疹处。

(3)治疗效果

患者内服及外洗上述药物5日后,口腔溃疡消失,视物模糊明显好转,全身皮疹颜色逐渐变浅、消退,腹胀痛未再出现。第二次查房,上方去黄连、泽泻,甘草加至25g,并加砂仁(后下)6g。服用5剂后患者诸症均明显好转出院。

按语:脾胃运化失调,以致湿热蕴结,是本病的病机,本病患者因久服激素等药物,先损及阴,阴损及阳,而出现阴阳两虚的兼证,是以方中除清中焦湿热之药,也注重扶益正气,柔养肝阴。患者病程久,需标本同治,方可收效。

陶葆荪:此方重用败毒和中而长于津润咽喉的甘草来领导各药,涣散本病的症结;再用黄芩清阴以泄郁热,干姜通阳以行伏湿,少佐黄连大清湿热,以彻底清除病毒所依附生发的基础,毒甚必然消耗气血,故用人参以固气增液,大枣以和荣滋血,更妙在用生于阴阳交错的夏末而善于降逆下浊的半夏,来分开阴阳的混乱,回复清浊的升降。

(二)湿热蕴毒酿脓

【原文】病者脉数,無熱,微煩,默默但欲卧,汗出,初得之三、四日,目赤如鸠眼;七八日目四眥—本此有黄字。黑。若能食者,膿已成也,赤豆当歸散主之。(13)

赤豆当歸散方:

赤小豆三升(浸令芽出,曝乾) 当歸

上二味,杵爲散,漿水服方寸匕,日三服。

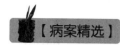【病案精选】

[病史资料]

王某,男,35岁,内痔便血发作,血色鲜红,点滴而出,口唇干燥,周身倦怠不适伴热感,小便黄,舌红,脉弦细略数。[马风全.运用仲景经方治疗便血方证浅析.新中医,2016,48(6):265-266]

[辨治思路]

(1)辨证分析

辨证属气虚不能摄血,血渗于大肠,兼湿热内蕴所致。

(2)立法方药

治法:益气养阴而化湿热。

方药:方选赤小豆当归散加味。赤小豆30g,当归、党参、槐花各15g,炙黄芪、生地炭各20g,荆芥炭10g,炙甘草6g。

(3)治疗效果

服上方7剂,自觉周身发热消退,精神好转,小便转清,便血止,舌红少苔,脉沉弦,症悉除。

按语:常人看到便血,便欲止血,但若无辨证,便容易本末倒置。本病为气虚兼湿热迫血,血不归经所致,治疗用补气兼清湿热方可止血。

【辨治经验】

陶葆荪:此方用专于排脓消肿、清热去湿的赤小豆为君,助以活血治恶疮的当归,以消除脏腑气血间的积热、郁湿、蕴毒,仲景对治疗下部血毒皆用此方,如治先血后便亦用此,可为例治。

二、外 治 方

(一)湿热下行于前阴

【原文】蚀於下部则咽乾,苦参湯洗之。(11)

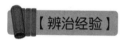【病案精选】

[病史资料]

穆某,女,30岁。症见:如下阴无病,则口腔咽喉溃烂疼痛;如口腔病好,则阴道阴唇溃烂疼痛,如此交替发作已1年余,颇似眼、口、生殖器综合征,但未见有眼科疾患。[谭日强.金匮要略浅述.北京:人民卫生出版社,1981:59]

[辨治思路]

(1)辨证分析

患者以交替性口咽部溃疡、外阴部溃疡为主症,可辨病为狐惑病,证属湿热蕴毒证,湿热上行即出现口咽部溃疡,湿热下注则出现外阴部溃疡。

(2)立法处方

治法:清热解毒。

方药:予口服甘草泻心汤治疗"蚀于上部则声喝",苦参汤外洗外阴部治疗"蚀于下部则咽干"。

(3)治疗效果

经反复治疗半年之久,其病始愈。

按语:不论湿热上行或下注,应与运化湿热的中焦起到很大关系。甘草泻心汤理中焦湿热,但若思及脾胃运化不利,则可用外治法以达药效。

(二)湿热下行于后阴

【原文】蚀於肛者,雄黄熏之。(12)

雄黄:

上一味爲末,筒瓦二枚合之,燒,向肛熏之。

《脉經》云:病人或從呼吸上蝕其咽,或從下焦蝕其肛陰,蝕上爲惑,蝕下爲狐。狐惑病者,豬苓散主之。

【病案精选】

[病史资料]

焦某,女,41岁,干部。1962年6月初诊。患者于20年前因在狱中居处潮湿得病,发冷发烧,关节疼痛,目赤,视物不清,皮肤起有大小不等之硬斑,口腔、前阴、肛门均见溃疡。20年来,时轻时重,缠绵不愈。近来月经先期,色紫有块,有黄白带,五心烦热,失眠,咽干、声嘎,手足指趾硬斑,日久已呈角化。肛门周围及直肠溃疡严重,不能正坐,口腔黏膜及舌面也有溃疡,满舌白如粉霜,大便干结,小溲短黄,脉滑数。[王子和.狐惑病的治疗经验介绍.中医杂志,1963,4(11):9-11]

[辨治思路]

(1)辨证分析

患者症见周身慢性炎症,近期口腔溃疡、肛门溃疡加重,病程久,症状反复,符合狐惑病诊断。证属湿浊蕴毒。

(2)立法处方

治法:祛浊除毒。

方药:予治惑丸、甘草泻心汤加减内服,苦参煎水熏洗前阴,并以雄黄粉熏肛。

(3)治疗效果

肛门熏后,见有蕈状物突出肛外,奇痒难忍,用苦参汤洗涤后,渐即收回。服药期间,大便排出恶臭黏液多量,阴道也有多量带状浊液排出,病情日有起色,四肢角化硬斑亦渐消失。治疗4个月后,诸证消失,经停药观察1年余,未见复发。

按语:患者因环境潮湿起病,湿邪郁而化热,炼为痰浊,下注大肠,则见肛门溃疡。单独雄黄不易燃烧,可将雄黄粉撒在艾叶上燃烧,1日熏3次为宜。

【辨治经验】

陶葆荪:蚀于下部的,又分前后两阴,如病毒发现在前阴部分,就用大苦大寒的苦参煎水,趁热熏它,变暖后洗它,以清泄前阴结堕的湿热来溃散结毒。如病毒发现在肛门,则要用药性比较峻烈的雄黄,烧烟升熏肛门,以解毒燥湿。因为这是垢浊之处,非有气雄力厚的雄黄,难收透过秽浊、解除结毒之功,不比前阴仅用坚阴清热的苦参便能解决。同一蚀于下的症,而前后阴用药用法俱有不同,分析精细,毫末不苟,泾渭划然。

阴 阳 毒 病

一、阳 毒 证 治

【原文】陽毒之爲病,面赤斑斑如錦文,咽喉痛,唾膿血。五日可治,七日不可治,升麻鱉甲湯主之。(14)

升麻鱉甲湯方:

升麻二兩　當歸一兩　蜀椒(炒去汗)一兩　甘草二兩　鱉甲手指大一片(炙)　雄黄半兩(研)

上六味,以水四升,煮取一升,頓服之,老小再服,取汗。

《肘後》《千金方》陽毒用升麻湯,無鱉甲,有桂;陰毒用甘草湯,無雄黄。

二、阴 毒 证 治

【原文】陰毒之爲病,面目青,身痛如被杖,咽喉痛。五日可治,七日不可治,升麻鱉甲湯去雄黄、蜀椒主之。(15)

【病案精选】

[病史资料]

阮某,女,36岁,因"反复皮下紫癜10年余,腹痛1周,发热4天余"于2011年4月9日入院。患者于2001年因全身散在的皮下瘀斑在中山一院就诊,当时确诊为"系统性红斑狼疮",一直予以口服"强的松"治疗。证见:神清,精神疲倦,面颈部皮肤潮红,四肢乏力,听力下降,口干口渴,时有头痛头晕,腰腹疼痛伴双膝和双踝关节疼痛,纳差,睡眠欠佳,近期小便量少色黄,大便干结。体温:38℃,舌质红,苔薄黄,脉滑数。[黄仰模提供]

[辨治思路]

(1)辨证分析

患者起病时受阳毒入侵,辨证为热毒血瘀证,但因久服激素类药物,伤及阴分,转为阴虚血热证。

(2)立法方药

治法:滋阴清热。

方药:予升麻鳖甲汤为主方去雄黄、蜀椒。具体用药为:升麻10g,醋鳖甲(先煎)20g,生地黄20g,玄参20g,金银花15g,水牛角(先煎)30g,蒲公英20g,知母15g,桑白皮20g,地骨皮15g,天花粉10g,牡丹皮15g。

(3)治疗效果

服7剂后,关节疼痛消失,胃纳好转,睡眠安,二便调。出院后坚持药物治疗,门诊随诊一年,病情平稳,无明显不适。

按语：此类患者多用激素日长，伤阴日久，是以证属阳毒者鲜矣，而属阴毒者众多。本病患者阴虚内热征象重，阴损及阳，而存在阴阳两虚的兼证，故先用滋阴清热法祛邪，标本同治，中病即止，后改以扶正法固本，调理阴阳，方可有病情平稳之效。

【辨治经验】

陶葆荪：此方用清消升泄、解毒透邪的升麻，为一方的主力，以透毒外解；更以辛温走窜的当归，运行血气，以解壅结散伏毒；又用善破癥瘕兼清阴热的鳖甲，助升麻互为升降，以逐阴邪、潜浮火；妙在重用生甘草，既收和中败毒、清热护津功能，又起调和阴阳二性药物合于一方的矛盾。然后察其症是属阳毒的，加上解毒邪、辟秽恶的雄黄，和振伏阴、降浮阳的蜀椒，利用雄黄纯阳的特性，领导各药升达阳分，解散毒邪；更利用蜀椒下达的专长，引导各药，重安阴分，引火归元，驱邪顾正，无不兼及。

若果察其症是属于阴毒的，就依原方去了雄黄、蜀椒二味，因为阴毒是毒已结集阴分，阴血已被伤残，不应再用辛温燥烈的雄黄、蜀椒，再劫阴伤血；况且毒不在阳，更无须升达阳分，故去此二味，以纯洁配伍，免受限制。

小结

本篇论述了百合病、狐惑病、阴阳毒三种疾病的证治。

百合病是一种心肺阴虚内热的疾病，治疗原则是养阴清热，百合地黄汤为该病的主方。如经误汗误下或误吐产生变证，可以分别选用百合知母汤、滑石代赭汤、百合鸡子黄汤。若日久变渴，配合用百合洗方或栝楼牡蛎散，如变发热，用百合滑石散。

狐惑病为感染湿热虫毒所致，以目赤、咽喉及前后二阴反复蚀烂为临床特征，治疗原则以清利湿热、解毒杀虫为主。内服如甘草泻心汤、赤小豆当归散，并配合如苦参汤外洗，雄黄熏法。

阴阳毒由感受疫毒而发，以发斑、咽痛为主证。有阳毒与阴毒之分，治疗原则为清热解毒，活血化瘀，可用升麻鳖甲汤随证加减。

（林昌松 王启芬）

疟病脉证并治第四

一、主脉与治法

【原文】師曰：瘧脉自弦，弦數者多熱，弦遲者多寒。弦小緊者下之差，弦遲者可溫之，弦緊者可發汗、針灸也，浮大者可吐之，弦數者風發也，以飲食消息止之。(1)

二、证　治

(一)疟母

【原文】病瘧，以月一日發，當以十五日愈；設不差，當月盡解；如其不差，當如何？師曰：此結爲癥瘕，名曰瘧母，急治之，宜鱉甲煎丸。(2)

鱉甲煎丸方：

鱉甲十二分(炙)　烏扇三分(燒)　黃芩三分　柴胡六分　鼠婦三分(熬)　乾薑三分　大黃三分　芍藥五分　桂枝三分　葶藶一分(熬)　石韋三分(去毛)　厚朴三分　牡丹五分(去心)　瞿麥二分　紫葳三分　半夏一分　人參一分　䗪蟲五分(熬)　阿膠三分(炙)　蜂窠四分(熬)　赤消十二分　蜣蜋六分(熬)　桃仁二分

上二十三味爲末，取鍛竈下灰一斗，清酒一斛五斗，浸灰，候酒盡一半，着鱉甲於中，煮令泛爛如膠漆，絞取汁，内諸藥，煎爲丸，如梧子大，空心服七丸，日三服。《千金方》用鱉甲十二片，又有海藻三分，大戟一分，䗪蟲五分，無鼠婦、赤消二味，以鱉甲煎和諸藥爲丸。

【病案精选】

[病史资料]

王某，女，30岁。1968年6月1日初诊。患疟疾，间日发作，每次均在下午3~7时，发冷寒颤，然后发热，胸胁部位自觉胀满不舒，兼见头晕目眩，呕吐，舌苔黄厚，脉弦滑。月经已停2个月，自述是怀孕。嘱医生开药不要伤胎。医生开药后，不敢服。8月2日再诊：疟疾仍间日发作，发热多，发冷少。胁下、上腹部有硬块，并有跳动感，面色萎黄，脉弦缓而沉，苔黄滑有水分，其余症状如前。[邓铁涛等. 金匮临证举要. 广州：广东科技出版社，1987]

［辨治思路］

（1）辨证分析

患者因感受疟邪，邪伏少阳，正邪交争，故见寒颤，发热，发作有时。胸胁为少阳经循行之处，少阳经脉不畅，则胸胁部位自觉胀满不舒。少阳枢机不利，肝胆失疏泄，脾胃失于健运，湿浊内生，清阳不升，浊阴不降，则头晕目眩，呕吐，舌苔黄厚，脉弦滑。胸胁气机不利，气滞血瘀，停留局部，可见胁下、上腹部有硬块。故本病病机为疟疾发于少阳，湿盛兼血瘀。

（2）立法处方

治法：和解少阳兼清化湿热，消瘀。

方药：以清脾饮为主方加减。青皮6g，厚朴3g，柴胡5g，炒黄芩4.5g，煨草果2.5g，半夏6g，焦白术4.5g，白茯苓9g，甘草2g，藿梗9g，生姜1片，服4剂。另鳖甲煎丸3g，晚间吞服。

（3）治疗效果

1968年8月30日三诊，几天来连续大便浊水，兼有瘀血紫块，腹内硬块已消失，寒热已止，舌苔薄白，脉稍弦而软。浊瘀已下，肝脾逐渐调和，续调肝脾。

方药：逍遥散（作为丸剂），早晚饭前各服9g，服1个月而愈。

按语：患者虽怀孕，但感受疟邪，形成疟母，邓老依然根据中医辨证，有的放矢，疟邪及胁下癥积俱除，而胚胎未损，正所谓"有故无殒，亦无殒也"。

【辨治经验】

廖世煌：凡胁下部位或体内肿块癥积，按之不移，有压痛或无压痛，属气滞血瘀痰阻所引起。

（二）瘅疟

【原文】師曰：陰氣孤絕，陽氣獨發，則熱而少氣煩冤，手足熱而欲嘔，名曰癉瘧。若但熱不寒者，邪氣內藏於心，外舍分肉之間，令人消鑠脫肉。(3)

（三）温疟

【原文】溫瘧者，其脉如平，身無寒但熱，骨節疼煩，時嘔，白虎加桂枝湯主之。(4)

白虎加桂枝湯方：

知母六兩　甘草二兩（炙）　石膏一斤　粳米二合　桂枝（去皮）三兩

上剉，每五錢，水一盞半，煎至八分，去滓，溫服，汗出愈。

【病案精选】

［病史资料］

患者男性，65岁，工人。右足第1跖趾关节疼痛、红肿灼热，第二天即右内踝、右膝均红肿热痛、屈伸不利。由家人用单车送来就诊。未接受任何中西药治疗。诊见痛苦面容，大汗出，患节红肿，痛不可近，扪之热感，因右膝疼痛，屈伸受限而不能坐下，只能站着就诊，自诉口干烦渴，夜不能寝。舌红苔黄，脉洪数。［何锦添.白虎加桂枝汤治疗热痹体会.广州医药，1994,25(2):46,45］

［辨治思路］

（1）辨证分析

诸病胕肿，疼酸惊骇，皆属于火。趾足部局部肿痛，往往兼有患处皮肤焮红，抚之灼热，由于疼痛烈剧,怕按怕碰,往往会出现惊骇不安之状。上述证候,属于阳证、实证,且为热之甚者,热之极便是火。

(2)立法处方

治法:清热泻火,通络止痛。

方药:白虎加桂枝汤为主方加减。石膏120g,知母30g,薏苡仁10g,甘草6g,海桐皮15g,忍冬藤30g,牛膝10g,桂枝6g。配两剂,每日1剂,清水六碗煎至一碗半,分三次服完。

(3)治疗效果

两天后患者自己步行来诊,自诉关节疼痛大减,无明显热感,膝关节屈伸自如,已能坐着就诊。察其患病关节,见微肿、无红、扪之不热,仍有压痛。阳热之邪渐退,继前方减量,加怀山药20g。

煎服法如前,三剂而愈。

按语:本病虽非温疟,但两者症状有相同之处,病机一致,故立法、处方一样。方证相对,效如桴鼓。

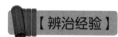【辨治经验】

陶葆荪:白虎加桂枝汤是一个寒热并用方,也是古方中的复方。桂枝在这里温热的本性大失,所余只有宣通作用,仅供向导白虎,完成除骨节疼痛的任务。

(四)牝疟

【原文】瘧多寒者,名曰牝瘧,蜀漆散主之。(5)

蜀漆散方:

蜀漆(燒去腥) 云母(燒二日夜) 龍骨等分

上三味,杵爲散,未發前,以漿水服半錢。溫瘧加蜀漆半分,臨發時服一錢匕。一方云母作云實。

【病案精选】

[病史资料]

王某,男,25岁,因间日寒战,发热38.5℃,于1958年6月25日入院。患者于6月25日、27日下午两度寒战,继而发热、出汗而热退。入院当天下午又发作口渴,心烦,全身酸困。以往有慢性咳嗽史,近来发作。急性病容,舌苔薄白,胸闷甚,口渴引饮不多,两脉弦数,其它体检未见明显异常。血片找到间疟原虫。[陈明.金匮名医验案精选.北京:学苑出版杜,2002]

[辨治思路]

(1)辨证分析

患者先寒战,后发热,发作有时,符合少阳病的特点。又伴随口渴、心烦,脉弦数,可知为少阳胆火上炎,伤津扰神。全身酸困,虽渴而不多饮,舌苔白,是因为夹有湿邪,湿邪外困肌表,内阻气化。故辨证为少阳湿热。

(2)立法处方

治法:截疟和解,清热利湿。

方药:蜀漆散加减。蜀漆(炒常山)15g,柴胡 5g,黄芩 6g,姜半夏 6g,茯苓 9g,槟榔 9g。

(3)治疗效果

服上方未吐,翌日乃作,时间短,恐与未掌握服药时间有关。第三日于上午 4 时、8 时各服 1 剂,常山用量至 30g,无呕吐等不适反应,疟予截止。以后仍给常山等煎剂内服,常山用量 12g。2 剂后,疟原虫阴性,随访未有复发。

按语:据王渭川经验,蜀漆(常山)用量以 10g 为宜,同时宜伍黄芩、知母、藿香,既增强截疟效果,又无毒副作用。

【辨治经验】

陶葆荪:蜀漆即常山苗,擅长宣泄疟邪。旧说皆以为疟是顽痰作怪,以常山吐出顽痰自愈。

附《外台秘要》方

1. 牡蛎汤

【原文】牡蠣湯:治牝瘧。

牡蠣四兩(熬)　麻黄四兩(去節)　甘草二兩　蜀漆三兩

上四味,以水八升,先煮蜀漆、麻黄去上沫,得六升,内諸藥,煮取二升,溫服一升。若吐則勿更服。

2. 柴胡去半夏加栝楼汤

【原文】柴胡去半夏加栝樓湯:治瘧病發渴者,亦治勞瘧。

柴胡八兩　人参　黄芩　甘草各三兩　栝樓根四兩　生薑二兩　大棗十二枚

上七味,以水一斗二升,煮取六升,去滓,再煎取三升,溫服一升,日二服。

3. 柴胡桂姜汤

【原文】柴胡桂薑湯:治瘧寒多微有熱,或但寒不熱。服一劑如神。

柴胡半斤　桂枝三兩(去皮)　乾薑二兩　栝樓根四兩　黄芩三兩　牡蠣二兩(熬)　甘草二兩(炙)

上七味,以水一斗二升,煮取六升,去滓,再煎取三升,溫服一升,日三服。初服微煩,復服汗出,便愈。

小结

本篇为疟病专篇,重点将疟病分为但热不寒的瘅疟,原文未出治方;后世医家认为可以用白虎汤,白虎加人参汤,竹叶石膏汤等加减治疗;热多寒少的温疟,治疗用清热生津,解表和营的白虎加桂枝汤;寒多热少的牝疟,用祛痰止疟的,扶正助阳的蜀漆散,疟病日久,形成疟母的,用鳖甲煎丸散癥化积,扶正祛邪。篇中所提蜀漆或常山、鳖甲煎丸等方药,以及服药方法、饮食调理辅助治疗,至今仍为治疗疟疾的有效方法。

(刘明岭)

中风历节病脉证并治第五

中 风 病

一、脉症、病因病机与鉴别

【原文】夫風之爲病,當半身不遂;或但臂不遂者,此爲痹。脉微而數,中風使然。(1)

【原文】寸口脉浮而緊,緊則爲寒,浮則爲虚,寒虚相搏,邪在皮膚;浮者血虚,絡脉空虚;賊邪不瀉,或左或右;邪氣反緩,正氣即急,正氣引邪,喎僻不遂。邪在於絡,肌膚不仁;邪在於經,即重不勝;邪入於腑,即不識人;邪入於臟,舌即難言,口吐涎。(2)

【原文】寸口脉遲而緩,遲則爲寒,緩則爲虚,榮緩則爲亡血,衛緩則爲中風。邪氣中經,則身癢而癮疹。心氣不足,邪氣入中,則胸滿而短氣。(3)

二、证 治

(一) 正虚风邪入中经络

【原文】侯氏黑散:治大風,四肢煩重,心中惡寒不足者。《外臺》治風癲。

菊花四十分　白术十分　細辛三分　茯苓三分　牡蠣三分　桔梗八分　防風十分　人參三分　礬石三分　黄芩五分　當歸三分　乾薑三分　芎藭三分　桂枝三分

上十四味,杵爲散,酒服方寸匕,日一服。初服二十日,溫酒調服,禁一切魚肉大蒜,常宜冷食,六十日止,即藥積在腹中不下也,熱食即下矣,冷食自能助藥力。

【病案精选】

[病史资料]

赵某,男,54岁,1978年8月24日初诊。患者平时嗜酒,患高血压已久,近半年来感手

44

足乏力而重,两腿尤甚。自觉心窝部发冷,曾服中西药未能见效。诊脉弱虚数,苔白。血压160/120mmHg。[陈明.金匮名医验案精选.北京:学苑出版社,2002]

[辨治思路]

(1)辨证分析

患者为中年男性,平素嗜酒,酒体湿而性热,湿热之邪蕴于体内。又因高血压日久,久病多虚,外感风邪,风邪与湿热之邪相合,痹阻经脉,故四肢乏力而重。湿热损伤脾胃,中阳不足,风邪直达于里,则心窝部发冷。脉弱虚数为内虚外实之证候。故其病机为阳气不足,风湿热邪阻络。

(2)立法处方

治法:温阳补虚,祛风散寒,化痰清热。

方药:侯氏黑散。杭菊花120g,炒白术30g,防风30g,桔梗15g,黄芩15g,北细辛3g,干姜9g,党参9g,茯苓9g,当归9g,川芎5g,牡蛎15g,矾石3g,桂枝9g。各药研细末和匀,每日两次,每次服3g,以温淡黄酒或温开水吞服,先服半个月。

(3)治疗效果

一个月以后复诊,心窝头冷已很少见,手脚亦有力,能步行来城,血压正常,要求再配一剂续服。

按语:侯氏黑散被誉为治疗中风"第一方",体现了仲景"正虚风中"导致中风的学术思想。

【辨治经验】

廖世煌:本方作用点在于脾、心、肝。原治四肢烦重,心中恶寒不足。临床辨证的要点在于手足沉重而烦或痛、麻以及阳虚心中恶寒脉弱或弦细弱,舌淡红苔白腻。

(二)热盛风动

【原文】風引湯:除熱癱癇。

大黄　乾薑　龍骨各四兩　桂枝三兩　甘草　牡蠣各二兩　寒水石　滑石　赤石脂　白石脂　紫石英　石膏各六兩

上十二味,杵,粗篩,以韋囊盛之,取三指撮,井花水三升,煮三沸,溫服一升。

治大人風引,少小驚癇瘛瘲,日數十發,醫所不療,除熱方。巢氏云:腳氣宜風引湯。

【病案精选】

[病史资料]

陈某,女,28岁,饶平县黄岗镇人,1983年3月5日初诊。患者平素肥胖,体质强健,2个月前结婚,新婚之夜,突然昏蒙,人事不知,四肢抽搐,移时即苏,醒后一如常人,如是每夜必发,求巫问卜,寻医尝药,或曰"吉日冲逢",或曰"癫痫"。医巫并进,未获寸功而求诊,症如前述,时感眩晕,心中烦闷,面时红如醉,舌质淡红,脉弦。[余构武.仲景方临证验案4则.新中医,1996,28(1):43-44]

[辨治思路]

(1)辨证分析

患者素体肥胖,可知肥人多痰湿。突发昏倒,不知人事,四肢抽搐,根据《素问·至真要大论》病机十九条"诸禁鼓栗,如丧神守,皆属于火",可知患者为火热上攻,夹痰浊蒙蔽清窍。患者病情呈发作性,"诸风掉眩,皆属于肝",故与肝风内动有关。再结合患者心中烦闷,面时红如醉,脉弦,可确定患者为肝风内动,热痰上扰的病机。

(2)立法处方

治法:重镇安神,除热息风。

方药:风引汤。大黄、桂枝、甘草各10g,生龙骨、生牡蛎、寒水石、滑石、赤石脂、紫石英、生石膏各30g、干姜5g。共2剂,水煎服,日1剂。

(3)治疗效果

服上药1剂后,其夜仍作,但时间较为短暂。再剂而痫定,效不更方,续服4剂而愈随防至今,未再复发。

按语:本患者属暴病,多属火热所致,风引汤证正为本病所设。

 【辨治经验】

陶葆荪:认为非仲景方,风引汤除热瘫痫。

黄仲模:此方证病变中心为肝阳化风。本方用大黄为君,荡涤风火之邪,以诸石药助之,意在平息肝风。

(三)血虚受风

【原文】防己地黄汤:治病如狂状,妄行,独语不休,无寒热,其脉浮。

防己一分　桂枝三分　防風三分　甘草二分

上四味,以酒一杯,渍之一宿,绞取汁,生地黄二斤,㕮咀,蒸之如斗米饭久,以铜器盛其汁,更绞地黄汁,和分再服。

 【病案精选】

[病史资料]

韦某,女,16岁,两年前中考后,突发癫病,经中西医疗法均无效。就诊时,患者如狂妄行,独语不休,无寒热,脉象浮。[蓝凡文.防己地黄汤治验癫证1例.实用中医内科杂志,1994,9(3):22]

[辨治思路]

(1)辨证分析

患者因中考过度思劳,损耗气血,正虚易受邪。突发癫病,如狂妄行,发病骤急、病情进展迅速、症状变化多端,具有动的特征,与风邪性质相符。因此病机属于血虚受风。

(2)立法处方

治法:治当养血息风。

方药:防己地黄汤加味。防己15g,桂枝9g,防风12g,甘草6g,生地黄250g。煎好分两次服下。

(3)治疗效果

服后患者入睡,一日半方醒,醒后病若失。因考虑其病程长,嘱患者多服4剂,以巩固疗效。

按语:癫病属难治性疾病,若非辨证准确,用药精当,则难以达到理想效果。本病例因机证治把握到位,采用经方,效如桴鼓。

【辨治经验】

黄仰模:此方证病变中心为肾阴亏虚。本方重用熟地黄(蒸生地黄),大补阴精,防己清肺以助之,意在滋阴补肾。

(四)外受风寒

【原文】頭風摩散方:

大附子一枚(炮)　鹽等分

上二味,爲散。沐了,以方寸匕,已摩疾上,令藥力行。

【病案精选】

[病史资料]

边某,女,39岁,2013年8月17日初诊。患者因"下腹隐痛2年"来就诊,刻下:形体虚胖,面色黄滞略带青,情绪急躁,腰痛喜按,口干口苦但不喜饮,畏寒,肢微厥,嗜睡,大便干稀不调,色黄,质黏,小便深黄,稍浑浊,无尿痛,夜尿3次,舌质略红,水滑苔,底微黄,舌络(+),脉弦涩,尺脉弱。[黄衍周,程建华,徐玉琴."头风摩散"在妇科中的应用.中国中医基础医学杂志,2014,20(8):1139-1140]

[辨治思路]

(1)辨证分析

中医诊断腹痛,辨证属湿邪内外浸淫,水湿郁热,内陷下焦焦膜,不通则痛;过服清热抗炎药物,日久伤及少阴之阳;湿邪内盛,水津不归正化,气机条达失常,导致厥阴气郁;久病入络,湿瘀互结,病变在营分、气分,湿重热轻,病性属虚实夹杂。西医诊断盆腔炎性疾病后遗症。

(2)立法处方

治法:中医治以清热除湿,通络止痛为法。

方药:二妙散加减。黄柏6g,防己12g,苍术15g,薏苡仁30g,附片(先煎)15g,车前子10g,柴胡10g,枳壳12g,莪术15g,鹿角霜(包煎)10g。上药共6剂,醋盐为引,慢火久煎,每日1剂;药渣浴足,每晚1次。

另给予附子(研末)120g,食盐60g,黄连粉30g同炒热,装入棉布袋,熨烫下腹及腰骶部,每晚2次,每次30分钟,1剂重复熨烫1周。忌醪糟、甜食及热带水果。

(3)治疗效果

2013年8月25日二诊。诉腰痛未作,偶有下腹隐痛不适,大便成形,色黑,质稍黏,小便淡黄,畅利,舌质淡红,苔微腻,舌络(+),脉弦缓,稍不流利,尺脉弱。由于患者外出深圳务工,煎药不方便,故给予头风摩散加味(苍术粉120g,白附子150g,食盐60g,黄连粉45g,鹿角霜75g)。6剂,继续熨烫下腹及腰骶部,每晚2次,忌口同前。2014年1月26日回乡过节,诉腰腹疼痛控制情况一直良好,白带亦少,行妇科检查除双附件增厚外,未见特殊。

按语:头风摩散属感风寒湿致疼痛的外用方,临床应用不应仅限于头痛,当扩大至临床各种病证,本病案起到了抛砖引玉的效果。

【辨治经验】

廖世煌:临床以头痛恶风或遇冷更甚,伴头汗出为辨证要点。

(五) 气血两虚感寒夹痰

【原文】《古今錄驗》續命湯:治中風痱,身體不能自收持,口不能言,冒昧不知痛處,或拘急不得轉側。姚云:與大續命同,兼治婦人產後去血者,及老人小兒。

麻黃 桂枝 當歸 人參 石膏 乾薑 甘草各三兩 芍藥一兩 杏仁四十枚

上九味,以水一斗,煮取四升,溫服一升,當小汗,薄覆脊,憑幾坐,汗出則愈;不汗,更服。無所禁,勿當風。並治但伏不得臥,咳逆上氣,面目浮腫。

【病案精选】

[病史资料]

黄某,女,56岁,2013年11月16日初诊。患者约1年前无明显诱因下出现右下肢静止性震颤,运动时震颤可减轻,紧张、休息不佳时加重,余肢体无震颤;伴失眠,情绪不稳,容易悲伤、焦虑,胃纳差,偶有胃脘不适感诊断为"帕金森病"每遇休息不佳或精神刺激情况下右下肢震颤明显加重,并逐渐出现睡眠障碍(无法入睡)、头晕、头胀痛。1月前患者自觉右下肢震颤幅度加大、持续时间延长。舌边红,苔白,脉弦细。[孟志伟,皮立宏.续命汤治疗帕金森病1例.按摩与康复医学,2014,30(10):186]

[辨治思路]

(1)辨证分析

患者年老体衰,天癸已竭,肝肾渐亏,肝血亏虚。肝属厥阴风木之脏,体阴用阳,肝阴亏虚,阴不潜阳,则肝阳亢进而动肝风,肝风散于四肢,则肢体颤抖;肝主调达情志,肝阳上亢,条达失司,故焦虑易怒。舌边红,脉弦细皆为风阳内动之征。本病病机为阴血亏虚,肝风内动。

(2)立法处方

治法:养血柔肝,息风止颤。

方药:以续命汤加减。黄芪60g,粉葛20g,生石膏30g,生姜15g,川芎20g,当归15g,麻黄10g,炒酸枣仁20g,知母15g,桂枝15g,熟党参20g,柴胡5g,共服5剂。

(3)治疗效果

2013年11月22日二诊。服药后,患者右下肢静止性震颤减轻,于上方中加入半夏降逆和胃、枳实行气消痰、竹茹清热化痰止呕,仍服5剂。

2013年11月27日三诊。患者右下肢静止性震颤已明显减轻,仍予上方5剂续服,症状逐渐好转,疗效满意。

按语:帕金森病是以静止性振颤为特征,虽非中风,不具备条文中各种症状,但与"身体不能自收持"却相似,正如仲景如言:"但见一证便是,不必悉具"。

【辨治经验】

黄仕沛:麻黄是最为关键的药物,续命汤类方用麻黄,取其温散宣通,振奋沉阳的作用。

历 节 病

一、成 因

（一）肝肾不足,水湿浸渍

【原文】寸口脉沉而弱,沉即主骨,弱即主筋,沉即爲腎,弱即爲肝。汗出入水中,如水傷心,歷節黄汗出,故曰歷節。(4)

（二）阴血不足,外受风邪

【原文】少陰脉浮而弱,弱則血不足,浮則爲風,風血相搏,即疼痛如掣。(6)

（三）气虚饮酒,汗出当风

【原文】盛人脉濇小,短氣,自汗出,歷節疼,不可屈伸,此皆飲酒汗出當風所致。(7)

（四）胃有蕴热,外感风湿

【原文】趺陽脉浮而滑,滑則穀氣實,浮則汗自出。(5)

（五）过食酸咸,内伤肝肾

【原文】味酸則傷筋,筋傷則緩,名曰泄。鹹則傷骨,骨傷則痿,名曰枯。枯泄相搏,名曰斷泄。營氣不通,衛不獨行,營衛俱微,三焦無所禦,四屬斷絶,身體羸瘦,獨足腫大,黄汗出,脛冷。假令發熱,便爲歷節也。(9)

二、证 治

（一）风湿历节

【原文】諸肢節疼痛,身體魁羸,腳腫如脱,頭眩短氣,溫溫欲吐,桂枝芍藥知母湯主之。(8)

桂枝芍藥知母湯方:

桂枝四兩　芍藥三兩　甘草二兩　麻黄二兩　生薑五兩　白术五兩　知母四兩　防風四兩　附子二枚(炮)

上九味,以水七升,煮取二升,溫服七合,日三服。

【病案精选】

［病史资料］

某男,50岁,农民,初诊于1996年8月1日。两膝关节肿胀、强直、疼痛已2年余,多处求治,均确诊为类风湿性关节炎,久治无效。疼痛日渐加重,屈伸不利,不能劳动。前医曾投以祛风除湿、清热、化湿之剂,辅以激素类药物治疗,病情时轻时重,停用激素则病情如故。刻诊见两膝关节强直,肿胀疼痛,得热则减,遇寒加重,阴雨天疼痛更剧,舌质淡、苔白腻,脉沉细。［杨幼军,赵相洪.桂枝芍药知母汤临床运用体会.中医药临床杂志,2005,17(5):440］

[辨治思路]

（1）辨证分析

患者久居岭南之地，易感湿邪。"湿为阴邪，易伤阳气"，日久阳气受损，阴寒加重，故关节喜温恶寒；内外湿邪相引，外湿可加重内湿，则阴雨天疼痛加剧。因患者以湿邪为主，兼阳气不足，故曾医以祛风除湿、清热、化湿之剂效果欠佳。舌质淡、苔白腻，脉沉细均为湿盛阳虚之征。故本病病机属于湿邪偏盛，阳气不足。

（2）立法处方

治法：温阳散寒、祛风除湿。

方药：桂枝芍药知母汤加减。桂枝 15g，杭白芍 15g，知母 12g，防风 15g，麻黄 15g，白术 15g，熟附片 30g，生姜 3 片，甘草 5g。2 剂。

（3）治疗效果

服后疼痛减轻，肿胀未消，守上方加苍术 15g，黄柏 12g，薏苡仁 15g，2 剂，增强其除湿之力。服药后，疼痛更减，肿胀渐消，两膝关节已能自由伸屈。

治已得法，效不更方，续守上方加黄芪 30g，既助桂枝温阳化气，又配附子以温阳固表，共奏温阳散寒、祛风除湿之功，连服 30 余剂而告痊愈，且随访未复发。

按语：本病例以双膝关节肿痛为主要表现，病机属湿盛阳虚，故以桂枝芍药知母汤重用附子加强温阳散寒除湿之效，收效满意。

【辨治经验】

陶葆荪：由风寒湿，或风湿，或风湿热所引起的各种肢体关节疼痛，其中有一类是比较严重的，因血气被风湿所消耗，使得身体瘦削羸弱，湿热下注，使得足肿大似瓜将脱落一样，风湿上壅，使得头部感觉眩晕，气息不接续，温温闷乱，想作呕吐等症状的，当以桂枝芍药知母汤来作主治。

廖世煌：全方有温经散寒止痛，祛风除湿又能滋阴清热。但药性偏燥，重在祛邪，若病日久，气血不足，肝肾两亏者，不宜用之。

（二）寒湿历节

【原文】病歷節不可屈伸，疼痛，烏頭湯主之。（10）

烏頭湯方：治腳氣疼痛，不可屈伸。

麻黃　芍藥　黃耆各三兩　甘草三兩（炙）　川烏五枚（㕮咀，以蜜二升，煎取一升，即出烏頭）

上五味，㕮咀四味，以水三升，煮取一升，去滓，內蜜煎中，更煎之，服七合。不知，盡服之。

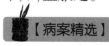**【病案精选】**

[病史资料]

李某，男，44 岁，干部，1992 年 1 月 2 日初诊。感受寒湿 1 年余，右臀连下肢如一条线牵拉作痛，夜间疼痛尤甚，拘急不能伸，步行艰难，西医诊断为"坐骨神经痛"，经治无效，转为中医治疗，症状如前，二便尚可，舌苔薄白腻，脉弦紧。[尚兰芬．乌头汤加减治疗痹证．云南中

医中药杂志,1995,16(5):63]

[辨治思路]

(1)辨证分析

患者因感寒湿后出现右下肢疼痛,因寒主收引,寒为阴邪,故患者疼痛呈牵拉痛,拘急不能伸,夜间加重,舌苔薄白腻,脉弦紧为寒湿痹阻之候。故本病病机为寒湿痹阻。

(2)立法处方

治法:散寒定痛,除湿通络。

方药:乌头汤化裁。川乌 50g,附片 30g(两药先煎 3 小时),麻黄 6g,白芍 10g,黄芪 15g,豨莶草 12g,防风 10g,伸筋草 10g,威灵仙 10g,甘草 10g,服 4 剂。

(3)治疗效果

二诊,服上方 4 剂,疼痛大减,能自行正常上班。上方去麻黄,加丝瓜络,配外用石楠藤 30g,海风藤 30g,伸筋草 30g,红花 20g,煎水熏蒸洗,以加强内外舒筋活络止痛之功。服上方百剂后治愈,至今随访 1 年未复发。

按语:本病案川乌、附子同用,且量较大,一定要久煎,以防中毒。

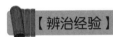

【辨治经验】

陶葆荪:有患历节的肢节拘急,致不能屈伸而冤疼痛楚,依据寒主收引的道理,可断定寒湿甚重,应用大辛大热的乌头汤来作主治。

廖世煌:本病证的病因为感受风寒湿邪,尤其寒湿之邪痹阻关节所致,故治疗予以温经散寒,除湿止痛,方用乌头汤。

(三)脚气冲心

【原文】礬石湯:治腳氣衝心。

礬石二兩

上一味,以漿水一斗五升,煎三五沸,浸腳良。

【病案精选】

[病史资料]

患者,男,72 岁。患原发性高血压十多年,有糖尿病史,常头晕胀感,血压 200/120mmHg。
[杨嘉.改良矾石汤外治高血压.实用医学杂志,1998,27(2):142]

[辨治思路]

(1)辨证分析

患者为老年男性,肝肾渐亏,有糖尿病史,阴虚燥热,阴虚则风动,燥热炼液为痰,风痰上扰,上达清窍,故常头晕胀感,血压升高。其病机为阴虚阳亢,风痰上扰。

(2)立法处方

治法:患者目前以头晕胀为主,急则治则标,治当息风化痰为法,方以矾石汤加味。

方药:明(白)矾末 30g,黏米粉 15g,合为一包量。

用法:用上药一包,放于较大盆中,倒入一大壶(约 7~9 升)热开水,50~90℃拌溶后,病人坐于靠背椅上,双足在热气上熏涌泉穴,适温后双足放入水中浸泡。热水最好加浸至丰隆穴,病人宜全身放松,缓慢呼吸,约 10~15 分钟水不温后,用干毛巾抹净双足即可。

(3)治疗效果

用上方浸脚后,BP 167/90mmHg。患者自觉比含服心痛定(硝苯地平)舒服。

按语:李时珍认为,矾石汤吐利风热之痰涎,治痰饮,取其收而燥湿也。高血压多属肥盛之人,肥人多痰湿,而"风淫末痰","末"即四肢末梢,又"厥从足起",温足防厥,正合契机。

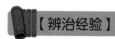

陈伯坛:本条看似匡乌头汤之不逮也。谓乌头汤治脚气之已病,兼治冲心之未病则可;谓治脚气有乌头汤在,治脚气冲心有矾石在则不可。谓矾石汤辅乌头汤而行,治冲心之未病则可;谓矾石汤宜行在乌头汤之前,治脚气之未病则不可。

附方

1.《古今录验》续命汤

【原文】《古今錄驗》續命湯:治中風痱,身體不能自收持,口不能言,冒昧不知痛處,或拘急不得轉側。姚云:與大續命同,兼治婦人產後去血者及老人小兒。

麻黄　桂枝　當歸　人參　石膏　乾薑　甘草各三兩　芎藭一兩　杏仁四十枚

上九味,以水一斗,煮取四升,溫服一升,當小汗,薄覆脊,憑几坐,汗出則愈。不汗,更服。無所禁,勿當風。並治但伏不得臥,咳逆上氣,面目浮腫。

2.《千金》三黄汤

【原文】《千金》三黃湯:治中風,手足拘急,百節疼痛,煩熱心亂,惡寒,經日不欲飲食。

麻黄五分　獨活四分　細辛二分　黄耆二分　黄芩三分

上五味,以水六升,煮取二升,分溫三服,一服小汗,二服大汗。心熱加大黄二分;腹滿加枳實一枚;氣逆加人參三分;悸加牡蠣三分;渴加栝樓根三分;先有寒加附子一枚。

3.《近效方》术附汤

【原文】《近效方》术附湯:治風虛頭重眩,苦極,不知食味,暖肌補中,益精氣。

白术二兩　甘草一兩(炙)　附子一枚半(炮,去皮)

上三味,剉,每五錢匕,薑五片,棗一枚,水盞半,煎七分,去滓,溫服。

4. 崔氏八味丸

【原文】崔氏八味丸:治腳氣上入,少腹不仁。

乾地黄八兩　山茱萸　薯蕷各四兩　澤瀉　茯苓　牡丹皮各三兩　桂枝　附子(炮)各一兩

上八味,末之,煉蜜和丸,梧子大。酒下十五丸,日再服。

5.《千金方》越婢加术汤

【原文】《千金方》越婢加术湯:治肉極,熱則身體津脫,腠理開,汗大泄,癘風氣，下焦腳弱。

麻黄六兩　石膏半斤　生薑三兩　甘草二兩　白术四兩　大棗十五枚

上六味，以水六升，先煮麻黄，去上沫，内諸藥，煮取三升，分溫三服。惡風加附子一枚，炮。

本篇论述中风、历节两种病。中风的产生以气血不足，偶感受风邪，阻滞血脉，或直接影响脏腑的正常功能所致。治疗方面，虽未出方，但后面所附之侯氏黑散、风引汤、防己地黄汤，有扶正祛邪，清热息风，养血祛风之不同，可供参考。

历节病内因肝肾亏虚，气血不足或阳气虚弱，外因风寒湿热之邪侵袭。临证有风湿胜与寒湿胜之不同。风湿胜者诸关节疼痛、身体尪羸，脚肿如脱，头眩短气，温温欲吐，用桂枝芍药知母汤治疗。寒湿胜者以关节掣痛不可屈伸为主证，用乌头汤治疗。

（刘明岭）

血痹虚劳病脉证并治第六

血 痹 病

一、成因及轻证

【原文】問曰:血痹病從何得之? 師曰:夫尊榮人,骨弱肌膚盛,重因疲勞汗出,卧不時動搖,加被微風,遂得之。但以脉自微濇在寸口,關上小緊,宜針引陽氣,令脉和緊去則愈。(1)

二、重 证

【原文】血痹陰陽俱微,寸口關上微,尺中小緊,外證身體不仁,如風痹狀,黄耆桂枝五物湯主之。(2)

黄耆桂枝五物湯方:

黄耆三兩　芍藥三兩　桂枝三兩　生薑六兩　大棗十二枚

上五味,以水六升,煮取二升,溫服七合,日三服。一方有人參。

【病案精选】

[病史资料]

患者张某,女,45岁,2006年11月24日初诊。主诉颈肩臂疼痛伴手麻木反复发作已2年,加重3天。每逢感受风寒或天气寒冷潮湿则症状加重。刻诊:颈项和肩部隐隐作痛,痛有定处,活动受限,前臂和手部都麻木,四肢冰冷,疲倦乏力。检查后颈部可触及一些似索状物,按压痛。舌质淡红,苔薄白,脉弦紧。[温桂荣.黄芪桂枝五物汤治疗杂病探微.中华中医药学刊.2009,27(8):1776-1777]

[辨治思路]

(1)辨证分析

患者年近50岁,气血不足,不荣四末,故见四肢冰冷、疲倦乏力;气血不足,邪气侵袭,寒湿痹阻四肢而成痹证,故见颈肩疼痛,遇寒冷阴雨天气加重。

（2）立法处方

治法：温阳益气，散寒通络。

方药：黄芪桂枝五物汤加减。桂枝9g，生姜9g，炙甘草9g，羌活9g，姜黄9g，全归片9g，川芎9g，乌梢蛇15g，葛根15g，黄芪30g，白芍30g，鸡血藤30g，全蝎5g。2剂。每日1剂，水煎服。

（3）治疗效果

服用上方2剂后症状减轻，药已中病，效不更方，照上方加减调理30剂而愈，患者如释重负。

按语：本方滋养气血之药足，而祛风通络之力不足，临床应用常加用祛风通络之品，但需注意少佐即可，因其证主因为气血亏虚，过用通络走窜之品易耗伤气血。

【辨治经验】

何汝湛：本方是桂枝汤去炙草，倍生姜加黄芪。因阴分虚而血痹着，故用芍药、大枣以培血，而助桂枝促进血液之运行。由于阳分虚而气不流通，故用黄芪补气以通阳；重用生姜之辛散，一以祛散风邪，一以助黄芪之走，以活畅血脉。本病是气血皆虚，外受风邪而痹着，故以通畅行痹为主。所用药物，主要是温通，其所以去炙草者，嫌甘草味甘，有甘能缓中之弊。

虚 劳 病

一、脉 象 总 纲

【原文】夫男子平人，脉大爲勞，極虚亦爲勞。（3）

二、辨 证

（一）阴血不足

【原文】男子面色薄者，主渴及亡血，卒喘悸，脉浮者，裏虚也。（4）

（二）气血亏虚

【原文】男子脉虚沉弦，無寒熱，短氣裏急，小便不利，面色白，時目瞑，兼衄，少腹滿，此爲勞使之然。（5）

（三）阴虚阳浮

【原文】勞之爲病，其脉浮大，手足煩，春夏劇，秋冬瘥，陰寒精自出，酸削不能行。（6）

（四）肾虚无子

【原文】男子脉浮弱而濇，爲無子，精氣清冷。一作冷。（7）

（五）虚劳盗汗

【原文】男子平人，脉虚弱細微者，喜盗汗也。（9）

（六）同脉异病

【原文】人年五六十,其病脉大者,痹侠背行,若肠鸣,马刀侠瘿者,皆爲劳得之。(10)

（七）虚劳脱气

【原文】脉沉小迟,名脱氣,其人疾行则喘喝,手足逆寒,腹满,甚则溏泄,食不消化也。(11)

（八）精血亏损

【原文】脉弦而大,弦则爲减,大则爲芤,减则爲寒,芤则爲虚,虚寒相搏,此名爲革。妇人则半产漏下,男子则亡血失精。(12)

三、证　　治

（一）虚劳失精

1. 阴阳两虚失精

【原文】夫失精家,少腹弦急,阴头寒,目眩一作目眩痛,髮落,脉极虚芤迟,爲清穀,亡血,失精,脉得诸芤动微紧,男子失精,女子梦交,桂枝加龙骨牡蛎汤主之。(8)

桂枝加龙骨牡蛎汤方:《小品》云:虚羸浮热汗出者,除桂,加白薇、附子各三分,故日二加龙骨汤。

桂枝　芍药　生薑各三两　甘草二两　大枣十二枚　龙骨　牡蛎各三两

上七味,以水七升,煮取三升,分温三服。

【病案精选】

[病史资料]

华某,女,48岁,1980年9月12日诊。因烦劳过度,失眠年余,寐则乱梦,惊惕不安,头昏汗多,面色㿠白,舌淡苔薄,脉缓弱。[叶益丰.桂枝龙骨牡蛎汤的临床应用.山东中医杂志,1985,5(5):20-21]

[辨治思路]

(1)辨证分析

此失眠多梦之证,与酸枣仁汤证同有心肝阴虚之象,然患者兼有汗多、面色㿠白等阳气匮乏,阳虚不固之征;舌质淡,脉缓亦为阳虚之象,故非酸枣仁汤证,而实为桂枝加龙骨牡蛎汤证。

(2)立法处方

治法:益阴扶阳,养心安神。

方药:桂枝加龙骨牡蛎汤。桂枝、甘草各5g,白芍、远志、酸枣仁各10g,龙骨、牡蛎各30g,生姜3片,大枣10枚。

(3)治疗效果

连服10剂而愈。

按语:桂枝加龙骨牡蛎汤有调和阴阳、重镇安神之功,临床所遇原文之失精、梦交证少,而用于失眠、自汗证多,多获良效。

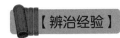

陶葆荪:此方用桂枝、生姜,行阳而开下结的客寒,芍药、甘草,和阴以敛上扰的相火,自然心火下交,肾水上奉的功能渐复,阳固阴守的作用重苏,然后用龙骨以镇摄浮越的心神,以牡蛎清敛滑脱的肾气,则梦交失精都必然停止了。漏卮既塞,阴阳复调,所有芤、动、迟、紧的脉,也莫不退去,恢复平和气象。

2. 阳虚失精

【原文】天雄散方:

天雄三兩(炮) 白术八兩 桂枝六兩 龍骨三兩

上四味,杵爲散,酒服半錢匕,日三服,不知,稍增之。

(二) 虚劳腹痛

【原文】虚勞里急,悸,衄,腹中痛,夢失精,四肢酸疼,手足煩熱,咽乾口燥,小建中湯主之。(13)

小建中湯方:

桂枝三兩(去皮) 甘草三兩(炙) 大棗十二枚 芍藥六兩 生薑三兩 膠飴一升

上六味,以水七升,煮取三升,去滓,内膠飴,更上微火消解,溫服一升,日三服。嘔家不可用建中湯,以甜故也。

《千金》療男女因積冷氣滯,或大病後不復常,苦四肢沉重,骨肉酸疼,吸吸少氣,行動喘乏,胸滿氣急,腰背強痛,心中虛悸,咽幹脣燥,面體少色,或飲食無味,脅肋腹脹,頭重不舉,多臥少起,甚者積年,輕者百日,漸致瘦弱,五臟氣竭,則難可復常,六脉俱不足,虛寒乏氣,少腹拘急,羸瘠百病,名曰黃芪建中湯,又有人參二兩。

【病案精选】

[病史资料]

吴涌谭绪二,织茧绸为业。其妻病已十八月,头目时眩,面无华色,精神疲倦,食减,口干不欲饮,或有微热,时起时退,大便或溏或结,不能久坐、久视,亦不任操作,屡服各医之药,皆无效;以致形神枯槁。脉弱,思谋良久,予断此证为虚劳,盖气血、阴阳、脏腑俱虚也。夫见证治证,不究本源,宜其数月以还,愈医愈重也。[黎庇留.黎庇留经方医案.北京:人民军医出版社,2009:14]

[辨治思路]

(1)辨证分析

此病患者病已年半,形神枯槁,不任操作,辨病是虚劳之病。阴血亏虚,不养头目,而有头目眩晕,面色苍白。阴不敛阳,阳气浮越,而时有微热。肝主筋脉,开窍于目,肝血不足则不能濡养筋脉、眼目,故不能久坐、久视。口干为脾不升津所致,但实为阳虚不运,故渴不欲饮。阴阳两虚,阴虚肠道不润,大便则结;阳虚脾气不运,则有便溏,甚者阳虚之甚,寒气凝结,亦可表现为大便干结,此种便结则为先硬后溏。此病为阴阳气血脏腑俱虚之证,表现出寒热错杂之征,治则应建立中气,调和阴阳。

(2)立法处方

治法:调补脾胃,建立中气。

方药:饴糖 20g,桂枝 10g,白芍 20g,炙甘草 10g,大枣 15g,生姜 10g。

(3)治疗效果

连服十余剂,日有起色。不半月,而胃气大进,气血充盈,形神焕发矣。

按语:本案患者气血阴阳俱损,表现出形神枯槁、寒热错杂之症状,建立中气、恢复脾胃生化机能是唯一正途,舍此别无他法,故取小建中汤而获效。

 【辨治经验】

陶葆荪:一般注家对于此方,在方解上或在歌诀上无不以桂枝加饴为言,未免崇名失实。实则本方重用芍药更加胶饴,甘酸合化,桂枝的辛温已化为温暖,只从暖土建中着力,而不复起解肌作用了,质变量变,已起另一功能,何以还拼命执着桂枝汤这一名目不放?岂不是知成不知变,过于迷信桂枝汤万能,无论怎样改变,胸中总不能消去"桂枝汤"三字。

【原文】虚勞里急,諸不足,黃耆建中湯主之。于建中湯內,加黃耆一兩半,餘依上法。氣短胸滿者加生薑,腹滿者去棗,加茯苓一兩半,及療肺虛損不足,補氣,加半夏三兩。(14)

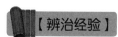 【病案精选】

[病史资料]

胡晓鹤孝廉尊堂,素体虚弱,频年咳嗽,众称老痨不治。今春咳嗽大作,时发潮热,泄泻不食。诸医进参、术之剂,则潮热愈增,用地黄、鹿胶之药,而泄泻胸紧尤甚,延医数年,无非脾肾两补,迨至弗效,便引劳损咳泻不治辞之。时值六月,始邀余诊,欲卜逝期,非求治也。诊之脉俱迟软,时多歇止,如徐行而怠,偶羁一步之象,知为结代之脉。独左前肝部弦大不歇,有土败木贼之势。因思诸虚不足者,当补之以味,又劳者温之,损者益之,但补脾肾之法,前辙可鉴,然舍补一着,又无他法可施。[谢映庐.谢映庐医案.上海:上海科学技术出版社,2010:63]

[辨治思路]

(1)辨证分析

患者素体虚弱,肺气亏虚而失升降之道,气机上逆,故频年咳嗽。至春季,万物复苏,天地之气升发,因其阴虚不制而致虚热灼肺,故咳嗽大作,正是 6 条"劳之为病……春夏剧,秋冬瘥……"之理。正因为阴虚,以参、术之类补气之品则阴虚阳浮更盛,而致潮热愈增。然患者非阴虚一端,以地黄、鹿角胶之类,则腻滞碍阳,可见脾阳不运而有泄泻;胸阳不展,而有胸闷之症。可见患者阴阳俱虚,可见脉象迟软结代,单纯养阴补阳均不能起效。治疗当取建立中气,调和阴阳之小建中汤,同时患者以肺气虚弱突出,故以黄芪建中汤治之。

(2)立法处方

治法:补中益气,调和阴阳。

方药:以小建中汤调补脾胃,建立中气,加以黄芪甘温补中益气,增强其补气之功。黄芪 30g,桂枝 10g,白芍 20g,饴糖 20g,炙甘草 10g,大枣 15g,生姜 10g。

（3）治疗效果

连进数剂,果获起死回生。但掌心微热不除,咳泻虽止,肝木犹强,原方加入牡丹皮,重泻肝木之胜,再进而安。

按语:本案主症为咳嗽、泄泻,并无腹痛之症,但阴阳俱虚、脾胃衰败之病机则与虚劳腹痛病机相同,而且此证以肺气亏虚突出,故选用黄芪建中汤而获效。

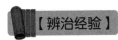【辨治经验】

何汝湛:虚劳不足,以建立中气为主,方法虽好,但有食欲较差的患者,投以营养之剂,应当考虑胃内吸收情况,如气短胸满的,是胃中虚寒,应加生姜以温胃。脾不健而腹胀满的,应当去掉滋腻的大枣,加茯苓以健脾,甘草、饴糖虽同是甘味药,但不若大枣的壅滞。肺虚损属于气不足,因而气逆咳嗽,宜加半夏降气止咳。

（三）虚劳腰痛

【原文】虚劳腰痛,少腹拘急,小便不利者,八味肾氣丸主之。方见脚气中。(15)

八味肾氣丸方:

乾地黄八兩　山茱萸　薯蕷各四兩　澤瀉　茯苓　牡丹皮各三兩　桂枝　附子各一兩(炮)

上八味,末之,煉蜜和丸,梧子大。酒下十五丸,日再服。

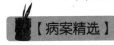【病案精选】

［病史资料］

李某,女,53岁。因"畏寒腰膝酸痛1月余"于2006年5月27日就诊。自诉于1个月前无明显诱因出现全身畏寒,尤以双小腿为主,自觉双下肢像在冷水中浸泡如风吹,伴乏力气短,并逐渐加重,遂来就诊。现症:全身畏寒,双下肢尤重,伴乏力,气短,心慌,无心痛,腰膝酸软,二便可,纳可。查:舌体胖大有齿痕,舌质嫩淡,苔薄白;脉沉细。［贺兴东等.当代名老中医典型医案集内科分册上册.北京:人民卫生出版社.2009:256］

［辨治思路］

（1）辨证分析

本病以腰痛为主症,腰为肾之府,肾气不足,肾府不荣而有腰痛;肝肾同源,肾气不足,水不荣木,牵连肝血不能濡养筋骨,而膝为筋之府,故见膝盖酸软。肾阳为一身阳气根本,肾气不足,阳气不能温煦腠理,故见全身畏寒;肾阳不化气,水饮停聚凌心,而致心慌气短;"阳气者,精则养神,柔则养筋",阳气不足,故见乏力无神;舌脉均为一派阳虚之象,辨证为肾气不足之证。

（2）立法处方

治法:益气温肾。

方药:方拟金匮肾气丸加减。熟地黄20g,山药10g,山萸肉10g,茯苓12g,泽泻20g,牡丹皮10g,桂枝10g,附片10g,川续断20g,狗脊20g,黄芪20g,党参15g。6剂,水煎服,分温2服。

（3）治疗效果

服药后小腿怕冷较前好转,但仍感凉,腰酸,乏力,易出汗,脚后跟疼痛明显,大便时干时稀。效不更方,方药略有增减,连服24剂,诸症好转,改服金匮肾气丸,继续调理。2个月后电话追访无不适。

按语:本案虚劳腰痛症状典型,用金匮肾气丸是为正治,加用黄芪、党参不单纯针对其乏力气短之症,其补益肺气实则为补金生水,通过补母脏而实子脏,加强其补益肾气之功效。

【辨治经验】

陶葆荪:此方用干地黄滋肾水,山茱萸益肝阴,牡丹皮清心经伏火以减少水阴消耗,茯苓、泽泻淡渗逐水以通畅水阴生发,更用山药益脾,以起交通心肾的作用;但只是从阴的一方面着力,阴阳并补还未够全面,故加上补肾振阳的附子,温经化气的桂枝,以成其益阴补阳、宣行气化、双管齐下的妙用。因此,可对虚劳腰痛、少腹弦急、小便不利之症收到治疗效果;而对消渴病人之饮一溲一的症状,则能令其小便减少;对妇人转胞不得溺之病,可令小便通利而愈。以上各症,皆以此方为主治,可收到异病同治之效。

(四) 虚劳不眠

【原文】虚劳虚烦不得眠,酸枣汤主之。(17)

酸枣汤方:

酸枣仁二升 甘草一两 知母二兩 茯苓二兩 芎藭二兩 《深師》有生薑二兩

上五味,以水八升,煮酸枣仁,得六升,内諸藥,煮取三升,分溫三服。

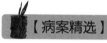

【病案精选】

[病史资料]

何某,女,32岁。1936年仲冬,因久患失眠,诸药不效。形容消瘦,神气衰减,心烦不寐,多梦纷纭,神魂不安,忽忽如有所失,头晕目眩,食欲不振,舌绛,脉弦细,两颧微赤。[赖良蒲.蒲园医案.江西:江西人民出版社,1965:116]

[辨治思路]

(1)辨证分析

患者素禀阴虚,营血不足,故而形容消瘦;营虚无以养心,血虚无以养肝,心虚神不内守,肝虚魂失依附,而见心烦不寐,多梦纷纭;因营血虚而虚阳上升,热扰清窍,而有头晕目眩,两颧微赤。血虚肝病,疏泄失常,脾胃受累,为肝病传脾之理,故见食欲不振。舌绛,脉弦细是为阴血亏虚之征。

(2)立法处方

治法:养血清热,宁心安神。

方药:酸枣仁汤加人参、珍珠母、白合、白芍、夜交藤,水煎。

(3)治疗效果

连服13剂,使能醋卧,精神内守,诸证豁然。

按语:同为失眠之症,本案有明显心烦、颧赤、舌绛、脉弦细等阴血亏虚之征,与前面桂枝加龙骨牡蛎汤案中兼有失眠多梦、汗多、面色㿠白等阴阳两虚不同,临床应用应注意鉴别。

【辨治经验】

何汝湛:酸枣仁味酸苦,为阴柔药,柔肝宁心,使阴阳相和,神机恢复,故既能治不寐,又能治多寐,一方面养血,另一方面敛阳入阴,故为主药;但恐枣仁过于酸敛,佐川芎之升,以调畅血脉;失眠久则胃气不和,暗生燥热,更以擅于养阴清热的知母,增液和中的甘草,养心宁神的茯苓,共成养血平燥,清心除烦的功能,以恢复正常睡眠状态。

(五)虚劳兼风

【原文】虚劳諸不足,風氣百疾,薯蕷丸主之。(16)

薯蕷丸方:

薯蕷三十分 當歸 桂枝 麯 乾地黄 豆黄卷各十分 甘草二十八分 人參七分 芎窮 芍藥 白术 麥門冬 杏仁各六分 柴胡 桔梗 茯苓各五分 阿膠七分 乾薑三分 白斂二分 防風六分 大棗百枚爲膏

上二十一味,末之,煉蜜和丸,如彈子大,空腹酒服一丸,一百丸爲劑。

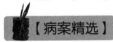【病案精选】

[病史资料]

邹某,女,24岁,农民,1984年8月18日诊。低热半年余,持续在37.4~38℃,午后稍高。伴心悸、头昏、疲乏,食后上腹饱胀,右胁下隐痛,劳累后发热加重。询问起病之初乃因经期发热下水田而起。前医先后用独活寄生汤祛风胜湿,桂枝汤调和营卫,藿朴夏苓之品淡渗清利,补中益气法甘温除热,均未显效。日渐消瘦,疲惫乏力,舌质淡红,苔白腻,脉细数。[黄泰生.经方治验二则.新中医,1986,18(10):21-22]

[辨治思路]

(1)辨证分析

起病之初为月经期发热,此时正是气血不足,外感邪气,加之水田劳作,一方面劳动更耗正气,另一方面水湿内侵,而形成气血两虚,复感风湿热之邪为患,浊邪内蕴,缠绵不已,变为虚劳风气之疾。血虚不能养心,则头昏心悸;气虚脾不健运,则食后饱胀;气血不足,形体不充,神气不足,则消瘦神疲;血虚肝脉失养,则见胁下隐痛;阳气者,烦劳则张,劳累则虚阳外浮而见发热加重。

(2)立法处方

治法:补气养血,调和营卫,疏风散邪。

方药:怀山药、黄芪、熟地黄各15g,云茯苓、防风、白芍、神曲、泽泻各12g,扁豆、薏以仁各10g,柴胡、当归、陈皮各8g,桂枝、川芎各4g,太子参20g。

(3)治疗效果

5剂后热退,诸症减,续服5剂精神好转,再进5剂以固疗效。现参加田间劳动,体力如常。

按语:薯蕷丸本来治疗本有虚劳感受风邪之病,本案则为感受风湿之邪,久病不愈,而致阴阳气血亏虚,同时风湿久留不去。虽然两者病机形成不同,但病机一致,故用之对证。

【辨治经验】

何汝湛:本病虽属阴阳两虚,而重点则在风气百疾,肝为风木,应该是偏重于肝虚一边,但用药则着重补脾利肺,而养肝之药,反居次要。可知补脾是间接帮助肝血之滋生(因脾统血、肝藏血),利肺亦可帮助气之调达(肺主气),使肝之气血充盈,则气和风息,这是治肝补脾之要妙。

（六）虚劳干血

【原文】五劳虚极羸瘦，腹满不能饮食，食伤、忧伤、饮伤、房室伤、饥伤、劳伤、经络营卫气伤，内有乾血，肌肤甲错，两目黯黑。缓中补虚，大黄䗪虫丸主之。(18)

大黄䗪虫丸方：

大黄十分(蒸)　黄芩二两　甘草三两　桃仁一升　杏仁一升　芍药四两　乾地黄十两　乾漆一两　虻虫一升　水蛭百枚　蛴螬一升　䗪虫半升

上十二味，末之，炼蜜和丸小豆大，酒饮服五丸，日三服。

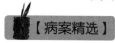

[病史资料]

刘某，女，25岁，洪都拉斯华侨。1989年2月11日入院。患者去年10月起肝区胀痛不适，呈阵发性加剧，伴呕吐，消瘦。曾在当地作CT等检查诊为"多发性肝癌"，并于12月行肿瘤切除术。但因开腹后见病灶广泛，且与腹主动脉粘连，难以手术而终止。术后症状无明显改善，肝区疼痛呈刀割样，需常服止痛片，故回国寻求中医治疗。入院体检：形体消瘦，肝区叩击痛明显，肝大肋下3厘米，舌暗、苔白，脉弦。西医诊断：①多发性肝癌。②乙型肝炎。中医诊断为癥瘕，证属瘀血内结。服用大黄䗪虫丸(由本院制剂室生产)，每次8g，1日3次，并辅以养肝护肝的中西药。[李颂华. 大黄䗪虫丸治疗肝病的作用探讨. 新中医，1991，23(11)：13-14]

[辨治思路]

(1)辨证分析

患者经CT明确肝癌，并开腹手术见腹部病灶广泛，术后肝区剧痛，明显为瘀血内结脏腑，病为癥瘕；久病消耗气血，形体消瘦，是为虚劳之征，如是则为金匮虚劳夹瘀之大黄䗪虫丸证。

(2)立法处方

治法：缓中补虚，缓消瘀血。

方药：大黄䗪虫丸(成药制剂)。方中大黄、䗪虫、桃仁、虻虫、水蛭、蛴螬、干漆活血消瘀；生地黄、芍药养血补虚；杏仁理气；黄芩清郁热；甘草、白蜜益气和中。

(3)治疗效果

服用2个多月后，肝区疼痛基本消失，停服止痛片。消瘦、乏力、呕吐等症状明显减轻，肝肋下未触及。病情好转稳定出院。一月后回院复查稳定，带药回国，追访一年病情稳定。

按语：大黄䗪虫丸中破血逐瘀之虫类药多，虽有生地黄、芍药养血补虚，但若用以汤剂，对于虚劳之证仍攻伐太过，故炼蜜为丸，缓其攻破之力，以图缓消瘀血。临床用于癌肿、肝硬化等，效果良好。

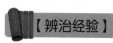

何汝湛：大黄、䗪虫、桃仁主血闭，有流通开破的作用；蛴螬、地黄、水蛭主恶血，有刮摩扫除的作用；虻虫、芍药主贼血，有除暴安良的作用；但干血停留日久，已经在人体内结成窟宅，

必须用杏仁行血中之气,然后干血才能渐渐活动;地黄、芍药增血中之液,使干血得到濡润;干漆消日久凝结的瘀血,以助各药力量;干血所着势必暗生内热,故用黄芩清血中之热,而用甘草缓和各药攻破力量,使元气不至于大受损伤。小量频服,达到缓中补虚的目的。

附方

1.《千金翼》炙甘草汤

【原文】《千金翼》炙甘草汤一云復脉湯:治虚勞不足,汗出而悶,脉結悸,行動如常,不出百日,危急者,十一日死。

甘草四兩(炙)　桂枝　生薑各三兩　麥門冬半升　麻仁半升　人參　阿膠各二兩　大棗三十枚　生地黄一斤

上九味,以酒七升,水八升,先煮八味,取三升,去滓,内膠消盡,温服一升,日三服。

2.《肘后》獺肝散

【原文】《肘后》獺肝散:治冷勞,又主鬼疰,一門相染。

獺肝一具

炙乾末之,水服方寸匕,日三服。

本篇论述了血痹和虚劳的辨证论治。血痹是因气血不足,感受风邪,血行不畅,阳气痹阻引起,较轻的可用针刺疗法,稍重的可用黄芪桂枝五物汤治疗,目的都在于通阳行痹。

本篇论虚劳是以五脏气血阴阳不足为发病机制,证型有:气虚、血虚、阴虚、阳虚、阴阳两虚及虚中夹实等类型。由于阴阳两虚的证候,不仅病情复杂,辨证困难,而且治疗亦不易达到预期的效果,所以在本篇中论述最多。

本篇对虚劳的治疗的特点,对五脏虚劳重视脾胃肾,补脾重于补肾。治法上重视甘温扶阳,所用的方剂,除附方外,共八首,其中五方以甘温调补脾气,如虚劳失精,属阴阳两虚阴损及阳者,用桂枝加龙骨牡蛎汤甘温摄精,属阳虚者用天雄散补阳摄精;虚劳腰痛,用肾气丸温补肾阳;虚烦不眠,用酸枣仁汤养阴除烦;阴阳两虚属阳损及阴者,用小建中汤甘温建中,甚者用黄芪建中汤温中补虚;虚劳夹风气的,用薯蓣丸扶正祛邪;虚劳兼干血,用大黄䗪虫丸去瘀生新,这些都是后世治疗虚劳的常用有效方剂。

(雷旭杰)

肺痿肺痈咳嗽上气病脉证治第七

肺 痿 病

一、成因、脉症与鉴别

【原文】问曰：熱在上焦者，因咳爲肺痿。肺痿之病，何從得之？師曰：或從汗出，或從嘔吐，或從消渴，小便利數，或從便難，又被快藥下利，重亡津液，故得之。曰：寸口脉數，其人咳，口中反有濁唾涎沫者何？師曰：爲肺痿之病。若口中辟辟燥，咳即胸中隱隱痛，脉反滑數，此为肺癰，咳唾膿血。脉數虛者，爲肺痿，數實者，爲肺癰。(1)

二、证 治

【原文】肺痿吐涎沫而不咳者，其人不渴，必遺尿，小便數，所以然者，以上虛不能制下故也。此爲肺中冷，必眩，多涎唾，甘草乾薑湯以溫之。若服湯已渴者，屬消渴。(5)

甘草乾薑湯方：

甘草四兩(炙) 乾薑二兩(炮)

上㕮咀，以水三升，煮取一升五合，去滓，分溫再服。

【病案精选】

[病史资料]

赵某，男，17岁。患小便数，夜尿尤多6个月余。虽未有遗尿的情况出现，然一夜起来有七八次之多，病家却难耐其劳，深以为虑。因见其神疲倦懒，面色日渐趋白，语声低怯胃纳不佳，畏寒肢冷诸症，且有舌淡苔滑，六脉沉弱无力，显系肾阳亏虚，脾气衰耗，遂以桂附地黄汤，桑螵蛸散，补中益气汤等剂杂投递进，数诊之后，声息杳然。[李权英.甘草干姜汤治验举隅.长春中医药大学学报,2009,25(3):359]

[辨治思路]

（1）辨证分析

患者以夜尿频数为主要表现，同时一派脾肾虚寒之象，但以补肾益气治疗无效，则应考虑病变脏腑并非独在脾肾。此夜尿频数与甘草干姜汤证之"其人不渴，必遗尿，小便数"吻合，应为肺脏阳气亏虚，不能固涩津液，津液直趋膀胱导致小便频数。上焦阳气亏虚，气虚则神疲、声低；阳虚则面色苍白，畏寒肢冷；中气不足，胃中无火，则胃纳不佳。肺气不运，水液停聚，则舌淡苔滑，气虚则六脉沉弱无力。

（2）立法处方

治法：温肺散寒、培土生金。

方药：甘草干姜汤。甘草40g，干姜20g。嘱其煎汤频饮，日1剂。

（3）治疗效果

服药3天后小便次数大减。1周后，便次如常矣。

按语：甘草干姜汤中并非单以干姜温肺，而是以甘草量倍于干姜，是辛甘化阳、培土生金之意。

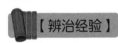【辨治经验】

何汝湛：甘草干姜汤中的干姜药性辛烈，用炮姜即把辛温变为苦温，把辛烈变为苦降，又用加倍的炙草来缓和干姜热性，是辛甘合化，温中回阳。本病由上焦虚而至下焦也虚，形成上下皆虚的现象。中焦是气机上下升降的道路。用治中的方法来治上、治下，居中四运，另是一义，另成一法。

肺 痈 病

一、病因病机、脉症及预后

【原文】问曰：病咳逆，脉之何以知此爲肺癰？当有膿血，吐之则死，其脉何類？师曰：寸口脉微而數，微则爲風，數则爲熱；微则汗出，數则惡寒。風中於衛，呼氣不入；熱過於榮，吸而不出。風傷皮毛，熱傷血脉。風舍於肺，其人则咳，口乾喘滿，咽燥不渴，時唾濁沫，時時振寒。熱之所過，血爲之凝滯，蓄結癰膿，吐如米粥。始萌可救，膿成则死。（2）

二、证 治

（一）邪实气壅

【原文】肺癰，喘不得卧，葶藶大棗瀉肺湯主之。（11）

葶藶大棗瀉肺湯方：

葶藶（熬令黄色，搗丸如彈丸大） 大棗十二枚

上先以水三升，煮棗，取二升，去棗，内葶藶，煮取一升，頓服。

肺癰,胸滿脹,一身面目浮腫,鼻塞清涕出,不聞香臭酸辛,咳逆上氣,喘鳴迫塞,葶藶大棗瀉肺湯主之。方見上,三日一劑,可至三四劑。此先服小青龍湯一劑,乃進。小青龍方見咳嗽門中。(15)

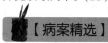

【病案精选】

[病史资料]

赵某,男,48 岁。2006 年 2 月 18 日初诊。胸闷、气短 20 余天,双上肢肿胀 2 周。初诊:20 余天前自觉胸闷、气短,在某县医院查胸片发现大量胸水,拟诊为右肺癌及纵隔、双腋窝淋巴结转移,右肺下叶肺不张。刻下症见:胸闷,气短明显,不能平卧,双上肢肿胀,无咳嗽、咳痰及发热;神志清,精神较差,活动自如,面色较晦暗,口唇紫暗,纳食差,夜寐差,大、小便正常;舌质暗红,苔白厚腻,舌下布满瘀点,脉沉弱。[贺兴东等.当代名老中医典型医案集-内科分册上册.北京:人民卫生出版社,2009:447]

[辨治思路]

(1)辨证分析

此案为痰浊瘀毒凝结致癌为患,痰瘀交阻,阻遏胸阳,胸中阳气不振,津液不得输布,凝聚为痰,痰阻气机,故见胸闷、不能平卧;痰浊内阻,肺失宣降,而见气短;气机受阻,则血行不畅,"血不利则为水",故见双上肢肿胀不适;舌质暗红,舌下布满瘀点,痰白厚腻乃为痰瘀交结之象。病在胸中,病性属实。方选葶藶大枣泻肺汤配合理气活血利水之品。

(2)立法处方

治法:泻肺化痰,宽胸理气,活血利水。

方药:方选葶藶大枣泻肺汤加减。葶藶子 20g,大枣 10 个,茯苓 12g,白花蛇舌草 15g,乌梢蛇 10g,栝楼 15g,白芥子 10g,地龙 10g,薤白 10g,焦三仙各 15g,桃仁 10g,黄芪 15g,白茅根 15g,牛膝 15g,白术 12g。7 剂,水煎服,日 1 剂。

(3)治疗效果

复诊:服药后诸症均明显减轻。时觉右肩关节针刺样疼痛,疼痛时伴有汗出,纳食、夜寐可,大、小便正常。

按语:此案为恶性肿瘤,痰瘀互结、虚实夹杂,以葶藶攻其痰浊是为正治。但葶藶攻伐力强,用于虚实夹杂证应兼以补正之药,以免伤正。

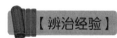

【辨治经验】

何汝湛:葶藶之所以能够逐水,是因为它能开肺气内闭,以恢复通调水道的作用。因此,本方在《痰饮咳嗽病脉证并治第十二》第 27 条用治支饮不得息。治疗肺痈就不以逐水为主要功用,而是利用其辛并苦泻之力,米排出肺中腐败之物。但恐怕药力过猛,损伤肺胃津液,故用枣汤煎煮,安中而调和药性,以监制破泻太过。更用顿服方法以一鼓作气扫除内结实邪。如果表证未尽,以配伍宣散药物,是邪从表里分解;如果肺痈已成脓,正气也虚的,本方当禁用。

(二)血腐脓溃

【原文】咳而胸满,振寒脉数,咽干不渴,时出浊唾腥臭,久久吐膿如米粥者,

為肺癰,桔梗湯主之。(12)

桔梗湯方:亦治血痹。

桔梗一兩　甘草二兩

上二味,以水三升,煮取一升,分溫再服,則吐膿血也。

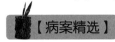【病案精选】

[病史资料]

肺脓肿患者周某,男性,年近花甲,恶寒发热,胸痛不适,咳嗽咯脓腥臭痰旬余。某地医院抗生素,体位引流等法,常规治疗月余,虽症情缓解好转,但终久不愈,要手术切除局部残肺。患者畏惧不愿意,家人迫于无奈,于 1997 年 7 月 21 日,正值盛夏,邀余诊治。发热38℃,咳嗽气喘,纳谷欠佳,体瘦弱,舌淡红,苔薄黄,脉细数。继思《金匮》云:"咳而胸满,振寒脉数,咽干不渴,时出浊唾腥臭,久久吐脓如米粥者,为肺痈,桔梗汤主之。"[杨修策.桔梗汤加味治疗肺脓肿一得.光明中医,2000,16(4):30-31]

[辨治思路]

(1)辨证分析

肺脓肿系中医肺痈,由风热郁肺,热瘀血腐而成。风热郁肺,邪正交争,而恶寒发热;肺气不利则咳嗽气喘,热盛肉腐,则咳吐腥臭脓痰;热邪久郁,耗伤气血,则见体瘦弱,脉细数。

(2)立法处方

治法:宣肺祛痰、清热解毒、兼补益气阴。

方药:桔梗 30g,甘草、枳壳、连翘各 20g,杏仁、阿胶(烊化)各 10g,浙贝母 15g,黄芪、金银花各 40g,夏枯草 25g,败酱草 30g,煮汤取服 5 剂。

(3)治疗效果

服药后症情渐轻好转,效不易方,依照上方,增减变通用药迭进服 38 剂,热退咳止,病除恙瘥,尔后休息数天,恢复正常工作,随访 1 年无变化。

按语:方中重用桔梗,取其能升提排脓,同时佐以甘草缓中解毒而取效。

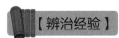【辨治经验】

何汝湛:桔梗汤中桔梗排脓祛痰;重用加倍之甘草甘缓解毒,不使升提太过,其意不取补虚,生用为是。

咳嗽上气病

一、辨证与预后

【原文】上氣面浮腫,肩息,其脉浮大,不治;又加利尤甚。(3)

上氣喘而躁者,屬肺脹,欲作風水,發汗則愈。(4)

二、证　治

(一) 寒饮郁肺

【原文】咳而上氣,喉中水雞聲,射干麻黃湯主之。(6)

　射干麻黃湯方:

　射干十三枚一法三兩　麻黃四兩　生薑四兩　細辛　紫菀　款冬花各三兩　五味子半升　大棗七枚　半夏(大者,洗)八枚一法半升

　上九味,以水一斗二升,先煮麻黃兩沸,去上沫,内諸藥,煮取三升,分溫三服。

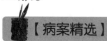【病案精选】

[病史资料]

患者,女,56岁。2000年11月19日初诊。哮喘30余年,加重4年。每年立冬之后即发作。经市医院诊断为慢性支气管炎,反复治疗效不明显。刻下:白天发作轻,晚上加重,吐白痰,甚则汗出,哮喘,喉中有哮鸣音,影响睡眠。腰酸疼,畏寒怕冷,手足发凉,胃弱,受凉则不适。舌稍紫,舌边尖赤,苔薄稍黄,脉沉细弱似无。[吴伟.中医名家学说与现代临床.人民卫生出版社,2013]

[辨治思路]

(1)辨证分析

患者有哮喘史30余年,属于寒哮的范畴。寒饮郁肺,夜间阳气不足,则寒饮更盛,故而症状日轻夜重;痰白、喉间哮鸣,均为痰饮阻肺之象。肾阳亏虚,阳不化气是寒饮形成的病因;另一方面寒饮为阴邪,久留人体,耗伤阳气,而致阳气不足,所以患者表现出一派阳虚之象,见畏寒怕冷,手足发凉,胃弱,受凉则不适等症状;腰为肾之府,故而见腰酸。舌稍紫边尖赤苔薄稍黄,看似内有郁热之象,实则舌质更能反映阳虚之本质,结合脉象沉细弱似无,足见其病机为阳虚寒饮内停。

(2)立法处方

治法:益肾敛肺,化痰平喘。

方药:射干10g,炙麻黄6g,桂枝10g,白芍10g,干姜10g,细辛3g,法半夏10g,五味子6g,款冬花10g,桃仁10g,杏仁10g,炙甘草5g,补骨脂12g,5剂。

另嘱患者每晚嚼服核桃肉3个,生姜3片,红参1片,久用有益肾敛肺化痰之功。

(3)治疗效果

2000年11月30日二诊。前方服5剂后,咳喘痰减大半,上方加减服10余剂后咳喘缓解,仍觉怕冷。嘱其服金匮肾气丸、参蛤丸调理。

按语:本案外证不显,麻黄炙用,且量小,取其平喘之功;久病体虚,桂枝白芍同用,取其调和营卫阴阳之意。

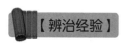【辨治经验】

陶葆荪:此方用能开结热、行水毒,尤能清气的射干,引药上至咽喉,来直接降散上逆咽

喉的水气;以麻黄散肺而祛风邪的外闭,以细辛温肾而化水气的上升;然后以生姜、半夏蠲饮降逆,以款冬花、紫菀利气除痰;更防脾肺被风水所伤,又用大枣安中以固堤防,北五味子敛气,以收浮越。既治已病,又治未病,才不愧上工。

(二)痰浊壅肺

【原文】咳逆上气,时时唾浊,但坐不得眠,皂荚丸主之。(7)

皂荚丸方:

皂荚八两(刮去皮,用酥炙)

上一味,末之,蜜丸梧子大,以枣膏和汤服三丸,日三夜一服。

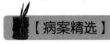【病案精选】

[病史资料]

柳某,女,59岁。1986年5月因反复胃痛、嗳气吐酸及胃脘部包块在某医院诊为"胃网膜瘤"而施手术,病理检查确诊为"胃体部腺癌"。术后常感胃脘部胀满疼痛,呕恶,泛吐黏稠痰涎,大便半月一行,小便黄少,经中西药治疗数月无明显好转。1987年2月因大便二十余日不行,腹痛腹胀,咳吐痰涎,全身酸楚就诊我处。查见患者呈恶病质,胃脘部可按及拳头大包块,质硬。左锁骨上及左腋窝淋巴结肿大约核桃大小,腹痛拒按。舌淡苔黄,脉滑数。拟诊为阳明实证,投以增液承气汤二剂,服之不效。[明鸣.皂荚丸验案二则.国医论坛,1988,3(11):25-26]

[辨治思路]

(1)辨证分析

此患者为痰浊阻滞中焦脾胃,致脾胃气滞,升降失常。气滞不通,则胃脘胀痛;胃失和降,胃气上逆,则恶心呕吐;脾失健运,则大便半月一行;痰浊中阻,气机凝结,则见呕吐痰涎,胃脘包块,按之则痛;痰浊流于局部,故见锁骨腋窝淋巴结肿大。脾胃为气血生化之源,痰浊阻滞,生化无源,故见恶液质;四肢无气血之充养,故见全身酸楚。患者虽一派虚羸之状,但其根本在于痰浊内壅,故应以涤痰开壅为法治疗,而皂荚丸专为痰浊之邪而设,可用于此证。

(2)立法处方

治法:涤痰开壅。

方药:皂荚丸。药用大皂荚一条(去皮炙酥),大枣30g,加水500ml煎至300ml,入白砂糖50g,分四次服。

方中皂荚味辛,荡涤痰浊,开壅散结;以白砂糖代蜂蜜,同取其甘味能缓之功,缓和皂荚辛烈之性;改丸为汤剂,取其速效也。

(3)治疗效果

是夜大便通利,所下者粪少痰多,其后竟大多为胶黏痰涎。两个月后腹胀腹痛诸症大减,乃改用八珍汤加大枣20g煎汤送服加味皂荚丸(皂荚八条去皮炙酥,昆布50g,莪术50g,共为末,炼蜜为丸),日三服。坚持服药半年,追访一年患者尚健在,二便正常,生活可自理,肿大之淋巴结略有缩小。

按语:皂荚攻逐之力强,非实证不能用,此案痰浊凝结中腹形成癌肿,用之对证。

【辨治经验】

何汝湛:本方只有皂荚一味,属于急方,皂荚味辛,除痰之力最猛。刺激性强,令人恶心呕吐,损伤胃液。故蜜丸以缓其性,又用枣膏以保胃液,除痰不伤正。痰浊壅盛,有痰壅气闭之危,为何不用汤剂之荡涤而用"丸"呢?魏念庭:"用丸俾徐徐润化,自上而下,而上部方清,若用汤直泻无余,不能治上部之胶凝矣。"

(三)饮热郁肺

【原文】咳而上氣,此爲肺脹,其人喘,目如脫狀,脉浮大者,越婢加半夏湯主之。(13)

越婢加半夏湯方:

麻黄六兩　石膏半斤　生薑三兩　大棗十五枚　甘草二兩　半夏半升

上六味,以水六升,先煮麻黄,去上沫,内諸藥,煮取三升,分温三服。

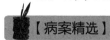【病案精选】

[病史资料]

患者刘某,男性,68岁,工人,长沙雨花区人,2011年7月16日初诊。患者3年前无明显诱因出现鼻痒、喷嚏、咽干痒、咳嗽,几分钟后突感呼吸不畅,喉中有哮鸣音,自服解痉平喘药。本次患者因感冒而致哮喘发作,张口呼吸,不能平卧,夜间尤甚,昨天发作数次,今天遂来我院就诊。现症见:咳嗽频作,偶感呼吸困难,发作时喉中有哮鸣音,坐不得卧,伴胸闷、咳嗽,咳痰不爽、痰黏色黄,发热口干,大便干结;舌尖红,苔黄,脉弦数。[苏俊,陈新宇.陈新宇教授治疗哮喘病案举隅.光明中医,2013,27(28):804-806]

[辨治思路]

(1)辨证分析

患者素有哮喘宿疾,为痰饮内伏所致,此次外感风热诱发内饮,饮热合邪,内迫于肺,故见咳嗽频作,喉中哮鸣,坐不得卧;饮热郁肺,肺气不利,故见胸闷;热邪灼津,故口干痰粘色黄、大便干结;风热在表,故见发热;舌尖红,苔黄,脉弦数为饮热之象。此证为饮热郁肺,并热重于饮,肺气胀满。

(2)立法处方

治法:宣肺泄热,降逆平喘。

方药:麻黄10g,生石膏30g,生姜15g,大枣5枚,甘草15g,半夏10g,浙贝母15g,桔梗10g,黄芪10g,太子参10g,天花粉5g,地龙10g,枳实10g。7剂,每日1剂,分2次水煎服。

(3)治疗效果

服后咳喘减轻,咳痰减少,改生石膏30g为15g,继服5剂,病情缓解。

按语:越婢加半夏汤证之喘,为外证束缚、饮热上冲两个原因,其中外证为主因,故以解表为主要。

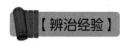【辨治经验】

何汝湛:方中麻黄、石膏辛凉以散饮清热;生姜散饮降逆;甘草、大枣和诸药而安中;但越

婢汤宣肺泄热之力虽大,而化饮降逆之力不足,故加半夏补其不足。

(四)寒饮夹热

1. 寒饮夹热上迫于肺

【原文】咳而脉浮者,厚朴麻黄湯主之。(8)

厚朴麻黄湯方:

厚朴五兩　麻黄四兩　石膏如雞子大　杏仁半升　半夏半升　乾薑二兩　細辛二兩　小麥一升　五味子半升

上九味,以水一斗二升,先煮小麥熟,去滓,内諸藥,煮取三升,溫服一升,日三服。

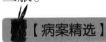【病案精选】

［病史资料］

李某,女,63 岁,2004 年 3 月 1 日初诊。患者自幼有脊柱侧弯病史,右侧胸廓塌陷畸形。3 年前开始出现咳喘、气促、胸闷等症,每于冬春季发作并加重,近 1 年来症状发作尤为频繁。3 天前不慎受凉,咳喘发作,出现胸闷气促,咳少量白色稀痰,夜间喘息难卧,脘腹痞满,纳差尿少,双下肢踝以下浮肿,遂到我院要求服中药治疗。刻诊:精神尚可,咳喘气促,胸脘满闷,咯少许白痰,食欲不振,大便干,小便少,双肺有哮鸣音及湿啰音,踝关节以下凹陷性水肿,舌质淡红,苔薄白,脉浮弦细数。[周嵘.经方治哮喘验案举隅.国医论坛,2007,22(3):7-8]

［辨治思路］

(1)辨证分析

本证为痰饮内停,郁热犯肺。患者哮喘宿疾,每于冬春发作加重,为寒饮内停之征。此次发作为外寒诱发,引动伏饮,痰饮上逆,故见咳喘、咯白稀痰;平卧则痰饮上逆更甚,故难以平卧;痰饮郁肺,气机不畅,故见脘腹痞满;肺为水之上源,肺气不利,则水道失调,故见尿少、双踝以下水肿;饮阻中焦,脾不健运,故见食欲不振;饮邪郁热,故见大便干而脉弦数。

(2)立法处方

治法:化饮散寒,利气降逆,兼清郁热。

方药:厚朴麻黄汤加减。厚朴 15g,炙麻黄 10g,杏仁 15g,浮小麦 30g,半夏 10g,紫菀 10g,款冬花 10g,五味子 10g,生石膏 20g,车前草 15g,栝楼仁 15g,麦冬 15g。

(3)治疗效果

3 月 5 日二诊。服上药 7 剂后,咳喘症状明显缓解,无咳痰,胸脘痞满减轻,夜间已可平卧,纳食增加,大便微溏,小便畅利,踝以下水肿消失,双肺底仍可闻及湿啰音,舌质淡红,苔薄白,脉沉细弦。初诊方去麻黄、石膏、栝楼仁,加芦根 30g,扁豆 10g,山药 10g。日 1 剂,水煎服。连服 3 剂后诸症悉平。

按语:本案中变通小麦为浮小麦加麦冬,其用意与原方相同。

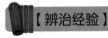【辨治经验】

何汝湛:本病表证不剧,故不须用桂枝协同麻黄发汗解表;去芍、草酸甘,因其不利于胸满;麻黄、细辛驱散风寒;厚朴、半夏、干姜逐饮除满;杏仁止咳;五味子敛逆;水饮内停,易

凌心包,故重用小麦养心防悸;饮邪内闭,郁热自生,用少量石膏清热以镇浮逆,且制麻黄之过汗。

2. 水饮夹热内结胸胁

【原文】脉沉者,泽漆汤主之。(9)

泽漆汤方:

半夏半斤　紫参五两—作紫菀　泽漆三斤(以東流水五斗,煮取一斗五升)　生薑五兩　白前五兩　甘草　黄芩　人参　桂枝各三兩

上九味,咬咀,内泽漆汁中,煮取五升,温服五合,至夜盡。

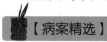【病案精选】

[病史资料]

张某,女,72岁,1987年10月25日初诊。患慢性支气管炎伴肺气肿10年,素日气短,劳则作喘。旬日前,贪食肥厚,复勉强作劳,遂扰动宿疾,咳痰肿满,气急息迫,某医院诊为肺源性心脏病,西药治疗一周无效。

刻诊:面晦紫虚肿,咳逆气促,鼻张抬肩,膈膨胀,不能平卧,痰涎壅盛,咯吐不爽,心慌不宁。小便不利,大便数日未行。唇青紫,口干不欲饮,舌质紫暗,苔白厚,脉沉有结象。[海崇熙.泽漆汤治疗肺系急重病验案三则.国医论坛,1991,6(3):14-15]

[辨治思路]

(1)辨证分析

辨属痰饮储留,胸阳阻遏,气滞血瘀,肺病累心。患者久病,阳气亏虚,气滞血瘀,且素有痰饮内伏之机,故平时即有慢性咳嗽、气短、劳则作喘之症。此次因贪食肥甘厚味,生湿化痰,引动宿痰,加之劳动,耗伤阳气,而致痰饮凌心射肺,故见咳逆气促、痰涎壅盛、不能平卧。而唇紫、舌暗则为瘀血之征。

(2)立法处方

治法:治宜开结降逆,决壅逐水。

方药:拟泽漆汤原方。泽漆30g,紫菀、白前、生姜各15g,半夏、党参、桂枝、黄芩、炙甘草各10g。5剂,煎服。

(3)治疗效果

二诊:药后诸症明显好转,泻下黏浊物甚多,脉转缓,续予原方5剂后改拟金水六君煎调理,连进月余,病情稳定。经询访,年内未再反复。

按语:泽漆汤主药为泽漆,其攻下之力强,如徐彬谓之“功类大戟”,故泽漆汤为攻下痰饮之剂。本案为痰饮瘀结所致气促胸闷,用泽漆汤攻逐痰饮是为对证。

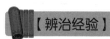【辨治经验】

何汝湛:泽漆逐水饮;桂枝通阳;紫参、白前平喘止咳;半夏、生姜散水降逆;水饮泛滥,中土必损伤,人参、甘草扶正补脾,标本兼顾;水饮久留,每夹郁热,故用黄芩清热。与前者(厚朴麻黄汤)比较病在里,故不用麻黄走表;饮逆不甚,也不用石膏重镇;并无胸满,亦不用厚朴消痞,只以温阳逐饮,降逆止咳为目的。

3. 表寒里饮夹热

【原文】肺脹，咳而上氣，煩躁而喘，脉浮者，心下有水，小青龍加石膏湯主之。(14)

小青龍加石膏湯方：《千金》證治同，外更加脇下痛引缺盆。

麻黄　芍藥　桂枝　細辛　甘草　乾薑各三兩　五味子　半夏各半升　石膏二兩

上九味，以水一斗，先煮麻黄，去上沫，内諸藥，煮取三升。强人服一升，羸者減之，日三服，小兒服四合。

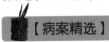【病案精选】

［病史资料］

孙某，女，46岁。时值炎夏，夜开空调，当风取凉，因患咳嗽气喘甚剧。西医用进口抗肺炎之药，不见效果。又延中医治疗亦不能止。马君请刘老会诊：脉浮弦，按之则大，舌质红绛，苔则水滑。患者咳逆倚息，两眉紧锁，显有心烦之象。［陈明等. 刘渡舟临证验案精选. 北京：学苑出版社，1996：20］

［辨治思路］

(1) 辨证分析

本证为风寒束肺，郁热在里，为外寒内饮，并有化热之渐。患者病起于空调取冷，为外感风寒；抗炎药物为苦寒之品，中阳受损则痰饮内生；外寒内饮上迫于肺，故见咳逆倚息；而水饮郁而化热，故见心烦、舌质红绛，脉浮弦而大。

(2) 立法处方

治法：散寒化饮，清解郁热。

方药：麻黄 4g，桂枝 6g，干姜 6g，细辛 3g，五味子 6g，白芍 6g，炙甘草 4g，半夏 12g，生石膏 20g。

(3) 治疗效果

仅服 2 剂，则喘止人安，能伏枕而眠。

按语：此案中石膏用量超越原方，是因饮热较盛之故，临床应根据实际情况调整药物比例和用量，不应固执。

【辨治经验】

陶葆荪：此方较上方麻黄减半，以干姜换生姜，可知重在温行里饮，而不重在解散表风；更以上方去大枣，加桂枝、芍药、细辛，更可知里邪重浊，不宜大枣的滋滞，而需要桂枝、芍药、细辛，调和里气；加了石膏，以清烦躁的郁热，亦比上方(越婢加半夏汤)的用量轻。从各药味加减法探讨，尤足以证明，此证在里的水饮重于在表的风邪了。

(五) 肺胃阴虚气逆

【原文】大逆上氣，咽喉不利，止逆下氣者，麥門冬湯主之。(10)

麥門冬湯方：

麥門冬七升　半夏一升　人參二兩　甘草二兩　粳米三合　大棗十二枚

上六味,以水一斗二升,煮取六升,温服一升,日三夜一服。

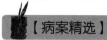

[病史资料]

陈某,男,60岁,1988年8月22日初诊。咳嗽10天,在某医院诊为急性支气管炎,症见咳嗽,气促,自汗,口渴,小便短数,胃纳不佳,舌苔白厚而干,脉虚。[冯碧群.麦门冬汤新用.新中医,1995,27(4):53-54]

[辨治思路]

(1)辨证分析

本系风热犯肺,患者气阴两虚,热邪复伤阴液,必须扶正祛邪,方易康复。以扶正为主,兼清余邪,既补土生金,又益气养肺津,如此胃得其润,肺得以滋,咳嗽、气促、自汗等症亦随之而愈,若一般见咳治肺,不及其他脏腑,恐难奏效。

(2)立法处方

治法:养阴润肺,益胃生津。

方药:麦门冬汤加鱼腥草、桑白皮、知母。麦冬、知母、桑白皮、粳米、鱼腥草各15g,半夏、党参各12g,甘草10g,大枣6枚。每日1剂,水煎服。

(3)治疗效果

2剂后咳嗽顿减,继服6剂而愈。

按语:临床常常见痰即化痰,不敢滋阴,以为碍痰;或者见是阴虚则一味滋阴,不敢温燥,以为伤阴,两者皆是误区。

【辨治经验】

陶葆荪:此方重用麦冬,着重大清火逆,大生津液;更用人参来培养壮火所消耗的生气,用半夏来抑降乘火逆上升的浊气;甘草缓急,大枣润燥,粳米益胃,都可以助成苏气液、复清肃,获得止逆下气的功效。润燥救焚,养胃清肺,面面俱到。

附方

1.《外台》炙甘草汤

【原文】《外臺》炙甘草汤:治肺痿涎唾多,心中温温液液者。方见虚劳。

2.《千金》甘草汤

【原文】《千金》甘草湯

甘草

上一味,以水三升,煮减半,分温三服。

3.《千金》生姜甘草汤

【原文】《千金》生薑甘草湯:治肺痿,咳唾涎沫不止,咽燥而渴。

生薑五两　人参三两　甘草四两　大棗十五枚

上四味,以水七升,煮取三升,分温三服。

4.《千金》桂枝去芍药加皂荚汤

【原文】《千金》桂枝去芍藥加皂莢湯:治肺痿,吐涎沫。

桂枝　生薑各三兩　甘草二兩　大棗十枚　皂莢一枚(去皮子,炙焦)

上五味,以水七升,微微火煮,取三升,分溫三服。

5.《千金》苇茎汤

【原文】《千金》葦莖湯:治咳有微熱,煩滿,胸中甲錯,是爲肺癰。

葦莖二升　薏苡仁半升　桃仁五十枚　瓜瓣半升

上四味,以水一斗,先煮葦莖,得五升,去滓,内諸藥,煮取二升,服一升,再服當吐如膿。

6.《外臺》桔梗白散

【原文】《外臺》桔梗白散:治咳而胸滿,振寒脉數,咽乾不渴,時出濁唾腥臭,久久吐膿如米粥者,爲肺癰。

桔梗　貝母各三分　巴豆一分(去皮,熬,研如脂)

上三味,爲散,強人飲服半錢匕,羸者減之。病在膈上者吐膿血,膈下者瀉出,若下多不止,飲冷水一杯則定。

小结

肺痿有虚寒和虚热两种病情,虚热肺痿,此证临床多见,由于津液亏耗,阴虚内热所致,治宜清养肺胃,本篇未出方治,后世医家主张用麦门冬汤或清燥救肺汤,虚寒肺痿因上焦阳虚,肺中虚寒所致,治宜温肺复气,用甘草干姜汤。

肺痈为外感风邪热毒引起,病情变化分为表证期、酿脓期、溃脓期。表证不解,风热毒侵入营血,酿生痈脓,酿脓期多见实证,治宜清热泻肺,用葶苈大枣泻肺汤;溃脓之后,应排脓解毒,用桔梗汤。

咳嗽上气属于痰浊上壅的,证见咳嗽气逆,吐大量浊痰,但坐不得眠的,宜宣壅导滞,利窍涤痰,用皂荚丸;属于寒饮郁肺,证见咳嗽喘逆,喉中水鸡声的,治以散寒宣肺,降逆化痰的射干麻黄汤;病属饮邪上迫的,治用厚朴麻黄汤散饮降逆,泄满平喘;属于水饮内结的,用泽漆汤逐水通阳,止咳平喘;对外邪内饮,肺气郁闭的肺胀病,属于饮热郁肺的,治以宣肺泄热,降逆平喘的越婢加半夏汤;如属于寒饮夹郁热,治以解表化饮,清热除烦的小青龙加石膏汤。

咳嗽上气病六首方中,四首用了麻黄,可见麻黄是治疗咳嗽上气的主药。麻黄与桂枝配伍,功在发汗解表;麻黄与石膏配伍,功在发越水气,兼清里热;麻黄与射干配伍,功在开肺散寒、止咳化痰。

(雷旭杰)

奔豚气病脉证治第八

一、成因与主症

【原文】師曰:病有奔豚,有吐膿,有驚怖,有火邪,此四部病皆從驚發得之。師曰:奔豚病,從少腹起,上衝咽喉,發作欲死,復還止,皆從驚恐得之。(1)

二、证　治

(一) 肝郁气逆

【原文】奔豚氣上衝胸,腹痛,往來寒熱,奔豚湯主之。(2)

奔豚汤方:

甘草　芎藭　當歸各二兩　半夏四兩　黃芩二兩　生葛五兩　芍藥二兩　生薑四兩　甘李根白皮一升

上九味,以水二斗,煮取五升,溫服一升,日三夜一服。

【病案精选】

[病史资料]

孟某,男,30岁,1986年12月13日初诊。12月4日,快速行车,突遇障碍,骤然心情紧张,随与他人发生口角,怒气不消,归宿而睡,眠不安,晨起少腹痛,忽觉一股热气从少腹上冲至咽喉,顷刻胸中憋闷,神昏,四肢不时抽动。休止状如常人,日发数次,痛苦不可名状。不知所故,急诊入院,多法检测,不能确诊,证状愈发频繁,用西药治疗无效,转请中医诊治。按左脉弦,右脉缓和。[王成典.奔豚气治验二则.中医研究,1989,2(2):37]

[辨治思路]

(1)辨证分析

四诊合参,属惊恐神伤,肝气郁结,郁极肝火上冲所致奔豚气。

(2)立法处方

治法:平肝降逆,和胃清热。

方药:奔豚汤加味。当归 12g,白芍 12g,川芎 9g,半夏 12g,黄芩 9g,葛根 15g,生姜 5 片,李根皮 15g,枳壳 9g,白术 10g,茯苓 15g,甘草 6g。水煎温服,日服 1 剂。

［治疗效果］

服上药 2 剂则知,4 剂诸证悉除。半年后随访,康复如常人。

按语:本案奔豚气,证属发于肝邪之奔豚,其因有二:一则情志所伤,肝气郁结,化热上冲,故腹痛,热气上冲咽喉,胸中憋闷;一则从惊发之,惊则神伤,故神昏,四肢不时抽动。取奔豚汤,诸药合用,则肝郁散,逆气降,热得清,神得安,诸证得平。

【辨治经验】

廖世煌:凡有少阳证,伴有气从下腹部上冲到胸部等证,皆可应用。

陶葆荪:此方用川芎、当归滋养肝血,更用微酸微敛的芍药来抑制川芎的串窜。芍药的另一作用是可与甘草、黄芩调和肝脾,以定腹痛,再用生姜、半夏来降浊止呕。奔豚气虽由下焦而来,但毕竟要借助阳明气阶而上冲,故重用生津清热专走阳明的葛根,中道截击,以消上奔之气势,并借黄芩、半夏、甘草清少阳以退往来寒热,从而加重甘李根白皮专治奔豚的力量,以抑制冲逆。

（二）阳虚寒逆

【原文】發汗後,燒針令其汗,針處被寒,核起而赤者,必發奔豚,氣從小腹上至心,灸其核上各一壯,與桂枝加桂湯主之。(3)

桂枝加桂汤方:

桂枝五兩　芍藥三兩　甘草二兩(炙)　生薑三兩　大棗十二枚

上五味,以水七升,微火煮取三升,去滓,温服一升。

【病案精选】

［病史资料］

王某,女,32 岁。自诉近 3 周因感冒后出现腹部窜痛,起包,从少腹直冲心胸,有排便感。痛极时出现意识丧失,面色苍白,头出冷汗,摔倒在地,3~5 分钟后意识恢复。有时排便后渐好转。自感乏力,不思饮食。刻下症见患者面白身瘦,舌质淡苔薄白,脉象浮缓。[杨学贞.桂枝加桂汤加减治疗奔豚气.牡丹江医学院学报,1999,20(3):55-56]

［辨治思路］

(1)辨证分析

患者感受风寒之邪,阳气虚弱不能固护肌表,寒邪内侵,引动胃肠之气,发为奔豚。脾阳虚损,健运无力,故自感乏力,不思饮食。其病机为阳虚寒逆、冲气上逆。

(2)立法处方

治法:温经散寒,平冲降逆。

方药:桂枝加桂汤加减。桂枝25g,白芍20g,生姜 3 片,大枣 4 枚,当归20g,干姜15g,3 剂,水煎内服。

(3)治疗效果

3 天后症状消失,后将桂枝减量加人参 15g,内服 1 周,病情未发作。停药后随访一年无复发。并自感体力较以前增强。

按语:虽因外邪引病,但本属于寒证,当与奔豚汤鉴别。

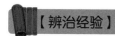**【辨治经验】**

廖世煌:凡自觉有气从少腹部上冲胸咽,又有心情抑郁病史,病情属于寒者皆可诊为本证型。

(三)阳虚饮动

【原文】發汗後,臍下悸者,欲作奔豚,茯苓桂枝甘草大棗湯主之。(4)

茯苓桂枝甘草大棗湯方:

茯苓半斤　甘草二兩(炙)　大棗十五枚　桂枝四兩

上四味,以甘爛水一斗,先煮茯苓,減二升,内諸藥,煮取三升,去滓,溫服一升,日三服。甘爛水法:取水二斗,置大盆内,以杓揚之,水上有珠子五六千顆相逐,取用之。

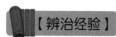**【病案精选】**

[病史资料]

张某,男,54岁。主诉脐下跳动不安,小便难,有气从少腹上冲,至胸则心慌气闷,呼吸不利,而精神恐怖。每日发作四五次,上午轻下午重,舌淡,苔白而水滑,脉沉弦略滑。[刘渡舟.新编伤寒论类方.太原:山西人民出版社,1984]

[辨治思路]

(1)辨证分析

患者心阳不足,下焦水饮内停,气化不利,水饮内动,故脐下跳动不安、小便难;水饮随冲气上攻,气从少腹上冲至胸,故心慌气闷、呼吸不利、精神恐怖;苔白水滑、脉沉弦而滑为水饮内停之象。其病机为阳虚饮逆。

(2)立法处方

治法:通阳降逆,培土制水。

方药:苓桂草枣汤加味。茯苓30g,桂枝10g,肉桂6g,炙甘草6g,大枣15枚。用甘澜水煮药,水煎服。

(3)治疗效果

仅服3剂,则小便通畅而病愈。

按语:下焦水饮内停,阳不制阴,故重用茯苓。而桂枝加桂汤阳虚阴乘,故重用桂枝。

【辨治经验】

廖世煌:本证的主症示脐下跳动,小便不利,舌淡苔白滑,属阳虚寒水上逆者。

小结

本篇论述了奔豚气的病因病机及辨证论治,治疗方法,如为肝郁气逆,侮脾犯胃的,则用奔豚汤养血平肝、和胃降逆。如为心肾阳虚,寒饮上逆的,则用桂枝加桂汤,调和阴阳,降逆平冲,或用茯苓桂枝甘草大枣汤通阳降逆,培土制水。

从篇中诸方用药可见,无论病性属寒属热,治疗总不离平冲降逆,体现了急则治其标的原则,但由于奔豚气的本质是心肝肾等脏腑虚弱的病,所以平冲降逆均配合补益脏腑之药。

(钟兴华)

胸痹心痛短气病脉证治第九

一、胸痹、心痛病机

【原文】師曰：夫脉當取太過不及，陽微陰弦，既胸痹而痛，所以然者，責其極虛也。今陽虛知在上焦，所以胸痹、心痛者，以其陰弦故也。(1)

【原文】平人無寒熱，短氣不足以息者，實也。(2)

二、胸 痹 证 治

(一) 典型证治

【原文】胸痹之病，喘息咳唾，胸背痛，短氣，寸口脉沉而遲，關上小緊數，栝樓薤白白酒湯主之。(3)

栝樓薤白白酒湯方：

栝樓實一枚(搗)　薤白半升　白酒七升

上三味，同煮，取二升，分溫再服。

【病案精选】

［病史资料］

惟劳力伛偻之人，往往病此(编者按，此胸痹)，予向者在同仁辅元堂亲见之。病者但言胸背痛，脉之，沉而涩，尺至关上紧，虽无喘息咳吐，其为胸痹，则确然无疑。问其业，则为缝工。问其病因，则为寒夜伛偻制裘，裘成稍觉胸闷，久乃作痛。［曹颖甫.金匮发微.上海：上海科学技术出版社，1959：83］

［辨治思路］

(1)辨证分析

患者胸背疼痛，符合胸痹主证。患者职业为缝工，常俯身制衣，伛偻之姿阻碍胸中气机，气行不畅，久则发为血瘀，故见脉涩。又多寒夜工作，感受寒邪，损及上焦胸中阳气。关脉紧主中焦停饮，阴寒内盛。饮邪上犯，胸阳愈发受阻，兼有瘀血内停，故胸背疼痛。

(2)立法处方

治法：宣痹通阳、涤痰宽胸。

方药:栝楼薤白白酒汤。栝楼 15g,薤白 9g,高粱酒 1 小杯。

(3)治疗效果

连服 2 剂后,痛止。

按语:其病机为胸阳痹阻,痰留气逆,结合脉证、职业逐一辨证。

【辨治经验】

陶葆荪:胸痹由于上焦阳微,下焦阴盛,从而下焦阴邪,带动中焦浊气,乘着上焦的阳微而上踞胸膜间,遏迫肺气,肺气被遏而上升急促,因此喘息,肺液被迫而上逆,因而咳唾;邪浊闭塞胸中,前后的气不能贯通,因此胸连背部都发生切痛;上下的气不能相畅通,因此呼吸都微弱,而气息短少了。此等症状具备,又在寸口发现阳气不能够上鼓的沉脉和一息三至的迟脉,及关脉细小弦紧而促数。这就更足以证明是上焦阳虚,为邪浊所乘的胸痹病,应以栝楼薤白白酒汤来作主治。

(二)痰饮壅盛

【原文】胸痹不得卧,心痛徹背者,栝樓薤白半夏湯主之。(4)

栝樓薤白半夏湯方:

栝樓實一枚(搗)　薤白三兩　半夏半斤　白酒一斗

上四味,同煮,取四升,溫服一升,日三服。

【病案精选】

[病史资料]

潘妇,胸脘痹痛,寐食几废。医误认心痛,久治罔效。余诊脉两寸弦而涩,胸痛彻背,即作胸痹证治。[广东省医药卫生研究所中医研究室.广州近代老中医医案医话选编.广州:广东科学技术出版社,1979]

[辨治思路]

(1)辨证分析

患者胸部牵连脘部疼痛,寸脉弦涩,表明中焦痰饮壅盛。阴寒饮邪上犯,心阳痹阻更甚,则难以安卧。

(2)立法处方

治法:宣痹通阳。

方药:用仲景栝楼薤白半夏汤。薤白、制半夏各三钱,蒌皮、蒌仁各二钱,煎好冲入生姜汁二匙服。

二诊:翌晨胸脘间仍有微痛不舒,余思其痛久,营络必伤。

方药:改用桃仁二钱,当归须、薤白各二钱,延胡索二钱,炒川楝子钱半,桂枝尖七分,青葱管三钱。

(3)治疗效果

是晚即痛减八九,渐可安睡,翌日二诊后再进一剂痊愈。

按语:寐食几废体现痰气上壅之甚,胸痹痛为特征,则非小青龙汤,故加半夏以蠲饮。

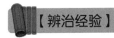【辨治经验】

陶葆荪：此方因痛点扩大下移，侵及心部也发生疼痛，而且阻闭肺气，上逆加甚，使到不能平卧，因此，在前方中除增加薤白的开结力量外，更加入专于降逆气、下水饮的半夏，以对症治疗心部的痛和不能卧，这等处理，真是精细入微。

（三）气结在胸偏虚偏实

【原文】胸痹心中痞，留气结在胸，胸满，胁下逆抢心，枳实薤白桂枝汤主之；人参汤亦主之。(5)

枳實薤白桂枝湯方：

枳實四枚　厚樸四兩　薤白半斤　桂枝一兩　栝樓一枚（搗）

上五味，以水五升，先煮枳實、厚樸，取二升，去滓，内諸藥，煮數沸，分溫三服。

人參湯方：

人參　甘草　乾薑　白术各三兩

上四味，以水八升，煮取三升，溫服一升，日三服。

【病案精选】

[病史资料]

赵某，男，52岁。有"冠心病，心绞痛"病史6年，入冬以来加重。现阵发性胸骨后憋闷而痛，多在活动时发病，含药（消心痛、速效救心丸之类）后缓解。心电图检查：冠状动脉供血不足，偶发室性早搏。诊断为胸痹心痛。首用宣痹通阳法，以栝楼薤白半夏汤治之效果不佳。二诊加用活血化瘀药，仍无改善。由于气候日渐寒冷，病情发作日趋频繁。发病后动则气喘，倦怠乏力，食少便溏，脘腹胀满，舌淡紫体胖苔薄腻，脉弦而结(64次/min，每分钟间歇3~5次)，按之无力。复查心电图：频发室性期前收缩。[吕志杰，郭忠印.经方治验析义.北京中医学院学报，1991，14(4)：25-26]

[辨治思路]

(1)辨证分析

患者阵发性胸骨后憋闷疼痛，属胸痹之气结在胸。用栝楼薤白半夏汤不效，知非痰浊壅盛证；后加味活血药亦不效，知其亦非单纯血瘀实证。患者乃心阳不足，鼓动无力，气滞血瘀，故胸骨后憋闷而痛；寒邪易伤阳气，故寒冷发作频繁；动则气喘、倦怠乏力、食少便溏、脘腹胀满亦为中焦阳气虚衰之象；舌淡紫体胖苔薄腻，脉弦而结、按之无力为气虚痰瘀交阻之征。病机为阳气虚衰，痰瘀交阻心脉。

(2)立法处方

治法：本病属阳气虚衰，痰瘀交阻心脉之虚实夹杂证；治宜补助阳气兼芳香豁痰。

方药：人参汤加味。人参、白术、干姜、甘草各30g，川芎9g，菖蒲12g，砂仁6g。日1剂，水煎，分5次温服。人参、白术、甘草补中益气；干姜温中助阳散寒；川芎活血化瘀；稍佐以芳香之品砂仁、菖蒲燥湿化痰。

（3）治疗效果

服药4剂,心痛发作明显减少,脉缓偶结。原方减量,调治一个月,病情缓解并稳定。

按语:阳虚寒凝治当温理中阳,即"养阳之虚,即以逐阴"。中阳复位,脾胃气足,胸痹则愈。

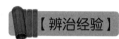 【辨治经验】

陶葆荪:胸痹症状已具备,但心部则不若前节的疼痛,而变作痞塞,且证明有留着未曾解散的阴气结在胸间,因而并现胸部胀满,加上胸之下,腹之上,既然痞塞且胀满,使得肝气亦被闭郁,失却调达,郁极反升,故在肝所居的位置,肋骨的下部,有气上逆,冲撞到心部,这样,就需要用枳实薤白桂枝汤来作主治;但此症主要在痞满和逆气,与前症主要在心痛彻背,属实多虚少的不同,故有虚实两面,属实的当用次方,若果属虚的,又需要用人参汤来作主治了。

（四）饮阻气滞

【原文】胸痹,胸中氣塞,短氣,茯苓杏仁甘草湯主之;橘枳薑湯亦主之。(6)

茯苓杏仁甘草湯方:

茯苓三兩　杏仁五十個　甘草一兩

上三味,以水一斗,煮取五升,溫服一升,日三服。不差,更服。

橘枳薑湯方:

橘皮一斤　枳實三兩　生薑半斤

上三味,以水五升,煮取二升,分溫再服。《肘後》《千金》云:治胸痹,胸中愊愊如滿,噎塞習習如癢,喉中濇,唾燥沫。

【病案精选】

[病史资料]

何某,男,34岁。主诉:咳嗽已5年,经中西医久治未愈。西医拟诊为支气管炎,屡用棕色合剂、青霉素等药;中医认为"久嗽",常用半夏露、麦金杏仁糖浆等,皆不效。细询咳虽久而并不剧,痰亦不多;其主要症状为入夜胸中似有气上冲至咽喉,呼呼作声,短气,胃脘胸胁及背部均隐隐作痛,畏寒,纳减,脉迟而细,苔薄白。[姚国鑫,蒋钝儒.橘枳生姜汤治疗胸痹的体会.中医杂志,1964,14(6):22]

[辨治思路]

（1）辨证分析

患者咳嗽日久而不剧,痰亦不多,主证不在咳嗽,胃脘胸胁及背部隐隐作痛,是胸痹之轻证。入夜间时有气上冲至咽喉,呼呼作声是中焦水饮停聚,阻碍气机,气滞不行,上逆咽喉所致。畏寒,纳减,脉迟而细,苔薄白,为中焦阳气虚弱之征。病机为中焦阳气虚弱,饮阻气滞。

（2）立法处方

治法:行气化饮,和胃降逆。

方药:橘皮四钱,麸枳实三钱,生姜五钱,姜半夏四钱,茯苓四钱。

（3）治疗效果

二诊：服药三剂后，诸症消退，胁背部痛亦止；唯胃脘尚有隐痛，再拟原方出入。方药：橘皮四钱，麸枳实三钱，生姜四钱，桂枝二钱，陈薤白三钱，全栝楼四钱。

三诊：五年宿疾，基本痊愈，痛亦缓解，再拟上方去薤、楼、桂，加半夏、茯苓、甘草，以善其后。

按语：胸痹之轻症，气塞而不舒，以饮壅而不利导致，故降逆散饮治之。

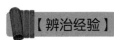【辨治经验】

陈伯坛：本方实与前方互为其始终，前方不差，继以本方，续长宗气之下橛。本方不差，继以前方，续长宗气之上橛。总视短气之何在以为衡。然则置气塞于不顾耶？少数之邪，塞在胸之中心耳，中之上下两旁无塞也。邪气尤短于正气，况其塞也。为正气所持乎？正气能塞之，自能通之，系铃者正气，解铃者亦正气也。

（五）寒湿痹阻

【原文】胸痹缓急者，薏苡附子散主之。(7)

薏苡附子散方：

薏苡仁十五两　大附子十枚(炮)

上二味，杵爲散，服方寸匕，日三服。

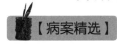【病案精选】

［病史资料］

倪某，男，53岁，农民。1978年5月21日初诊。患者背痛剧，胸亦痛，时缓时急，已近一周。更兼胃脘不适，时时欲呕，口吐唾沫，脉沉紧，苔略腻。［何任.金匮方百家医案评议.杭州：浙江科学技术出版社，1991］

［辨治思路］

（1）辨证分析

患者心痛彻背，疼痛剧烈，属胸痹急证。属胸阳不足，阴寒湿邪上乘，痹阻胸阳所致。脉沉紧为阳虚寒盛之征象。胃脘不适，时时欲呕，口吐唾沫为肝胃虚寒、寒饮上逆之征，故辨证为寒湿痹阻、肝胃虚寒。

（2）立法处方

治法：温经散寒，除湿止痛。

方药：薏苡附子散合吴茱萸汤加减。薏苡仁15g，制附子6g，淡茱萸4.5g，党参9g，干姜3g，大枣15g，制香附9g，高良姜4.5g，沉香片1.8g，厚朴6g，陈皮6g，4剂。

（3）治疗效果

5月27日复诊：干呕吐涎沫已止，背痛彻胸较前减轻，但仍时而缓解，时而急迫，脉沉，苔略腻。药已中病，再进前法。方药：薏苡仁15g，制附子6g，淡茱萸4.5g，党参9g，干姜3g，大枣12g，厚朴4.5g，陈皮6g，4剂。服本方后，胸痹即愈。

按语：胸痹重症，救急止痛，重用附子，行阳宣痹。

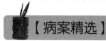【辨治经验】

陶葆荪:此方属邪正两衰同治法,邪气虚则斗争少,发作势缓,故用药无须复杂,仅用薏苡一味,利肺下气,泄余邪以通胸痹;正气衰则抵抗弱,发作时仍急,故用药着重雄峻,专用附子一味,温经扶阳,回元气,以平缓急。所以说,不是虚实合治法,而是邪正皆虚的并治法。

三、心痛证治

(一)寒饮气逆

【原文】心中痞,諸逆,心懸痛,桂枝生薑枳實湯主之。(8)

桂枝生薑枳實湯方:

桂枝　生薑各三兩　枳實五枚

上三味,以水六升,煮取三升,分温三服。

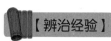【病案精选】

[病史资料]

吴某,男,45岁。近年来自觉胸中郁闷,常欲太息,胃中嘈杂,时有涎唾。最近胸前压痛感,心悬如摆,短气不足以息,闻声则惊,稍动则悸,心烦失眠,精神困倦,食纳尚可,口干不欲饮,小便频而短,体质肥胖,素贪甘脂。舌胖苔白,脉弦而数。[李聪甫.试论胸痹与脾胃辨证的关系.中医杂志,1983,24(1):13-15]

[辨治思路]

(1)辨证分析

患者体质肥胖,素贪甘脂,又胸中郁闷,常欲太息,肝郁气滞,日久乘脾胃,脾虚失运,痰饮内生,故胃中嘈杂,时有涎唾。痰饮阻滞,气机失调,上逆心肺,心阳被遏,肺气郁滞,故出现胸痛,短气,惊悸,心烦,失眠。脾失健运,湿邪内蕴,故精神困倦。舌胖苔白,脉弦而数为脾虚湿盛之征。病机属脾失健运,痰饮上凌,以致心阳被遏,肺气郁滞。

(2)立法处方

治法:驱逐痰饮,兼运脾胃。

方药:桂枝生姜枳实汤加味。嫩桂枝 5g,淡生姜 5g,炒枳实 6g,法半夏 9g,鲜竹茹 10g,云茯苓 10g,广陈皮 6g,全栝楼 9g,薤白头 9g,炙甘草 5g。5 剂,水煎服。

(3)治疗效果

服 5 剂后数脉转缓,苔呈薄腻,胸满略舒,心痛已止,但惊悸仍影响睡眠。以上方去生姜、竹茹,加白术 9g,九节菖蒲 3g,服至 20 余剂,诸症若失。

按语:桂枝生姜枳实汤功在通阳降逆、辛开苦降、平冲止痛,对于心阳不宣,水饮逆心者效果甚好。

【辨治经验】

廖世煌:用于心胸部气塞疼痛,或胃脘痞闷,气逆上攻作痛,呕恶噫气,畏寒喜热者。若呕吐者,加半夏;痛甚者加香附、木香;眩晕者加白术、茯苓。

（二）阴寒痼结

【原文】心痛彻背，背痛彻心，乌头赤石脂丸方主之。（9）

乌头赤石脂丸方：

蜀椒一两_{一法二分} 乌头一分（炮） 附子半两（炮）_{一法一分} 乾薑一两_{一法一}分 赤石脂一两_{一法二分}

上五味，末之，蜜丸如梧子大，先食服一丸，日三服。不知，稍加服。

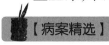【病案精选】

［病史资料］

徐某，男，47岁，既往有心肌梗死病史。病人阳虚体质，形寒畏冷甚于常人，胸骨后反复发作性疼痛，或如针刺，或如重物压榨，平素胸闷不舒。疼痛发作时引及左肩，爪甲口唇青紫。纳谷尚可，大便秘，脉沉细，苔白。［王旭东．乌头赤石脂丸的临床应用．湖南中医学院学报，1983，5（2）：30-32］

［辨治思路］

（1）辨证分析

患者素体阳虚，形寒畏冷，胸骨后反复发作性疼痛，或如针刺，或如重物压榨，平素胸闷不舒。疼痛发作时引及左肩，爪甲口唇青紫。乃机体阳气衰弱，阴寒痼结所致。

（2）立法处方

治法：温阳散寒。

方药：乌头赤石脂丸原方。制附片30g，制川乌15g，川椒30g，干姜30g，赤石脂60g，蜜丸，每丸6g，每日两丸，分四服，饭后服。

（3）治疗效果

一料服完胸闷大减，胸骨后疼未发。续用一料。紫绀、胸闷、疼痛、便秘均未见发作。后以栝楼薤白半夏汤冲红参粉，连服两个月，病情稳定。

按语：阴寒痼结、阳气衰微之心痛只能峻逐阴寒而定痛，故用大辛大热之乌头、附子联用，亦可振奋衰微之阳气。

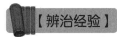【辨治经验】

廖世煌：以胸中胃脘部疼痛，心痛彻背，背痛彻心，喜温，四肢冷，自汗出，脉沉紧为主症。

附方

【原文】九痛丸：治九種心痛。

附子三兩（炮） 生狼牙一兩（炙香） 巴豆一兩（去皮心，熬，研如脂） 人参 乾薑 吳茱萸各一兩

上六味，末之，煉蜜丸如梧子大，酒下。强人初服三丸，日三服；弱者二丸。兼治卒中恶，腹胀痛，口不能言；又治连年积冷，流注心胸痛，並冷腫上氣，落馬、墜車、血疾等，皆主之。忌口如常法。

小结

本篇讨论胸痹心痛的成因、脉证及治法方药。

由于胸痹、心痛的病机是"阳微阴弦",本虚标实,故治疗应以"扶正祛邪"和"急治其标,缓治其本"为原则,祛邪以通阳宣痹为主,扶正以温阳益气为要。

仲景对胸痹病的辨识颇有特点,首先举出胸痹病的典型证候、主治方,在此基础上,证候稍有变化,则守方加味;接着分别对举同样表现出胸中气结的偏虚、偏实两种病情,以及偏于饮阻、偏于气滞的胸痹轻证;最后论及胸痹急证。至于心痛,则列举了轻重不同两证。示人辨胸痹心痛病,但分辨虚实、缓急、轻重。

对典型胸痹证治,用栝楼薤白白酒汤治疗,若痰饮过多,更见不得卧,心痛彻背者,加半夏成栝楼薤白半夏汤,增强降逆除痰之力;若病势向下扩展,更见心下痞,胁下逆抢心者,属于实证者,去白酒加厚朴、枳实、桂枝成枳实薤白桂枝汤,通阳开结,泄满降逆;属于虚证者,用人参汤补中助阳。对胸痹轻证,仅觉胸中气塞,短气的,是痰饮气滞为多,痰饮较重的,用茯苓杏仁甘草汤宣肺化饮;气滞较重的,用橘枳姜汤,行气化饮,和胃降逆。胸痹重证,用薏苡附子散,通阳逐湿。心痛轻证,属于寒饮上逆的,用桂枝生姜枳实汤化饮降逆止痛,属阴寒痼结、阳气衰微,心背牵引疼痛的,用乌头赤石脂丸,峻逐阴邪,固护阳气止痛。篇中整个内容来看,体现了证变治变以及证不同治亦不同的特点和辨证论治精神。

（张明英）

腹满寒疝宿食病脉证治第十

腹 满 病

一、辨证与治则

（一）虚寒性腹满

【原文】趺陽脉微弦，法當腹滿，不滿者必便難，兩胠疼痛，此虛寒從下上也，當以溫藥服之。(1)

腹滿時減，復如故，此爲寒，當與溫藥。(3)

（二）实热性腹满

病者腹滿，按之不痛為虛，痛者爲實，可下之。舌黄未下者，下之黄自去。(2)

（三）辨表里之寒

【原文】寸口脉弦者，即脇下拘急而痛，其人嗇嗇惡寒也。(5)

【原文】夫中寒家，喜欠。其人清涕出，發熱色和者，善嚏。(6)

中寒，其人下利，以裹虛也，欲嚏不能，此人肚中寒。一云痛。(7)

（四）寒实可下之脉症治法

【原文】其脉數而緊，乃弦，狀如弓弦，按之不移。脉數弦者，當下其寒。脉緊大而遲者，必心下堅；脉大而緊者，陽中有陰，可下之。(20)

二、证 治

（一）里实兼表寒

【原文】病腹滿，發熱十日，脉浮而數，飲食如故，厚朴七物湯主之。(9)

厚朴七物湯方：

厚朴半斤 甘草 大黄各三兩 大棗十枚 枳實五枚 桂枝二兩 生薑五兩

上七味，以水一斗，煮取四升，溫服八合，日三服。嘔者加半夏五合，下利去大黄，寒多者加生薑至半斤。

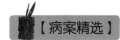【病案精选】

[病史资料]

潘某,男,43岁。先因劳动汗出受凉,又以晚餐过饱伤食,致发热恶寒,头疼身痛,脘闷恶心,单位卫生科予藿香正气丸三包,不应,又给保和丸三包,亦无效,仍发热头痛,汗出恶风,腹满而痛,大便三日未解,舌苔黄腻,脉浮而滑。[谭日强.金匮要略浅述.北京:人民卫生出版社,1981]

[辨治思路]

(1)辨证分析

该患者先因劳动汗出受凉,外感寒邪,又因晚餐过饱伤食,致肠胃壅结,腑气不通,发为腹满。虽经治疗,但未能取效,表邪不解,太阳经输不利,营卫失和,故发热头痛、汗出恶风;表邪入里化热,与宿食相结,热壅气滞,腑实不通,故腹满而痛、大便不解;舌苔黄腻、脉滑是里热内盛,食积肠胃之象。其病机为太阳表邪不解,入里化热,阳明腑气不通,里证重于表证。

(2)立法处方

治法:病属腹满之里实兼表证;治宜表里双解。

方药:方用厚朴七物汤加味。厚朴10g,枳实6g,大黄10g,桂枝10g,甘草3g,生姜3片,大枣3枚,白芍10g。2剂,水煎服。

(3)治疗效果:本病外受邪气,内伤饮食,故得畅下后即止服,糜粥自养,症状悉除。

按语:其辨证要点为阳明里实的腹满不减、疼痛拒按、便秘和邪在肌表的发热恶寒,头身疼痛,脉浮等症并见,其发病主要见于表邪不解,而里实已成,属表里同病。

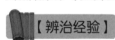【辨治经验】

陶葆荪:有一种腹满病,由于湿浊闭于肠,风热蒸于胃,大肠湿浊,被胃腑风热所郁,肠间湿热无从宣化,内鼓于腹部,遂成胀满,而胃腑风热被大肠湿浊所阻,胃热不获下降,外蒸于肌肉,遂致发热(阳明主肌肉),内蒸于血脉(胃为多血多气之腑),故虽然热到十日的长期,有里热的数脉,亦不见传里的严重症状,且能维持着类表证而为内热外鼓的浮脉,加上胃热消谷,风亦能消谷(《伤寒论》云"能食为中风"),既然风热皆能消谷,所以饮和食皆能与平时一样,于此更证明不属于外因的表邪不解,更不属传里阳明实热,而属内因的肠湿而实,胃热而虚的腹满病了,因此,选用既能泄热祛风,又能燥湿行浊的厚朴七物汤来作主治。

(二)里实兼少阳

【原文】按之心下满痛者,此爲實也,當下之,宜大柴胡湯。(12)

大柴胡湯方:

柴胡半斤　黄芩三兩　芍藥三兩　半夏半升(洗)　枳實四枚(炙)　大黄二兩　大棗十二枚　生薑五兩

上八味,以水一斗二升,煮取六升,去滓再煎,溫服一升,日三服。

【病案精选】

[病史资料]

许某,女,43岁,于1982年10月13日入院。两天前饱餐3小时后突发上腹疼痛,以左上腹为著,呈持续性疼痛、阵发性加剧,向后背放射,多次呕吐苦水,口渴喜冷饮,便结尿黄。体检:体温 37.8℃,血压 150/100mmHg。腹略膨隆,全腹压痛,轻度反跳痛,以左上腹为重。舌红,苔黄腻,脉弦数。化验:白细胞计数 17.4×10^9/L,中性粒细胞百分比 82%。尿淀粉酶 1024 单位(温氏法)。[欧阳雄. 加减大柴胡汤治疗急性胰腺炎——附 85 例临床观察. 湖南中医杂志,1987,3(1):23-24]

[辨治思路]

(1)辨证分析

患者因饱食伤胃,邪入于里,导致少阳失和,气机阻滞而突发上腹疼痛,表现为持续性疼痛阵发性加剧,向后背放射、疼痛拒按;少阳主枢,痛则以左上腹为著;阳明里实热结,则大便秘结、口渴喜冷饮;少阳邪热内炽,胃失和降故呕吐苦水;邪热下走故尿黄;舌红、苔黄腻,脉弦数均为热在里之象。其病机为少阳热结,郁迫阳明,腑气不畅。

(2)立法处方

治法:病属腹痛之里实兼少阳证;治宜和解少阳,攻泄阳明之实。

方药:方用大柴胡汤加减。柴胡 15g,黄芩 15g,半夏 10g,白芍 12g,枳实 10g,生姜 10g,大黄 15g(后下),玄明粉 15g。1 剂,急煎服。

(3)治疗效果

服药 3 小时后排稀便约 400g,腹痛减轻,继用原方。第二天,呕吐停止,腹痛缓解。说明腑气通而少阳和。第三天,体温正常,诸症悉除,能下床活动,复查血象及淀粉酶均正常。第八天痊愈出院。

按语:病发于饱食之后,腹痛拒按,病性属实,兼见便结尿黄、口渴喜冷饮等热象,证属阳明里实热结,与虚寒性腹痛之喜温喜按、按之痛减有别。此外,呕吐苦水,腹痛以偏于一侧明显,脉弦数等属邪热客犯少阳的表现。当辨为腹痛之里实兼少阳证。

【辨治经验】

陶葆荪:用手按压病人胸腹部,显著的痛点不在胸、不在腹,而在两者间的心下(膈间),这样就是无形实热蓄结膈间,当用泻下法,最适宜用大柴胡汤。尤在泾解此方说"柴胡兼通阳痹",实则主要就是通膈间无形实热的闭结,无所谓兼通,是此方去了专破肠胃积热的厚朴,更提出以柴胡来作此汤的命名,从而可知它的用力所在,是半表里半阴阳的隔膜了。

(三)里实胀重于积

【原文】痛而闭者,厚朴三物湯主之。(11)

厚朴三物湯方:

厚朴八兩　大黃四兩　枳實五枚

上三味,以水一斗二升,先煮二味,取五升,内大黃,煮取三升,温服一升。以利爲度。

【病案精选】

[病史资料]

武昌俞君,劳思过度,心绪不宁,患腹部气痛有年,或三月五月一发,或一月数发不等,发时服香苏饮、越鞠丸、来苏散、七气汤等可愈。每发先感腹部不舒,似觉内部消息顿停,病进则自心膈以下,少腹以上,胀闷痞痛,呕吐不食,此次发而加剧,欲吐不吐,欲大便不大便,欲小便亦不小便,剧时口噤面青,指头和鼻尖冷似厥气痛,交肠绞结之类。进前药,医者又参以龙胆泻肝汤等无效,诊脉弦劲中带滞涩象。[冉雪峰.冉雪峰医案.北京:人民卫生出版社,1962]

[辨治思路]

(1) 辨证分析

患者劳思过度,伤脾碍肝,肠胃气机逆乱,腑气不通,发为本病,出现腹部不舒,消息顿停;其病在气,故口噤面青、指头和鼻尖冷似厥气痛,且服疏肝理气药物症状减轻;但病在胃肠,仅仅疏肝,不通调腑气不能为治,故病进则自心膈以下、少腹以上胀闷痞痛、呕吐不食、欲吐不吐、欲大便不大便、欲小便亦不小便。其病机为胃肠积滞,腑气不通,胀重于积。

(2) 立法处方

治法:病属腹满之胀重于积证;治宜行气消胀通腑,佐以疏肝降逆和胃。

方药:厚朴三物汤合左金丸。厚朴八钱,枳实五钱,大黄四钱,黄连八分,吴茱萸一钱二分。2剂,水煎服。

(3) 治疗效果

二诊:上方服1剂,腹中鸣转,痛减;服2剂后,得大便畅行1次,痛大减,续又畅行1次,痛止。说明气行腑通,为药已中的之征。虑本患者病来已久,又思虑过度,后以六和汤、叶氏养胃方益气和中,调养脾胃而缓调收功。

按语:胀、痛、吐、闭四大症状,又以腹胀为特点,当辨为腹满里实胀重于积证。又劳思过度,心绪不宁,发时服理气药物症状减轻,而知其病在气,故当辨为腹满里实胀重于积证。本案未见表证,故与前述厚朴七物汤之里实兼太阳表证有别。

【辨治经验】

陶葆荪:此方是依据"通则不痛"的原理和治疗法则组成,单以胃肠温热郁积气滞不通,作为处理对象,因此重用厚朴行气燥湿,枳实破滞去着,大黄迅扫湿热积滞,促成通闭定痛的功能,纯从肠胃气分着力,此亦一般中气未虚,肠胃积结未甚的适应方。

(四) 里实积胀俱重

【原文】腹滿不減,減不足言,當須下之,宜大承氣湯。(13)

大承氣湯方:

大黃四兩(酒洗) 厚朴半斤(去皮,炙) 枳實五枚(炙) 芒硝三合

上四味,以水一斗,先煮二物,取五升,去滓,内大黄,煮取二升,内芒硝,更上火微一二沸,分温再服,得下,餘勿服。

【病案精选】

[病史资料]

龚某,男,36岁,1971年夏初诊。患者于炎夏之日,暴饮酒食后,又行冷泉水浴,当夜腹痛如刀割,阵阵加剧,欲吐不吐,欲便不得,舌淡红,苔薄黄,脉沉实,腹部板滞,小腹拒按,肝

脾(−),肠鸣音亢进,偶闻气过水声,腹部X线检查可见肠腔充气,有数个液平面。[龚琼模.承气汤治疗危重症的点滴经验.北京中医,1983,33(1):39]

[辨治思路]

(1)辨证分析

患者主要因外受寒邪,内传阳明之腑,入里化热。又暴饮酒食,酒体湿而性热,邪热与燥屎相结,导致腑气不畅,引发腹部剧烈疼痛、阵发加剧;胃以降为顺,逆则呕恶,欲吐不吐;腑气以通为畅,滞则便秘、欲便不得;六腑以通为顺,气机阻滞不通则痛而拒按;舌淡红、苔薄黄,脉沉实,为正气不虚,里有热结之象。其病机为肠胃实热积滞,腑气壅塞不通。

(2)立法处方

治法:病属腹痛之里实积胀俱重证;治宜攻下热结。

方药:大承气汤。大黄30g(后下),芒硝30g(冲服),枳实15g,厚朴15g。1剂,急煎服。

(3)治疗效果

药后两小时许,患者解出恶臭大便一盆,诸症消失痊愈。说明药后腑气通畅,积滞已除。

按语:腹部疼痛剧烈,阵阵加剧,拒按,当属实性腹痛,与"按之不痛为虚"的虚寒腹满有别。此外,病于暴饮暴食之后,兼有欲吐不吐、欲便不得,腹部板滞,舌淡红、苔薄黄,脉沉实,故当辨为腹痛之里实积胀俱重证。

【辨治经验】

陈伯坛:凡行大承气汤,当消息其人土气之通不通为前提,或痛或不痛犹其后,转矢气三字可类推也。舌黄与萎黄成反比例,特其显然者耳,伤寒所有大承气汤证之层节不胜书,讵独本证留未尽之词乎!

(五)虚寒饮逆

1. 附子粳米汤

【原文】腹中寒氣,雷鳴切痛,胸脇逆滿,嘔吐,附子粳米湯主之。(10)

附子粳米湯方:

附子一枚(炮)　半夏半升　甘草一兩　大棗十枚　粳米半升

上五味,以水八升,煮米熟,湯成,去滓,溫服一升,日二服。

【病案精选】

[病史资料]

彭君德初夜半来谓:"家母晚餐后腹内痛,呕吐不止。煎服姜艾汤,呕痛未少减,且加剧焉,请处方治之。"吾思年老腹痛而呕,多属虚寒所致,处以砂半理中汤。黎明彭君仓卒入,谓服药痛呕如故,四肢且厥,势甚危迫,恳速往。同诣其家,见伊母呻吟床第,辗转不宁,呕吐时作,痰涎遍地,唇白面惨,四肢微厥,神疲懒言,舌质白胖,按脉沉而紧。伊谓:"腹中雷鸣剧痛,胸膈逆满,呕吐不止,尿清长。"[赵守真.治验回忆录.北京:人民卫生出版社,1962]

[辨治思路]

(1)辨证分析

患者年事已高,兼见唇白面惨、四肢微厥、神疲懒言、小便清长、舌白胖、脉沉紧等脾胃阳虚证,当辨为中焦虚寒,水饮内停之本虚标实重证。阳虚寒盛、阳虚则生寒,寒性凝滞,故腹满、疼痛;阳虚不运,虚寒内生,水饮上逆,故胸胁逆满;饮停于胃,胃失和降故呕吐不止;气虚阳衰故唇白面惨、四肢微厥、神疲懒言;呕吐清稀多涎、小便清长为寒饮内停之征;舌质白胖、脉沉紧,为阳虚阴盛之象。其病机为脾胃阳虚,寒夹水饮上逆。

(2)立法处方

治法:温中散寒止痛,化饮降逆止呕。

方药:附子粳米汤加干姜、茯苓。

(3)治疗效果

二诊:服上方2剂痛呕均减,再2剂痊愈。虑本患脾胃阳虚,又年事已高,改用姜附六君子汤温补脾肾,治其本,以扶正气。调养十日收功,即健复如初。

按语:此证乃腹中寒气奔迫,上攻胸胁,胃中停水,逆而作呕,阴盛阳衰之候。姜艾汤、砂半理中汤均以病重药轻,未能奏效。

【辨治经验】

陶葆荪:此方用大辛大热的附子来温阳气散阴寒,用半夏来和阴降阳气,所有症状当可消除;更用大枣、甘草来培养被伤的中气,再用粳米来益胃生气,一派甘温,即附子亦减去剽悍之性变成温暖之用,确是温中散寒的正方,当与"以温药服之"和"当与温药""肚中寒"等相互印证而致用。

2. 赤丸

【原文】寒氣厥逆,赤丸主之。(16)

赤丸方:

茯苓四兩　半夏四兩(洗)一方用桂　烏頭二兩(炮)　細辛一兩《千金》作人參

上四味,末之,内真朱爲色,煉蜜丸如麻子大,先食酒飮下三丸,日再夜一服;不知,稍增之,以知爲度。

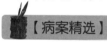【病案精选】

[病史资料]

李某,女,56岁。于3个月前因左胁下疼痛被某医院疑为肝脏占位性病变(曾患过宫颈癌已行手术切除)而服该院自制的中成药"肝癌1号"冲剂。服药两周后,右胁疼痛虽减,但痛下移于脐周,伴腹胀、大便稀如清水,日泻6~7次,甚则10余次。又先后服附子理中丸、人参健脾丸等温中益气,健脾理气之品,腹泻止而余症如前。刻诊:腹胀膨隆日渐增大,腹痛随胀满而加重,兼见恶心呕吐、饮食不佳、心悸气短、肢冷畏寒、口渴、大便稀、尿清短、舌质胖大淡暗而苔白、脉沉而弦。[庞鹤.《金匮》赤丸证释与临床运用举隅.北京中医学院学报,1989,31(5):13-14]

[辨治思路]

(1)辨证分析

该患久病复因手术及抗癌药物治疗,致脾胃阳虚,里寒内生,故腹胀、腹痛、大便泄泻,服用温中益气、健脾理气药后,泻利止而痛胀如前。现腹中胀满、疼痛,为脏寒气滞,阳虚不运,气滞不通所致;中焦不运,寒湿内生,胃中停饮上逆故恶心呕吐,饮食不佳;饮阻津不上承故口渴;脾肾阳虚,温运无力,水湿下趋,故大便稀;舌质胖大为有水饮之征,淡暗为气虚之象,苔白为有寒;脉沉弦为内有寒饮之象。其病机为脾肾阳虚,中焦失运,寒饮内聚。

(2)立法处方

治法:温阳散寒,化湿定痛。

方药:赤丸加减。姜半夏12g,细辛6g,制川乌、制草乌各6g,茯苓30g,党参12g,朱砂1g(分冲)。6剂,水煎服。

(3)治疗效果

二诊:服6剂后腹痛胀满大减,腹围缩小,大便由稀转稠,小便增多。药已中的,效不更方,去朱砂之镇逆,加槟榔、焦三仙各9g以调理脾胃,继服12剂痊愈。

按语:此方乌头与半夏同剂,用相反以攻坚积沉寒。阴霾僭乘,浊流为患,于是以大热大猛之力,始有补天浴日之量,兼用摄水气,通阳气,散阴气。

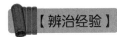【辨治经验】

陶葆荪:此方除重用逐饮化湿的半夏、茯苓来降逆气,更用温肝驱寒的乌头来止厥逆,再用暖肾温经的细辛来缓阴寒的冲逆。但寒气上逆,而至厥,心火的衰弱一定存在,因此用朱砂来护心安神,如或兼腹痛的,又可借来止痛。食前即空腹服,使它直达下焦,同时用米酒来送下,是无处不透的,借它迅速推动药力进行,使阳气恢复下行外达的功能。日服两次,为预防在夜间阳气不足之时,阴寒之气又复上逆,故于夜间再吃一服。

(六)脾胃虚寒

【原文】心胸中大寒痛,呕不能饮食,腹中寒,上衝皮起,出見有頭足,上下痛而不可觸近,大建中湯主之。(14)

大建中湯方:

蜀椒二合(去汗) 乾薑四兩 人參二兩

上三味,以水四升,煮取二升,去滓,内膠飴一升,微火煎取一升半,分溫再服。如一炊頃,可飲粥二升,後更服,當一日食糜,溫覆之。

【病案精选】

[病史资料]

吴某,女,34岁。1991年5月19日诊。患者突发阵发性腹痛伴呕吐,送当地医院急诊。诊断:急性肠梗阻。建议手术治疗。因病家慑于手术,转中医诊治。症见急性病容,面青白,腹胀大,腹部有包块或条状物突起,出没于上下,左右攻冲作痛,手不可近。舌淡、苔白滑,脉沉迟紧。[金素娟,柳育泉.大建中汤治疗肠梗阻.浙江中医杂志,2000,35(10):10]

[辨治思路]

(1)辨证分析

本案腹部包块成条状物突起,但时聚时散,部位不固定,与积证之部位固定,痛有定处有别。另本案虽有痛不可触近似实证,但痛无定处,舌淡、苔白滑,脉沉迟紧,显然与阳明腑实证有别。脾胃阳衰,寒气壅滞于中,攻冲于外,阴寒凝滞,肠道阻塞不通。由于阳衰与寒气壅滞较甚,故突发阵发性腹部疼痛,疼痛剧烈;脾胃阳衰不能运化水谷,加之寒气上攻,故呕不能饮食;当寒气由里向外冲逆时,则腹部出现头足样块状物,上下攻冲作痛,虽手不可触,盖因其疼痛时发时止,乃真虚假实之象;腹中寒气充斥,气机不得伸展,故除腹痛外,还出现腹胀明显、面色青白、手足逆冷;舌淡、苔白滑,脉沉迟紧亦为脾胃虚寒,寒饮内盛之象。其病机为脾胃阳虚,阴寒内盛。

(2)立法处方

治法:温中散寒止痛,大建中气。

方药:大建中汤。川椒、红参各 10g,干姜 15g,饴糖 30g。3 剂,水煎服。

(3)治疗效果

二诊:服 1 剂后,腹中雷鸣,泻下清稀便,腹痛大减,此为中阳健运,阴寒自散之象。连进 3 剂,竟获痊愈。

按语:上中二焦所以受寒邪者,皆由于中气素虚也,虚则阳气不布,而所积者为寒饮,所冲者为寒气,所显者有影无形。

【辨治经验】

陶葆荪:此方的主要作用是在大大建立中焦阳气,因为本条所见证候,皆因阴寒上下充斥,交犯中宫,引起呕吐,中气大伤,故用甘平的人参,大补上、中焦衰微气液,再用辛温的干姜温中散寒,主要还是用大辛大温的蜀椒,从肺胃肠直线下趋,祛散上冲外鼓的寒,使得一连串被阴寒横肆所酿成的恶候,彻底消除。但这样厉害的呕逆,胃液哪有不消耗的道理? 恐怕虚枯的胃不能胜任椒、姜的辛燥,故用泽枯润燥建中必用的胶饴来徐徐恢复冲和的胃气,此种配方的构思,真是心细如发。

(七) 寒实内结

【原文】脇下偏痛,發熱,其脉緊弦,此寒也,以溫藥下之,宜大黃附子湯。(15)

大黃附子湯方:

大黃三兩　附子三枚(炮)　細辛二兩

上三味,以水五升,煮取二升,分溫三服;若強人煮取二升半,分溫三服。服後如人行四五里,進一服。

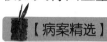

【病案精选】

[病史资料]

钟大满,腹痛有年,理中四逆辈皆已服之,间或可止,但痛发不常,或一月数发,或二月一发,每痛多为饮食寒冷之所诱致。自常以胡椒末用姜汤冲服,痛得暂解。一日,彼晤余戚家,谈其痼疾之异,乞为诊之。按其腹有微痛,痛时牵及腰胁,大便间日 1 次,少而不畅,小便如常。舌白润无苔,脉沉而弦紧。[赵守真 . 治验回忆录 . 北京:人民卫生出版社,1962]

[辨治思路]

(1)辨证分析

患者脾阳素虚,阴寒内生,复因饮食寒冷,两寒相搏,故腹痛时作、拒按、牵及腰胁,且得温药则痛止;寒实内结,腑气不通,故大便少而不畅;舌白润无苔、脉象弦紧皆为实寒之象。

其病机为素体阳虚,运化无力,寒实内结,腑气不通。

(2)立法处方

治法:温阳通便止痛。

方药:大黄附子汤。大黄12g,附子9g,细辛4.5g。2剂,水煎服。

(3)治疗效果

后半年相晤,据云:"果两剂而瘥。"

按语:阴寒积聚,非温不能已其寒,非下不能荡其积,是宜温下并行,而前服理中辈无功者,仅祛寒而不逐积耳。

【辨治经验】

陶葆荪:有胁下偏痛的,这是由于阴寒上逆,不从正面上犯,而从侧面横侵,结聚在胁肋经络之间,络气不通,遂偏于一边作痛;同时阳气被阴寒压迫,失却宣化传导功能,不能下行,只有反循经逆于肌表,郁而发热,但既有发热,凭何决定不是由外感寒邪所致? 因此特别说明本证具有紧弦的脉象,依据紧脉主寒、弦脉主痛的原则,所以决定寒是属里实的寒,应当主用辛温药散经络的寒结,佐以苦寒药开胃肠的闭滞,用大黄附子汤最适宜了。

三、预　后

【原文】病者痿黄,躁而不渴,胸中寒實,而利不止者,死。(4)

寒　疝　病

一、证　治

(一) 阳虚寒盛

【原文】腹痛,脉弦而紧,弦則衞氣不行,即惡寒,緊則不欲食,邪正相搏,即爲寒疝。繞臍痛,若發則白汗出,手足厥冷,其脉沉弦者,大烏頭煎主之。(17)

烏頭煎方:

烏頭大者五枚(熬,去皮,不㕮咀)

上以水三升,煮取一升,去滓,内蜜二升,煎令水氣盡,取二升,强人服七合,弱人服五合。不差,明日更服,不可一日再服。

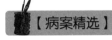【病案精选】

[病史资料]

李某,与我素相识,一日,在县医院不远遇见,弯着腰,坐在门坎上,唇色惨白,口吐白沫,浑身湿冷。我问他哪里不舒服,李某说早晨来赶场还好好的,一下子肚子疼痛厉害,县医院医生说是阑尾炎,要他准备好钱去手术。诊其脉沉紧,手足冰凉,腹痛正好在肚周,口吐白沫,舌淡苔白。我说这是寒疝,即肠痉挛,李某点头说类似这样的发作一年有两三次。[何绍奇.绍奇谈医(十)——《金匮要略》札记.中医药通报,2006,5(5):14-15,13]

[辨治思路]

(1)辨证分析

根据病史,患者既往一年发作两三次,为素体阳虚,卫阳之气不能行于外,日久寒邪入里,凝结三阴经脉所过之脐部,而发拘急疼痛,手足逆冷,白汗出;脉沉紧亦为阴寒内盛之象。

(2)立法处方

治法:峻逐阴寒,破结止痛。

方药:川乌头15g,蜂蜜3勺,老姜1块,煮40分钟,顿服。

(3)治疗效果

一服而痛止汗收。

按语:寒入既深,则阳气不通而为痛,所积既久,有所触动,即复发作。浑身湿冷乃阳虚不能固外,阴寒逼迫所致;又阴气内深,遏其阳也,乃至厥逆。

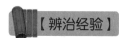【辨治经验】

陶葆荪:此煎方独用大热的乌头,直破脏腑沉痼寒邪,来治疗绕脐的寒疝疼痛,但恐怕剽悍而带大毒的药会损及胃肠久被削弱的元气,因此以水三升煎得水一升,即去了乌头,再用此水入白蜜二升慢煎,乌头水挥发净尽,得回原有的白蜜二升,平素强盛的人可以服七合,瘦弱的人就只可服五合,服后未见疗效,到明天照强弱人的数量再与服食,切不可一日服两次,使用毒药要非常谨慎。

(二)血虚寒滞

【原文】寒疝,腹中痛,及胁痛裏急者,当歸生薑羊肉湯主之。(18)

当歸生薑羊肉湯方:

当歸三兩　生薑五兩　羊肉一斤

上三味,以水八升,煮取三升,温服七合,日三服。若寒多者,加生薑成一斤;痛多而嘔者,加橘皮二兩、白术一兩。加生薑者,亦加水五升,煮取三升二合,服之。

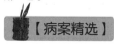【病案精选】

[病史资料]

胡某,女,成人。1971年2月2日初诊。去岁剖宫产,失血甚多,纳少形寒,胁腹吊痛,心悸失眠,头眩目花,甚则耳鸣,泛恶,缺乳而带下,脉细弱,苔薄。[何任.金匮方百家医案评议.浙江科学技术出版社,1991:173]

[辨治思路]

(1)辨证分析

此案中患者剖宫产失血过多,气血虚寒,八脉亏损。因血虚有寒,寒则经脉收引拘急,故胁腹吊痛,此与《金匮》当归生姜羊肉汤证"寒疝腹中痛,及胁痛里急者"颇为相符。

(2)立法处方

治法:温阳补虚,散寒止痛。

方药:当归生姜羊肉汤。当归9g,生姜30g,羊肉90g,因患者兼有心悸失眠,耳鸣带下等心肾病证,配合鸡血藤 15g,白芍 9g,丹参 9g 养血宁神,补骨脂 12g,小茴香 1.2g 温肾益奇经。

（3）治疗效果

患者以此方服用一冬季,诸证俱解,体力恢复。

按语:此方可以通过温养气血,从而达到和血止痛之效,《素问·阴阳应象大论》有云:"形不足者,温之以气;精不足者,补之以味。""阳为气,阴为味。味归形,形归气,气归精,精归化,精食气,形食味,化生精,气生形。"

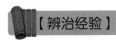【辨治经验】

陶葆荪:此方用当归散肝寒以益血来除胁痛,用生姜祛胃寒以振气来抒里急,更重用血肉有情之品的羊肉补肝血,充胃气,双补肝胃,是药物和营养治疗并重,以扶正祛邪为主,如果有寒象偏多的见症的,只加两倍生姜,增加祛寒力量便可。

（三）内外俱寒

【原文】寒疝腹中痛,逆冷,手足不仁,若身疼痛,灸刺諸藥不能治,抵當烏頭桂枝湯主之。(19)

烏頭桂枝湯方:

烏頭

上一味,以蜜二斤,煎減半,去滓,以桂枝湯五合解之,得一升後,初服二合,不知,即服三合;又不知,復加至五合。其知者,如醉狀,得吐者,爲中病。

桂枝湯方:

桂枝三兩(去皮) 芍藥三兩 甘草二兩(炙) 生薑三兩 大棗十二枚

上五味,剉,以水七升,微火煮取三升,去滓。

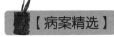【病案精选】

［病史资料］

袁某,青年农妇,体甚健,经期准,已育子女三四人矣。一日,少腹大痛,筋脉拘急而末梢安,虽按亦不住,服行经调气药不止,迁延十余日,病益增剧,迎余治之。其脉沉紧,头身痛,肢厥冷,时有汗出,舌润,口不渴,吐清水,不发热而恶寒,肢以下痛,痛剧则冷汗出,常觉有冷气从阴户冲出,痛处喜热敷。［赵守真医案:治验回忆录.北京:人民卫生出版社,1962］

［辨治思路］

（1）辨证分析

患者既有少腹冷痛剧、筋脉拘急、肢厥冷、觉冷气从阴户冲出、脉沉紧等里实寒证之象,又有头身痛、恶寒之表证,辨证属表里同病,内外俱寒,与《金匮》寒疝兼表证所言相符。阴气积于内,寒气结搏而不散,脏腑虚弱,风冷邪气相击,则腹痛里急。

（2）立法处方

治法:祛寒通阳,调和营卫,双解内外寒邪。

方药:乌头桂枝汤。制乌头 12g,桂枝 18g,芍药 12g,甘草 6g,大枣 6 枚,生姜 3 片,水煎,兑蜜服。

（3）治疗效果

上药连进二帖，痛减厥回，汗止人安。换方当归四逆加吴茱萸生姜汤以温通经络，清除余寒，病竟愈。

按语：此由阴气积于内，寒气结搏而不散，脏腑虚弱，风冷邪气相击，则腹痛里急，而成纯阴无阳之寒疝。

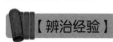【辨治经验】

陶葆荪：此方用大乌头汤温胃祛积寒，来解除"腹中痛，逆冷"，这是攻内寒的一路；再用桂枝汤和营卫散凝寒，来解除"手足不仁，身疼痛"，这是攻外寒的一路；必有内外夹攻的方剂，才能适应寒邪充斥表里的证候，这是最高明的处理。两汤合用的方法，就是仿用大乌头煎，用白蜜二升，煎乌头减去半，即去了乌头渣然后用煎成了的桂枝汤五合，加入白蜜里溶解，实际得蜜和水共一升。初初与病者服食二合，如果未有疗效，即再给服食三合，这样还未见疗效，更给服食五合。到取得疗效时，药力到达，沉寒积冷突被冲激，阳气有恢复运行的动机，就会发现想作呕，好似饮醉酒的瞑眩状态。及至正胜邪却，吐出寒邪，这证明药力已透达病所，因此大气一转，内外阳气交流，一切症状，必随之而解散了。

二、误 治 变 证

【原文】夫瘦人繞臍痛，必有風冷，穀氣不行，而反下之，其氣必衝，不衝者，心下則痞也。（8）

宿 食 病

一、宿 食 脉 象

【原文】脉緊如轉索無常者，有宿食也。（25）

脉緊，頭痛風寒，腹中有宿食不化也。—云寸口脉緊。（26）

二、宿食在下证治

【原文】問曰：人病有宿食，何以別之？師曰：寸口脉浮而大，按之反澀，尺中亦微而澀，故知有宿食，大承氣湯主之。（21）

脉數而滑者，實也，此有宿食，下之愈，宜大承氣湯。（22）

下利不欲食者，有宿食也，當下之，宜大承氣湯。（23）

大承气汤方：見前痓病中。

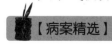【病案精选】

［病史资料］

舟某，年十五。于四月间，患发热，口渴，咳，不大便三四日。医治十余日，不愈，始延予诊。以大柴胡汤之有大黄者，退热止咳——其咳为胃热乘肺也。

五月初四,其热退尽,可食饭,佐膳惟青菜而已。初六晚,因食过饱,夜半腹痛甚,手足躁扰,循衣摸床,床中之钱,摸入口竟可咬碎。越日午刻,乞余往诊。余至时,见其无钱可咬,则自咬其臂。双目紧闭,惕然不安,一种怪状,令人骇异。余命其开目相视,但露白眼,黑睛全无。其母惊问何故? 予曰:"此阳明悍气之病也。夫彪悍滑疾之气,上走空窍,目系牵引,以故黑睛上窜也。"曰:"如此可治否? "予曰:"急下则可。然事如救焚,稍缓则无及也。"即主以大承气汤;嘱其速煎速服,期在大下,乃有生机。其母危惧万状,留余坐守,医护勿间,时钟声正三响也;即服大承气一剂;四句钟,未得下,再与大承气一剂;五句钟,依然未动,再与前方,加多大黄四钱,各药亦照加。六句钟再诊,仍无复动于中,手足未静,再以此方加重。七句钟诊之,始见腹中雷鸣,转矢气,知有欲下之势。当乘机穷追直下,须臾不可缓。惟大承气已四剂,至是,则似宜筹一善策,内外夹攻,期在顽敌必溃。乃将此四剂药渣,合并煎热,半敷脐部,半熏谷道。如是不及二十分钟,即下黑粪如泥浆者一大盆。照例,大承气所下者如水;乃连服四剂,仅得如泥浆之物。其悍热之凶险,于以可知!

迨至下后,手足安宁,是晚复能酣睡。次早诊之,手足如常,惟开目依然白眼。其母颇以为忧。余曰:"大势已定,毋庸再下。但热极伤络,燥极伤阴。筋失阴液之养,故目系紧急也。今日之事,养阴为上。"为订竹叶石膏汤去半夏加竹茹,自后或黄连阿胶汤,或芍药甘草汤加竹茹、丝瓜络之类。服至十五日早,黑睛渐露一线,如眉月初出。十六七日,复露其半;十八早,睛已全现,可顾盼自如矣。其母大喜,余亦如释重负。[黎庇留.黎庇留经方医案:评述版.北京:人民军医出版社,2008]

[辨治思路]

(1)辨证分析

患者前病未愈,胃气未复,又复饱食太过,食滞于肠胃,郁而化热,实热与积滞互结,故见腹痛急迫。手足躁扰、循衣摸床、双目紧闭、惕然不安,甚至口中胡咬异物等症,均为阳明热盛,热扰心神,热燔经络所致。

(2)立法处方

治法:攻下积滞。

方药:大承气汤。

(3)治疗效果

本案患者热积甚深,四剂大承气并配合外敷药渣方能奏效,内外合用。

按语:所滞之物,业已深重,苟不急下,其为热耗津液何限乎。

【辨治经验】

陶葆荪:腹满痛及伤食所必有的其他症状已具,而脉象又见一息五至以上的数脉和往来流利的滑脉,应指有力,这是实证。因为数就是里热的现象,滑就是谷气实的象征,里热由于谷气实,可知这是有了经宿的食物积滞郁而成热,只要泄下宿食便会痊愈,此症适宜用大承气汤来作治疗。

三、宿食在上证治

【原文】宿食在上脘,当吐之,宜瓜蒂散。(24)

瓜蒂散方：

瓜蒂一分（熬黄）　赤小豆一分（煮）

上二味，杵爲散，以香豉七合煮取汁，和散一錢匕，溫服之。不吐者，少加之，以快吐爲度而止。_{亡血及虛者不可與之。}

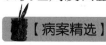【病案精选】

［病史资料］

治秦景明，素有痰饮，每岁必四五发，发即呕吐不能食，此病就结成窠囊，非大涌之，弗愈也。须先进补中益气，十日后，以瓜蒂散频投，涌如赤豆沙者数升，已而复得水晶色者升许。如是者七补之，七涌之，百日窠囊始尽，专服六君子、八味丸，经年不辍。［熊廖笙.伤寒名案选新注.成都：四川人民出版社.1981］

［辨治思路］

（1）辨证分析

患者素有痰饮，发时呕吐不能食，虽非宿食停于上脘，但属痰涎实邪壅塞胸中，当就近从上而解，故用吐法因势利导。而患者正气稍弱，原文中提及"亡血及虚者不可予之"，故医者先用补中益气，后用瓜蒂散，先补后涌，七补七涌，驱邪防伤正。

（2）立法处方

治法：涌吐宿食。

方药：瓜蒂散。

（3）治疗效果

百日窠囊始尽，专服六君子、八味丸，经年不辍。

按语：胸膈为痰邪之实所阻，当按《内经》"其高者，因而越之"，用吐法之意明矣，则上焦得通，下焦得畅。然本方涌吐之力骏猛，最易损伤胃气，故当"七补之，七涌之"。

【辨治经验】

陶葆荪：此方得瓜蒂寒味苦，富有上升泄越性能，用来涌吐胃上脘的宿食，但"胃为多气多血之海"，恐吐得太过，损害胃的气血，因此佐以赤小豆来营养胃的血分，更助以香豉汁来调和胃的气分，是监制吐药法，也是先筹预后法。

附方

1.《外台》乌头汤

【原文】《外臺》烏頭湯：治寒疝腹中絞痛，賊風入攻五臟，拘急不得轉側，發作有時，使人陰縮，手足厥逆。方上。

2.《外台》柴胡桂枝汤

【原文】《外臺》柴胡桂枝湯方：治心腹卒中痛者。

柴胡四兩　黃芩　人參　芍藥　桂枝　生薑各一兩半　甘草一兩　半夏三合半　大棗六枚

上九味，以水六升，煮取三升，服一升，日三服。

3.《外台》走马汤

【原文】《外臺》走馬湯：治中惡，心痛腹脹，大便不通。

巴豆二枚（去皮心，熬） 杏仁二枚

上二味，以綿纏，搥令碎，熱湯二合，撚取白汁飲之，當下。老小量之。通治飛屍鬼擊病。

腹满是一病，属于虚寒者多与脾肾阳气虚衰有关，属于实热者，以邪热结聚肠腑常见。

腹满的治疗，脾胃虚寒，水湿内停，证见腹中雷鸣切痛者，用附子粳米汤化湿降逆，散寒止痛；脾胃阳虚，中焦寒甚，证见上冲皮起，出现有头足，上下痛不可触近者，用大建中汤温中散寒；脾胃虚寒，水饮上逆，见腹痛，手足厥冷，呕吐痰涎，用赤丸散寒止痛，化饮降逆。对于实热者，由于病机和病位不同而治疗不同，如厚朴七物汤为表里两治，证属表邪入里而甚于里，积滞之邪壅滞于肠道；大柴胡汤为和表攻里，证属病邪在里而连及于表，满痛偏于心下和两胁；厚朴三物汤为行气除满，证属实热内积、气机壅滞；大承气汤为攻下积滞，证属燥屎积滞于肠道，满痛在于腹中。大黄附子汤用寒下法，是由于阳气不运，积滞内的寒实证。

寒疝是寒气攻冲所致腹痛。如发作时绕脐剧痛，汗出肢冷，脉象沉紧，用大乌头煎破结散寒，缓解疼痛。如腹中剧痛，又见手足不仁，身体疼痛的内外皆寒证，用乌头桂枝汤解内外之邪。如和腹痛拘急，喜温喜按的，是血虚兼寒，用当归生姜羊肉汤养血散寒。

宿食的治疗重视因势利导，就近祛邪，如宿食在上的，用吐法，在下的用下法。

（钟兴华）

五脏风寒积聚病脉证并治第十一

一、五脏病证举例

（一）肺病

1. 肺中风

【原文】肺中風者，口燥而喘，身運而重，冒而腫脹。(1)

2. 肺中寒

【原文】肺中寒，吐濁涕。(2)

3. 肺死脏脉

【原文】肺死臟，浮之虛，按之弱如葱葉，下無根者死。(3)

（二）肝病

1. 肝中风

【原文】肝中風者，頭目瞤，兩脇痛，行常傴，令人嗜甘。(4)

2. 肝中寒

【原文】肝中寒者，兩臂不舉，舌本燥，喜太息，胸中痛，不得轉側，食則吐而汗出也。《脈經》《千金》云：時盜汗，咳，食已吐其汁。(5)

3. 肝死脏脉

【原文】肝死臟，浮之弱，按之如索不來，或曲如蛇行者，死。(6)

4. 肝着证治

【原文】肝著，其人常欲蹈其胸上，先未苦時，但欲飲熱，旋覆花湯主之。臣億等校諸本旋覆花湯方，皆同。(7)

旋覆花湯方：

旋覆花三兩　葱十四莖　新絳少許

上三味，以水三升，煮取一升，頓服之。

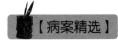【病案精选】

［病史资料］

朱，肝络凝瘀，胁痛，须防动怒失血。旋覆花汤加当归须、桃仁、柏仁。［叶天士．《临证指南医案》．北京：华夏出版社，1995］

［辨治思路］

（1）辨证分析

患者朱某，寒邪侵犯肝经，致肝经气血郁滞，阳气痹结，肝之经脉布胁肋而贯于胸，故患者感到胸胁部痞闷不舒，甚或胀痛、刺痛。气血得寒则凝，得热则行。本病初起，气血郁滞尚不明显，病情较轻，每多只欲饮热，以助阳散寒，通畅气血。肝着既成，经脉凝滞，阳气不通，气血不畅，虽热饮亦不足以愈病，须预防金不制木，怒而气上，损伤脉络导致失血，故治以旋覆花汤加减。

（2）立法处方

治法：行气活血，通阳散结。

方药：旋覆花汤加当归须、桃仁、柏仁。旋覆花 9g，葱白十四茎，茜草 3g，当归须 6g，桃仁 6g，柏子仁 6g。

按语："肝着"由气分受邪传于血，终致"血涩不利"，病涉气血、经络，以温通肝络概其治。

【辨治经验】

陈伯坛：苟非有旋覆花一味为覆帱，安能令肝木向荣乎！犹防其未通于春气也，必夏气通而后以太阳通少阳。十四茎葱则合九五之数，宣通心阳者以此，子母相生如初者，亦以此矣。新绛（茜草）少许者，欲其更新血脉耳，非专为除着立方也，为续绝伤立方，三味药有通会真脏脉之灵。

（三）心病

1. 心中风

【原文】心中風者，翕翕發熱，不能起，心中飢，食即嘔吐。(8)

2. 心中寒

【原文】心中寒者，其人苦病心如噉蒜狀，劇者心痛徹背，背痛徹心，譬如蠱注。其脉浮者，自吐乃愈。(9)

3. 心伤

【原文】心傷者，其人勞倦，即頭面赤而下重，心中痛而自煩，發熱，當臍跳，其脉弦，此爲心臟傷所致也。(10)

4. 心死脏脉

【原文】心死臟，浮之實如麻豆，按之益躁疾者，死。(11)

5. 心虚邪哭癫狂证

【原文】邪哭使魂魄不安者，血氣少也，血氣少者屬於心。心氣虛者，其人則畏，合目欲眠，夢遠行，而精神離散，魂魄妄行。陰氣衰者爲癲，陽氣衰者爲狂。(12)

（四）脾病

1. 脾中风

【原文】脾中風者,翕翕發熱,形如醉人,腹中煩重,皮目瞤瞤而短氣。(13)

2. 脾死脏脉

【原文】脾死臟,浮之大堅,按之如覆杯潔潔,狀如搖者,死。臣億等詳五臟各有中風中寒,今脾只載中風,腎中風、中寒俱不載者,以古文簡亂極多。去古既遠,無文可以補綴也。(14)

3. 脾约证治

【原文】趺陽脉浮而濇,浮則胃氣強,濇則小便數,浮濇相搏,大便則堅,其脾爲約,麻子仁丸主之。(15)

麻子仁丸方:

麻子仁二升　芍藥半斤　枳實一斤　大黃一斤　厚朴一尺　杏仁一升

上六味,末之,煉蜜和丸梧子大,飲服十丸,日三,以知爲度。

【病案精选】

[病史资料]

邓某,某学院女工,年四十五。患口腔溃疡两年余,曾服中西药不效,自用黄连一味泡水代茶饮,日数次,初感心里清凉,后愈饮则口舌溃烂愈甚,又加大黄连之量,数日后出现腹胀,大便不通,于1982年6月上旬就诊。证见口舌生疮,口干喜饮,腹胀不敢食,大便七日未行,小便频数,脉弦稍数,舌质红,薄黄苔。[周锦友.脾约证治验一例.湖南中医学院学报,1983,5(2):41]

[辨治思路]

(1)辨证分析

此脾约证也,按此脾约证之形成,实与过服黄连有关。患者素体阴虚火旺,脉络失养,加之火灼脉络,则见口舌生疮。黄连性寒,故初饮感凉,而黄连味苦,苦味属火,火能燥土,脾阴受损,脾气失于濡养,不能为胃行其津液,致胃强脾弱,胃热气盛兼脾津不足,最终使得脾为胃行津液的功能受到约束。日久阴益伤而阳益亢,诸证剧、故肠道失润而大便干结,脾为胃约,不能正常输布津液,但输膀胱,则小便频数。

(2)立法处方

治法:泄热润燥,利气通便。

方药:麻子仁丸(煎剂)。火麻仁20g,白芍10g,枳实10g,生大黄10g,厚朴10g,杏仁10g。2剂。

(3)治疗效果

二诊:大便通,解出燥屎数枚,腹胀全消,小便正常,舌溃烂亦有好转。脉细,舌红、薄白苔。拟生脉散加味:人参须5g,五味子6g,麦冬10g,蒲公英30g,谷精草30g,半边莲15g,生牡蛎20g,6剂。

三诊:药已尽剂,口舌溃烂亦大有好转,继原方再服。

按语:《素问·生气通天论》曰:"味过于苦,脾气不濡,胃气乃厚。"此处误用苦燥之黄连而成胃强脾弱,燥热内盛,阴气不足之证。

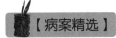【辨治经验】

廖世煌:脾约与胃家实均存在胃热,都可见大便坚实;但脾约证有小便数,虽多日未解大便却仅有腹微满而不痛,甚至腹无所苦等症状,病机是胃热津伤,脾不能为胃行津液;而阳明腑实证以"痞满燥实坚"为主,表现为腹部胀满疼痛,潮热,或谵语,或热结旁流,病机是燥热结实,腑气不通。

（五）肾病

1. 肾死脏脉

【原文】肾死臟,浮之堅,按之亂如轉丸,益下入尺中者死。(17)

2. 肾着证治

【原文】腎着之病,其人身體重,腰中冷,如坐水中,形如水狀,反不渴,小便自利,飲食如故,病屬下焦,身勞汗出,衣一作表裏冷濕,久久得之。腰以下冷痛,腹重如帶五千錢,甘薑苓术湯主之。(16)

甘草乾薑茯苓白术湯方:

甘草　白术各二兩　乾薑　茯苓各四兩

上四味,以水五升,煮取三升,分溫三服,腰中即溫。

【病案精选】

[病史资料]

祁某,男,50余岁。患者平素中阳不足,加之辛劳过度,一日晨起,忽左下肢不能举动,家人惊恐,急邀前往诊视。病者卧床呻吟,左下肢不得屈伸,近之则痛剧,询问是否曾跌闪,云未。脉沉紧,苔白腻。诊为中阳不足,脾湿不运,流注下肢。当以温脾胜湿,通络止痛,治以肾着汤加牛膝、续断、木瓜两剂病除,即能出工参加劳动。[杨启运,和即仁,尹亚君.肾着汤的临床运用.云南中医学院学报,1979,2(2):35-37]

[辨治思路]

(1)辨证分析

平素中阳不足,加之过劳伤阳,卫外不固,反复汗出,冷汗变为寒湿,久渍肌腠经络;又因寒湿之邪乘虚而入,侵淫腰部经脉,加重阳气痹阻,湿性重浊,侵犯腰腿部肌肉经脉,流注下肢,故左下肢不能举动。

(2)立法处方

治法:温化肌腠经络间之寒湿。

方药:甘草干姜茯苓白术汤。

(3)治疗效果

两剂病除,即能出工参加劳动。

按语:肾着,即寒湿痹着于腰部经络肌肉之间的病证,因腰为肾之外府,故名肾着。"身劳汗出"日久必伤阳气,"衣里冷湿"便会导致寒湿流着。

【辨治经验】

陈伯坛:肾者作强之官也,阴枢一转,全体自从容以受气,则死期远矣。彼流连肾者之病而若将终身者,皆生而未受本方之赐者也。

二、三焦病证举例

(一)三焦竭部

【原文】问曰:三焦竭部,上焦竭,善噫,何謂也？师曰:上焦受中焦氣未和,不能消穀,故能噫耳。下焦竭,即遺溺失便,其氣不和,不能自禁制,不須治,久則愈。(18)

(二)热在三焦及大小肠寒热病变

【原文】师曰:熱在上焦者,因咳爲肺痿;熱在中焦者,則爲堅;熱在下焦者,則尿血,亦令淋秘不通。大腸有寒者,多鶩溏;有熱者,便腸垢。小腸有寒者,其人下重便血,有熱者必痔。(19)

三、积聚与鏬气鉴别、积病主脉

【原文】问曰:病有積,有聚,有鏬氣,何謂也？师曰:積者,臟病也,終不移;聚者,腑病也,發作有時,輾轉痛移,爲可治。鏬氣者,脇下痛,按之則愈,復發爲鏬氣。諸積大法,脉來細而附骨者,乃積也。寸口,積在胸中;微出寸口,積在喉中;關上,積在臍旁;上關上,積在心下;微下關,積在少腹;尺中,積在氣衝。脉出左,積在左;脉出右,積在右。脉兩出,積在中央,各以其部處之。(20)

小结

本篇论述了五脏风寒病证和五脏死脉,其次列举了三焦各部病证,最后指出了积聚谷气的鉴别诊断。其中五脏风寒内容,脱简其多,唯有肝着、脾约、肾着内容较完整。肝着因肝经气血郁滞得名,用旋覆花汤行气开结,活血通络。脾约因胃热气盛,耗伤脾阴所致,用麻子仁丸泄热润燥通便。肾着因寒湿痹着于肾之外腑——腰部,用甘草干姜茯苓白术汤散寒除湿,温阳行气。

本篇虽脱简较多,但现存内容体现的理法方药,对临床仍有指导意义。

(钟兴华)

痰饮咳嗽病脉证并治第十二

一、成因、脉症与分类

(一) 成因与脉症

【原文】夫病人飲水多,必暴喘滿;凡食少飲多,水停心下。甚者則悸,微者短氣。

脉雙弦者,寒也,皆大下後善虚。脉偏弦者,飲也。(12)

(二) 四饮的脉症

【原文】問曰:夫飲有四,何謂也? 師曰:有痰飲,有懸飲,有溢飲,有支飲。(1)

問曰:四飲何以爲異? 師曰:其人素盛今瘦,水走腸間,瀝瀝有聲,謂之痰飲;飲後水流在脇下,咳唾引痛,謂之懸飲;飲水流行,歸於四肢,當汗出而不汗出,身體疼重,謂之溢飲;咳逆倚息,短氣不得卧,其形如腫,謂之支飲。(2)

肺飲不弦,但苦喘短氣。(13)

支飲亦喘而不能卧,加短氣,其脉平也。(14)

脉浮而细滑,傷饮。(19)

(三) 水在五脏

【原文】水在心,心下堅築,短氣,惡水不欲飲。(3)

水在肺,吐涎沫,欲飲水。(4)

水在脾,少氣身重。(5)

水在肝,脇下支滿,嚏而痛。(6)

水在腎,心下悸。(7)

(四) 留饮与伏饮

【原文】夫心下有留飲,其人背寒冷如手大。(8)

留飲者,脇下痛引缺盆,咳嗽則輒已。一作轉甚。(9)

胸中有留飲,其人短氣而渴;四肢歷節痛。脉沉者,有留飲。(10)

膈上病痰,滿喘咳吐,發則寒熱,背痛腰疼,目泣自出,其人振振身瞤劇,必有

伏飲。(11)

（五）饮病预后

【原文】脉弦数,有寒飲,冬夏難治。(20)

久咳數歲,其脉弱者可治;實大數者,死;其脉虛者,必苦冒。其人本有支飲在胸中故也,治屬飲家。(34)

二、治　　则

【原文】病痰飲者,當以溫藥和之。(15)

三、证　　治

（一）饮停心下、肠间

1. 脾虚心下饮停

【原文】心下有痰飲,胸脇支滿,目眩,苓桂术甘湯主之。(16)

苓桂术甘湯方:

茯苓四兩　桂枝　白术各三兩　甘草二兩

上四味,以水六升,煮取三升,分溫三服,小便則利。

【病案精选】

［病史资料］

王某,女,39岁。2010年5月10日就诊。主诉:眩晕反复2年,加重3天。现病史:梅尼埃病病史2年,3天前晨起突感天旋地转,随即倒地,继而呕吐不止,两耳作响如风,经西医对症治疗后,呕吐止,但不能起身抬头,只能仰卧床头,小得转侧,动则耳鸣欲吐,自觉有气上冲至头项。症见:起则头眩作呕,体倦畏寒,伴心下冷满,口淡不渴,饮食无味。体格检查:神情疲惫,面色不华,舌淡苔白,脉沉滑。［王涂路.桂术甘汤治疗梅尼埃病案浅析——读《金匮要略》有感.中华中医药学会耳鼻喉科分会第十六次全国学术交流会论文摘要,2010:92］

［辨治思路］

（1）辨证分析

本案患者主证见眩晕,呕吐,伴心下冷满,口淡不渴,饮食无味,查体神情疲惫,面色不华,舌淡苔白,脉沉滑。乃属脾肾阳虚饮停心下之候。

（2）立法处方

治法:温阳健脾,利水降冲。

方药:茯苓50g,桂枝30g,炒白术15g,炙甘草10g,生姜5片。日1剂,水煎服。

（3）治疗效果

药后数小时患者自感脘腹温热转动,随之有阴冷矢气排出,顿感神清气爽,即刻起身下床。次日继服原方7剂,减至茯苓15g,桂枝12g,药后再无复发。

按语:患者“脏寒生满病”,脾阳亏虚不能温煦,故心下冷满;脾阳亏虚,寒饮停留心下,故呕吐;舌淡苔白,脉沉滑均为阳气亏虚,寒饮内停之征。《伤寒论》67条:“伤寒若吐、若下后,心下逆满,气上冲胸,起则头眩,脉沉紧,发汗则动经,身为振振摇者,茯苓桂枝白术甘草汤主之。"

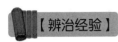 【辨治经验】

陶葆荪:本条是"以温药和之"的代表方剂。用消痰渗饮的茯苓为君,通阳温肝的桂枝为臣,以助茯苓渗化利溺的功能,然后用白术的健胃燥湿,甘草的和中扶液,以完成固中善后的预防措施,处处周到,真不失为治疗痰饮的原则启发。此方之用甘草,人皆笼统解为补中,而忽略其护液的作用,故后人只知用古方而不深入挖掘古方中制方用药的微妙处,难怪每为古方所困。

陈伯坛:苓桂术甘汤主之,洞开宿痰之癥结,更新其生化之宇,非刻其告肃清也,必令火气之游行无隔阂,带领痰饮从黑暗中徐徐而出,不治之治,妙于治也,非有穷神达化之圣学,能立此大舍细入之方乎。方旨详注于后。

2. 阳虚微饮短气

【原文】夫短氣有微飲,當從小便去之,苓桂术甘湯主之;方見上。腎氣丸亦主之。方見脚氣中。(17)

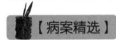 【病案精选】

[病史资料]

王某,男,72岁,退休干部。患短气年余,曾中西药迭进,效果不佳。近因伤风,病情加重,自觉胸闷气短,动则更甚,于1998年2月7日延余诊治。刻下:面目虚浮,呼吸短浅难续,不能上下楼梯。自诉:畏寒足冷,心下悸,小便不利。诊其脉沉细无力,舌淡苔薄白。[张世友.金匮肾气丸临床应用举隅.河南中医,2003,23(8):7]

[辨治思路]

(1)辨证分析

患者胸闷气短、心下悸、面部浮肿为饮邪上泛;呼吸短浅难续,畏寒足冷,小便不利,脉沉细无力,舌淡苔薄白为肾阳不足,肾不纳气,故辨证为肾阳虚夹有微饮证。

(2)立法处方

治法:温肾化水。

方药:书金匮肾气汤方与之,病人摇手相拒,其家人代言,因服汤药过多,不欲再服。故改投成药,浓缩金匮肾气丸5瓶,嘱其按说明服之,不可随意加减。

(3)治疗效果

未半年与患者相见于一村旁,见其精神饱满,气短若失,早无病色。患者握手相告:只服完5瓶肾气丸后,两足渐温,气短日消,诸证随除。为防复发,后又自购3瓶以巩固之。

按语:本例短气,伴面目虚浮,为气虚之征;其畏寒足冷、小便不利、脉沉细无力、舌淡苔薄白等,皆属肾阳不足所致;而心下悸一症,则系痰饮内扰之故。综上可见,此例短气为虚中夹实,属肾阳虚兼有微饮,并非中气不足,所以服补中益气之类罔效。遵《金匮》"夫短气有微饮者,当从小便去之,苓桂术甘汤主之,肾气丸亦主之"之训,用肾气丸温肾化气,导饮从小便去之。

【辨治经验】

何汝湛:从饮证来看,原因不同,其停留部位,亦当不同,文内只说有微饮,而未指出饮在何处,并仅叙短气一症和治法。是因两种饮证,都有共同症状和共同治法,只在利尿方法有些不同,一者从脾胃论治,用苓桂术甘汤利尿,一者从肾论治,用肾气丸利尿,使人在脉象和兼见证候中详细去辨认。若肾气虚衰,不能行水,则小便不利,水饮停蓄泛滥,也能导致呼吸不利而短气,正如《难经·四难》所说:"呼出心与肺,吸入肾与肝"。见到这类证候,便知不是水饮在肺膈胃胁之证,而是肾脏伏饮,应当用肾气丸温补肾元,恢复其功能,使水饮从小便排去。

3. 心下饮泛冒眩

【原文】心下有支飲,其人苦冒眩,澤瀉湯主之。(25)

澤瀉湯方:

澤瀉五兩 白术二兩

上二味,以水二升,煮取一升,分溫再服。

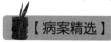

【病案精选】

[病史资料]

刘某,女,52岁,农民,1998年5月20日初诊。眩晕反复发作十余年,均需住院治疗方可缓解。1天前劳作时突然发病,当地诊所依梅尼埃病给予输液治疗(药物不详)效果不佳,转来我处。自述头晕目眩,耳鸣,恶心呕吐,不能坐立,自觉房屋旋转,不敢移动体位,动则眩晕加重;伴食少,便溏,倦怠乏力,神疲懒言,面色萎黄浮肿,舌体微胖,舌质淡,脉细弱。[雷新中.泽泻汤临床应用举隅.河南中医,2006,26(11):15]

[辨治思路]

(1)辨证分析

患者头晕目眩,耳鸣,恶心呕吐,为脾胃虚弱,胃有停饮,上乘清阳之位。食少,便溏,倦怠乏力,神疲懒言,面色萎黄浮肿,舌体微胖,舌质淡,脉细弱,为脾胃虚弱,痰饮内生佐证,故辨证为脾虚饮泛,清阳受阻。

(2)立法处方

治法:健脾化饮,益气升阳。

方药:方用泽泻汤加味。泽泻30g,白术18g,党参12g,黄芪15g,砂仁(后下)10g,半夏9g,甘草6g。水煎服,每日1剂。

(3)治疗效果

7剂后诸症好转。效不更方,继用上方7剂,眩晕大减,呕恶、便溏已止,面部浮肿已消。为巩固疗效,上方去半夏,加熟地黄18g,阿胶(烊化)12g,泽泻减为18g,续服30剂。5年来多次随访,眩晕未再发作,食增体强。

按语:本证是支饮在胃,本来有可吐的机会,但水饮和宿食不同,不是一吐所能彻底解决,而且吐法容易损害胃气,故重用泽泻,使胃中停积的水饮,迅速下泄,从小便而出,其中没有泻尽的水饮,加上白术,促进胃中吸收,既彻底清除水饮,又无损伤胃气的副作用。

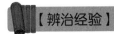【辨治经验】

何汝湛:本证冒眩是胃腑水饮上扰神明,属阴邪。其为胃邪犯脑则同,其所以犯脑的原因则不同,其症状表现也有差异,但既为支饮,当有支满症状,却不一定要见咳逆倚息,短气不得卧等症才是,宜泽泻汤健脾利水逐饮。

4. 心下饮逆呕吐

【原文】呕家本渴,渴者爲欲解,今反不渴,心下有支飮故也,小半夏湯主之。《千金》云小半夏加茯苓湯。(28)

小半夏湯方:

半夏一升　生薑半斤

上二味,以水七升,煮取一升半,分溫再服。

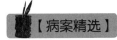【病案精选】

[病史资料]

刘某,男,52岁,干部。近3日因呕吐清水痰涎,胸闷少食、胃痛,并伴头晕心悸而就诊。苔白腻,脉滑。[廖明柱.小半夏汤临床运用拾萃.湖北中医杂志,1995,17(3):12-13]

[辨治思路]

(1)辨证分析

患者呕吐清水痰涎,胸闷少食、胃痛,心悸,为心下停饮上逆;伴见头晕为清阳受阻;苔白腻,脉滑为痰饮佐证,故辨证为痰饮内阻证。

(2)立法处方

治法:温化痰饮,行气降逆。

方药:半夏、生姜各30g,陈皮、茯苓、桂枝、白术各12g,厚朴10g。

(3)治疗效果

服3剂而愈,后随访,未见复发。

按语:痰饮内阻之呕吐,系素体中阳不健,或病后年老体衰,脾胃腐熟运化功能减弱,水谷不能正常化生精微,反变为痰饮,停留胃中。一旦饮邪上逆,每能发生呕吐。

【辨治经验】

陶葆荪:此条特别提出由于其他原因的呕和支饮的呕来互相鉴别,使人认识了渴与不渴为两病的关键,不至误以支饮的呕作其他病的呕。此方用专于降逆祛饮的半夏和专于镇逆止呕的生姜合剂,同收标本并治的效果。此方虽平易,药虽简单,而蠲饮止呕,独收奇效,成为后世蠲饮止呕必用的方剂、必用的药物,取精用宏,堪称独步。

5. 膈间饮逆呕痞眩

【原文】卒呕吐,心下痞,膈间有水,眩悸者,小半夏加茯苓湯主之。(30)

小半夏加茯苓湯方:

半夏一升　生薑半斤　茯苓三兩一法四兩

上三味,以水七升,煮取一升五合,分温再服。

先渴後嘔,爲水停心下,此屬飲家,小半夏茯苓湯主之。方見上。(41)

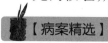【病案精选】

[病史资料]

陈某,男,53岁,1991年1月22日初诊。患者眩晕半年多,近2月发作频繁。病起于1990年6月初,因教务繁忙,熬夜备课,劳累过度,于6月8日突发眩晕,诊为"梅尼埃病",稍事劳累则眩晕又作,每2~3天发作1次,每次发作均持续2~3小时。刻诊:眩晕如坐舟车,胸腹胀闷,频频欲呕,左耳如蝉声,睡眠欠佳,记忆力下降,纳食不振,面色黧黑,眼周呈深褐色,舌质淡红,苔白滑,脉弦。[黄家诏.秦家泰教授治疗眩晕的经验.广西中医药,1995,18(1):21-22]

[辨治思路]

(1)辨证分析

患者因工作劳累而起病,后每因劳累而复发,为劳倦思虑伤脾,脾气受伤,失于健运,痰湿阻滞,浊阴不降,清阳不升。饮停于心下,则胸腹胀闷、频频欲呕;饮邪上逆,清阳不升则眩晕、耳鸣、失眠、记忆力下降。面色黧黑,眼周呈深褐色,为水色、水斑。舌质淡红,苔白滑,脉弦,为饮邪佐证,故辨证为心下饮停证。

(2)立法处方

治法:健脾化痰,渗利水饮。

方药:方用苓桂术甘汤合泽泻汤、小半夏加茯苓汤加减。桂枝10g,白术10g,茯苓12g,半夏10g,生姜10g,泽泻15g,藁本10g,蔓荆子10g,甘草6g。每日1剂,水煎服。

(3)治疗效果

二诊:服上药6剂,一周来仅发眩晕1次,时间持续1小时左右,头部自觉轻松,但尚不能摇头,摇头则晕甚,亦不能久看书报或电视,口微干,痰涎黏腻,苔滑微黄,脉如前述。秦氏谓药已中鹄,唯痰浊未化,有化热之势。守上方加竹茹10g,续进20剂,病情明显好转,再隔日服药1剂,前后调治共两月,病告愈,随访1年未复发。

按语:本例眩晕为脾虚痰阻而致。诸药合用,脾胃得健而痰浊可去,清阳得升而眩晕自止。

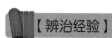【辨治经验】

陶葆荪:此方用小半夏为主药,借它降逆祛饮的力量,当可以止呕消痞了。但是本证由于隔间有水,已不仅是心下支饮了。水是浮动的,能循着胃气上升而扰及头目,不比支饮黏滞,只循络支上溢而阻及肺窍,则本证既有水邪,又不能单靠降逆祛饮的小半夏,而必须加入专于淡渗利水的茯苓,才能并除眩悸。读仲景书能于制方的加减进退处深入领会,以后临床,自会灵活运用,不致执板方治活人。

6. 下焦饮逆悸吐眩

【原文】假令瘦人,臍下有悸,吐涎沫而癫眩,此水也,五苓散主之。(31)

五苓散方:

澤瀉一兩一分　豬苓三分(去皮)　茯苓三分　白术三分　桂枝二分(去皮)

上五味,爲末,白飮服方寸匕,日三服,多飮暖水,汗出愈。

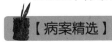【病案精选】

[病史资料]

陈某,女,49岁。1998年3月16日初诊。患者早上起床时突然眩晕,继而感觉房屋旋转,人欲跌倒,头昏重胀,不能旋转视物,耳鸣,恶心呕吐,吐出痰涎。患者半年前曾有过类似发病史,经某医院确诊为梅尼埃病。舌体胖、舌质淡、苔白腻,脉滑。[叶可夫.五苓散治疗梅尼埃病86例.新中医,1999,31(9):43-44]

[辨治思路]

(1)辨证分析

患者以眩晕为主症,伴头昏重胀、呕吐痰涎、舌体胖、苔白腻、脉滑等一派痰饮内盛之象,其舌质淡、面色苍白则与寒饮伤阳有关。诸证合参,此为寒饮内盛,上逆作祟,导致清阳不升,浊阴不降,故突发眩晕、耳鸣、呕吐等。

(2)立法处方

治法:温阳化饮,利湿祛痰升阳。

方药:桂枝、炒白术、法半夏各10g,猪苓、茯苓、泽泻、石菖蒲各15g,仙鹤草20g。

(3)治疗效果

服药5剂,眩晕呕吐止,耳鸣、眼球震颤消失,但仍觉头重,纳呆神疲。舌质淡、苔薄白,脉滑。为巩固疗效,再予原方略为加减,续服7剂。随访1年未见复发。

按语:结合四诊,显示本病为痰饮所致,但饮不在上焦,亦不停于中焦。追究病因,乃脾受寒邪所伤,损其运化水湿之力,寒湿积聚生痰,而为下焦留饮。寒饮在下,反逆于上,致使清阳被遏,浊阴不出,而得此证。故用五苓散为主方,以收温阳降逆、淡渗利湿之效。

【辨治经验】

何汝湛:本方重用泽泻为主药,猪苓、茯苓作为辅助药。用三味利水药大力行水,使停积在下焦的水饮迅速排出。但化水的责任,重在膀胱,而膀胱的气化,要依赖阳气的温蒸,故加桂枝宣阳化气,以加速淡渗利尿的功效,并且能降冲逆以平水饮上逆。制水的责任,又在脾胃,故用白术健脾燥湿,以防止水气上逆。多饮暖水,是因为瘦人虽然受水邪为患,毕竟真水不足,一方面补充干涸的水,恢复游溢布散的功能,另一方面增强胃阳的蒸发,帮助温行排泄水饮。目的虽然不在解表,但部分水饮,可以向体表分散,故有内外分消的功效。

7. 肠间饮结成实

【原文】腹满,口舌乾燥,此腸間有水氣,己椒藶黄丸主之。(29)

己椒藶黄丸方:

防己　椒目　葶藶(熬)　大黄各一兩

上四味,末之,蜜丸如梧子大,先食飮服一丸,日三服,稍增,口中有津液。渴者加芒硝半兩。

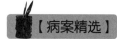

[病史资料]

张某,男,37 岁,农民。自觉腹中肠鸣如雷鸣,大便时结时溏,溏便时夹白色黏液,每天 1~3 次;便结时大便如羊粪,3 天 1 次,夜难成寐。肠镜、大便常规及 B 超等检查,未见异常。诊见:形瘦,面色晦滞,神情忧郁,诉腹中有气走动,腹中肠鸣,难寐多梦,大便秘结,小便黄,口苦,舌质红、尖有红点、苔黄白相间、薄而少津,脉弦数。证属饮停肠道,气机不畅,伴心经郁火,热扰心神。[林懿才.己椒苈黄丸加减治疗痰饮型胃肠神经官能症 82 例.新中医,2000,32(6):27]

[辨治思路]

(1)辨证分析

患者水走肠间,饮邪内结,壅滞气机,故腹中肠鸣、大便秘结;饮邪阻碍清阳上升,则面色晦滞,神情忧郁;心火循经上炎,而见口苦,舌质红、尖有红点;热扰心神,则难寐多梦;舌苔薄而少津,为水热互结津伤之征,故辨证为水热互结于肠间之候。

(2)立法处方

治法:利水化饮通腑,清热宁心安神。

方药:防己、麦冬、葶苈子各 10g,茯苓 30g,大黄、枳壳、厚朴各 8g,酸枣仁 20g,合欢皮 15g,黄连、椒目、甘草各 6g。

(3)治疗效果

3 天后,大便已通,肠鸣明显减缓,睡眠稍好,情绪较开朗。守方再进 3 剂。自觉肠鸣消失,睡眠渐好。后间服温胆汤加酸枣仁、龙骨等,3 月后已能从事正常的工作。

按语:《金匮》言"其人素盛今瘦,水走肠间,沥沥有声,谓之痰饮"。由于饮走肠间,与肠间之气相互搏击,故自觉腹中肠鸣如雷鸣、并觉有气走动。

【辨治经验】

陶葆荪:注家对本方用己椒苈黄丸的所以然,殊少分析,笼统的只有说它祛除水饮而已,较有见解的,也不过说己、椒、导饮于前,苈、黄推饮于后,总不能切实说道每药分工合用的原理,深为可惜。考本方用椒、苈法,完全是根据《内经》"肺与大肠相表里"的理论(见《灵枢·本输》:"肺合大肠"),和"辛以散之,苦以泄之","病在下者高取之"(均见《灵枢·终始》)直接、间接的治疗方法,也就是以理论指导实践,从实践印证理论的一个好例子。

8. 留饮邪实欲去

【原文】病者脉伏,其人欲自利,利反快,雖利,心下續堅滿,此爲留飲欲去故也,甘遂半夏湯主之。(18)

甘遂半夏湯方:

甘遂大者三枚　半夏十二枚(以水一升,煮取半升,去滓)　芍藥五枚　甘草如指大一枚(炙)一本作無。

上四味,以水二升,煮取半升,去滓,以蜜半升,和藥汁煎取八合,頓服之。

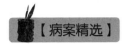【病案精选】

［病史资料］

蒋某,女,32岁,九江水泥造船厂家属,1969年5月就诊。患者腹部逐渐增大已4月,经中西医治疗无效而转外地某医院,诊断为"腹壁多脂症",因无特效疗法劝其回家,并嘱患者:"节制饮食以控制发展"。就诊时见:腹部膨隆,大如妊娠8个月,按之松软如棉絮,自觉胀闷不舒,沉重乏力,神疲嗜睡,纳减便溏,经闭3个月,白带量多,质清稀而有腥味,小便清长。舌淡,苔白腻,脉沉滑。[刘俊楠.古方今用一则.江西中医药,1982,13(3):45]

［辨治思路］

(1)辨证分析

患者腹部膨隆,按之松软如棉絮,自觉胀闷,考虑为痰饮;神疲,纳减便溏,白带量多,质清稀味腥,小便清长,舌淡,苔白腻,脉沉滑,为属脾虚失运,痰湿内停结聚成形之佐证,故辨证为脾虚饮停之候。

(2)立法处方

治法:健脾逐饮。

方药:甘遂半夏汤加减。甘遂9g,半夏9g,白芍9g,炙甘草9g,白术12g,茯苓18g,3剂。

(3)治疗效果

二诊:药后腹胀大为减轻,精神转佳,食纳增加,白带减少,唯大便溏泄反剧,泻下之物黏腻如鱼冻,余无不适。原方续进3剂。

三诊:腹胀大已减三分之二,余证俱觉好转,大便仍间有黏腻物,脉沉滑,原方再续进3剂。

服药九剂后,健如常人,食纳正常,腹大全消,带止经行,尔后怀孕。

按语:患者病痰饮,饮留中焦,虽小便自利、大便溏,但症状未减,这是因为邪正交争,邪胜于正所致,所以治应扶助正气以助逐邪。

【辨治经验】

陶葆荪:此方用性急趋下、大破留饮的甘遂,驱水从胃下肠,由大便排泄;更恐甘遂下趋过急,不能逐去隔膜积饮,故佐以善于降逆下痰的半夏,从隔膜胁肋降浊下行,补甘遂之不逮;加以散结和阴的芍药,护液调中的甘草,既免正气过于伤残,更缓药性过于急疾;而主药有小毒,仍恐未够制化,更调以缓中解毒的蜂蜜,是万全之法,还有人认为不可轻用,岂非过虑。此是治水饮的变方,所以适应水饮的变脉(其人脉伏)。故不拘守治痰饮"以温药和之"的常规,可谓知常知变,并非自相矛盾。

(二) 饮流胁下

【原文】脉沈而弦者,懸飮内痛。(21)

病懸飮者,十棗湯主之。(22)

十棗湯方:

芫花(熬)　甘遂　大戟各等分

上三昧,搗篩,以水一升五合,先煮肥大棗十枚,取八合,去滓,内藥末,強人服一錢匕,羸人服半錢,平旦温服之;不下者,明日更加半錢。得快下後,糜粥自養。

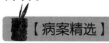 【病案精选】

[病史资料]

叶某,男,22岁,工人。1994年5月12日入院。主诉:干咳、胸痛伴发热、盗汗3日。患者3日来不明原因出现干咳少痰,咳引左侧胸痛,伴发热盗汗,自认为是感冒,服APC(一种复方制剂的解热镇痛药)、川贝清肺露无效而来院就诊。门诊经胸透发现左侧胸腔积液而收入院。[曹远礼.经方治疗水饮4则.河北中医,2002,24(9):683-684]

[辨治思路]

(1)辨证分析

患者邪郁肺卫,水道失于通调,水饮壅盛于里,留于胸胁,而成悬饮之变。水停气阻,故胸痛;肺不主气,则干咳;舌质红,苔白滑,脉弦滑为其佐证,故辨证为水流胁下之悬饮。

(2)立法处方

治法:峻逐水饮。

方药:十枣汤。芫花、甘遂、大戟各等份,制成胶囊。

服法:十枣胶囊5粒(每粒含生药0.5g),隔日1次,清晨空腹用枣汤1次服下,泻下数次后方可进食。

(3)治疗效果

每次服药后1小时左右即开始出现腹中鸣响,微微疼痛,气趋少腹,随之泻下稀水样大便4~6次。连服5次,体温正常,体征消失。X线胸检查:胸腔积液全部吸收,左肋膈角变钝。后以清热化痰理气之品调理1周而痊愈出院。

按语:患者虽干咳少痰,并伴发热盗汗、舌质红,有似阴虚燥咳,但同时又见咳引左侧胸痛,苔白滑,脉弦滑等,其咳引左侧胸痛与《金匮》所论悬饮之主症"咳唾引痛"较为相似,苔白滑,脉弦滑显为内有水饮之征。至于所见之舌质红,提示患者素体阳气偏旺。

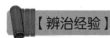 【辨治经验】

陶葆荪:甘遂、芫花、大戟三味,性气相同,皆专于祛痰癖、逐水饮,故等量合剂,使它互相节制而发挥合力分工作用;又恐药之毒性虽微,合则势大,再重用大枣煎汤送服,利用枣液的和缓润泽来蓄住疾趋的药势,留得搜索时间。服药而得到痛快泻下之后更用糜粥来作调养,既收廓清效果,亦收良好预后。

(三)饮溢四肢

【原文】病溢飲者,當發其汗,大青龍湯主之;小青龍湯亦主之。(23)

大青龍湯方:

麻黄六兩(去節)　桂枝二兩(去皮)　甘草二兩(炙)　杏仁四十個(去皮尖)　生薑三兩　大棗十二枚　石膏如雞子大(碎)

上七味,以水九升,先煮麻黄,减二升,去上沫,内诸药,煮取三升,去滓,温服一升,取微似汗,汗多者,温粉粉之。

小青龍湯方:

麻黄三兩(去節)　芍藥三兩　五味子半升　乾薑三兩　甘草三兩(炙)　細辛三兩　桂枝三兩(去皮)　半夏半升(洗)

上八味,以水一斗,先煮麻黄,减二升,去上沫,内诸药,煮取三升,去滓,温服一升。

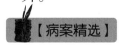 【病案精选】

[病史资料1]

陈某,女,28岁。医院护士。主诉4个月前出现手指、足趾浮肿,逐渐发展而肿到肘、膝关节。先后在自家医院和其他西医院就诊,均没有明确诊断,遂转我院求治于中医。按压其浮肿处,凹陷随即回复,舌淡而略胖,舌根苔腻而上罩微黄,脉浮缓无力。问四肢与身体有无汗出,心烦与否,回答四肢无汗而身体微有汗意(时在盛夏),略有心烦。[程献忠.大青龙汤临床治验3则.国医论坛,2008,23(6):6-7]

[辨治思路]

(1)辨证分析

患者寒邪留着于四肢肌肤之间,郁闭卫阳,使气机不行,津液凝涩,故四肢渐肿,无明显汗出;舌淡而略胖,舌根苔腻而上罩微黄,脉浮缓无力为其佐证,故辨证为饮流四肢之溢饮。

(2)立法处方

治法:发汗散饮,兼清郁热。

方药:仿伤寒大家刘渡舟先生之治。处方大青龙汤加茯苓、薏苡仁,药用麻黄10g,桂枝10g,炙甘草10g,生石膏10g,杏仁6g,茯苓18g,薏苡仁25g,生姜6片、大枣12枚(去核)。考虑其舌脉情况,仅处1剂,煎分2次服,汗出停后服。

(3)治疗效果

次日复诊,患者甚喜,浮肿已退去大半,并言没有明显汗出,察舌苔变薄白,脉象依旧,遂再进原方1剂。6天后,患者复诊,言服用第二剂后浮肿完全消失,自以为痊愈而未再来诊,不意昨日浮肿又起。察舌苔薄白,舌淡胖,脉象浮缓,因思患者体质较差,舌脉有脾虚之象,遂于原方加生白术25g,再进2剂。2剂服完,果然浮肿尽消而身体有汗。1个月后随访,未见复发。

按语:听其主诉,观其四肢浮肿,首先就当想到《金匮要略》所讲"饮归四肢,谓之溢饮"。给予大青龙汤以发汗祛除水饮。

[病史资料2]

罗某,女,36岁。下腹部及下肢水肿2月余。曾在某医科大学诊为"特发性水肿",经中西药治疗,水肿未能减轻,反有加重之势。就诊时:微恶风寒,咳嗽,气喘,吐泡沫痰涎,腹胀,纳差,下肢沉重。查:下腹部膨隆光亮,无腹水征,下肢浮肿明显。[张超群.经方新用3则.国医论坛,1995,10(2):13]

[辨治思路]

（1）辨证分析

证属表寒内饮之候。

（2）立法处方

治法：解表化饮。

方药：小青龙汤。麻黄6g，细辛3g，白芍10g，干姜10g，甘草10g，桂枝10g，五味子10g，半夏10g。每日1剂，水煎服。

（3）治疗效果

连服3剂后复诊：诉每次服药后，大汗淋漓，湿透衣衫，小便频数而量多。水肿全消，表证已除，唯精神疲乏，小腿时有转筋。予芍药甘草附子汤加味调理而愈。随访1年，未见复发。

按语：本病表有寒证，内有留饮，饮散于四肢，是以若仅逐三焦之湿则无济于此证，故以辛温之药温化寒饮，使阳气通达，而汗自表出、小便通利，则邪自消。

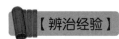【辨治经验】

陶葆荪：盖大青龙重用麻、杏、甘、石，只从肺以清散水饮（肺主皮毛），着力在表中之表，小青龙则兼用姜、辛、半、味，是从胃以温散水饮（胃主肌肉），着力在表中之里；又大青龙主治的溢饮，或兼肿胀烦躁，小青龙主治的溢饮，或兼心悸喘咳，而夹热伏寒犹其余事。

（四）饮在胸膈

1. 支饮喘满痞坚

【原文】膈間支飲，其人喘滿，心下痞堅，面色黧黑，其脉沉緊，得之數十日，醫吐下之不愈，木防己湯主之。虛者即愈，實者三日復發，復與不愈者，宜木防己湯去石膏加茯苓芒硝湯主之。（24）

木防己湯方：

木防己三兩　石膏十二枚如雞子大　桂枝二兩　人參四兩

上四味，以水六升，煮取二升，分溫再服。

木防己加茯苓芒硝湯方：

木防己　桂枝各二兩　人參　茯苓各四兩　芒硝三合

上五味，以水六升，煮取二升，去滓，内芒硝，再微煎，分溫再服，微利則愈。

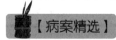【病案精选】

[病史资料1]

齐某，女，58岁，农民。2003年3月2日初诊。主诉胃部硬满，咳嗽气促3月余，初起过食黏凉食物，而后受寒引起感冒，咳甚，吐稀白痰量多，并呕吐多次，终吐清水。经服用西药和输液后，热退，唯咳吐痰不减，后又过食柿饼，渐成胃脘部硬满，表现为不食则气短，胃内空虚，稍进食后则胸闷作喘。胃部硬满胀滞堵坠，按之略痛。胃肠中常有鸣响，从不腹泻。自服消食成药半月余，胃内堵胀感略轻即重，持续3月余不愈，自疑胃中生物，经胃镜检查，诊为重度浅表性胃炎。患者素患慢性支气管炎，习惯性便秘。望其面色晦暗，触其胃部有拳大

硬块,舌质暗淡,苔白腻,脉沉缓滑。[马晓峰.《金匮要略》木防己汤应用举隅.天津中医药, 2004,21(3):193]

[辨治思路]

(1)辨证分析

患者饮停结于心下胸膈之间,吐之不能,下之不去,故胃部硬满,按之略痛;饮阻气机,故 胸闷作喘,咳吐稀白痰量多;舌质暗淡,苔白腻,脉沉缓滑为其佐证,故辨证为支饮结聚之喘 满痞坚。

(2)立法处方

治法:行水散结,通阳化气。

方药:防己 12g,桂枝 30g,党参 10g,生石膏 30g,杏仁 9g,半夏 12g,生姜 3 片,枳壳 10g, 莱菔子 10g,4 剂。

(3)治疗效果

药后自觉咳喘明显好转,胃部硬满略减,大便未通。原方去石膏,杏仁,加芒硝 10g,茯苓 15g,牡丹皮 10g,牛膝 12g,佛手 10g。继服 6 剂。小便渐多,大便解下,便后轻快,脘胀明显 减轻,食欲增,仍感乏力,前方加黄芪 12g,白术 10g,继服 4 剂,诸症大部分消失。以参苓白 术丸善其后。

按语:该患者饮食不节,病位在胃,外感致肺气上逆,胃气不和,升降受阻。多次呕吐故 可去有形食积,但胃气已伤,本证热势不显,乃属食、饮、气结聚,虚实夹杂之重症。故予木防 己汤加味。

[病史资料 2]

患者,女,52 岁。诊于 1977 年 1 月 24 日。宿有喘疾,逢冬即发。因起居不慎,感寒 致喘,倚息不得卧,咳吐白泡沫样痰,面色黧黑,精神恍惚,目如脱状,口唇发绀,肢冷汗 出,爪甲色青,颈脉动,胁下硬,按之痛,尿少浮肿,心下坚满,舌质紫暗,苔腻微黄,脉沉微 无力。[陈锐.木防己汤、木防己去石膏加茯苓芒硝汤临床新用.中国社区医师,2011,27 (25):12]

[辨治思路]

(1)辨证分析

患者内伤久病,宿有喘疾,遇感则发,日久穷及心肾,心肾阳衰,血脉瘀滞,故口唇发绀, 肢冷汗出,爪甲色青;痰浊阻肺,通调失职,故倚息不得卧,咳吐白泡沫样痰;舌质紫暗,苔腻 微黄,脉沉微无力为其佐证,故辨证为支饮结聚之喘满痞坚。

(2)立法处方

治法:温补心肾,益气活血,化痰定喘,宣肺利水。

方药:木防己 10g,桂枝 15g,人参 15g(单煎兑入),茯苓 30g,制附子 15g,丹参 18g,桃、杏 仁各 12g,紫苏子 12g,石韦 18g,椒目 15g,甘草 12g。每天 1.5 剂,水煎分早午晚 3 次,温服。

(3)治疗效果

药服 5 剂,阳回肢温,汗少尿多,喘咳见缓,稍能平卧,浮肿消退,发绀好转,继服 8 剂,诸 症悉缓。

按语:本证乃本虚标实,心肺气虚,阳衰血瘀,痰饮结于肺,而致喘满。芒硝虽有软坚作 用,但欠缺活血之能,且恐加重正虚,因而去除芒硝。

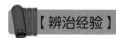

【辨治经验】

陶葆荪：木防己汤以中通多孔、能散能泄、善于疏透隔膜水饮的木防己作主药；佐以石膏镇逆清郁热，来消除痰饮上升的喘满；配以桂枝通络振阳气，来温散痰饮内积的痞坚；更重用人参恢复久经浸渍损伤的中气，扶正祛邪，一举两得。但邪虚的才能有效，邪实的又要去了长于清热不长于散结的石膏，而加入咸寒软坚的芒硝和淡渗利湿的茯苓，才能分消积聚，收到应付适当的功效。

2. 支饮胸满兼腑实

【原文】支飲胸滿者，厚朴大黃湯主之。(26)

厚朴大黃湯方：

厚朴一尺　大黃六兩　枳實四枚

上三味，以水五升，煮取二升，分溫再服。

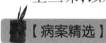

【病案精选】

[病史资料]

何某，男，71岁，农民。初诊：1988年5月22日下午3时。反复咳喘27年，10天前因逢气候变冷而受凉，初起咳嗽，吐痰清稀量多，继则气喘，胸部满闷如窒，不能平卧，全身浮肿，心悸，小便短少，纳差乏力，在当地卫生院经中西药物治疗罔效，遂转诊于我院。诊见：端坐呼吸，张口抬肩，喘息气粗，精神疲惫，面目浮肿，面色青紫，口唇发绀，颈脉怒张，虚里搏动应手急促，双下肢按之没指，舌淡红、舌苔白、脉弦数。[刘伟.《金匮要略》厚朴大黄汤辨识.北京中医学院学报，1989，12(1)：23]

[辨治思路]

(1)辨证分析

患者肺气壅塞，胸部满闷如窒，不能平卧；肺气受阻，不能通调水道，故面目浮肿；舌淡红、舌苔白、脉弦数为其佐证，故辨为支饮，证属痰饮壅迫肺胸。

(2)立法处方

治法：宣通肺气，逐饮祛痰。

方药：厚朴大黄汤。厚朴30g，生大黄16g，枳实4枚。1剂。

(3)治疗效果

次日复诊，患者诉昨日下午6时煎服中药1次(量约150ml)，前半夜胸满渐止，喘促大减，并解水样大便5次，量约3痰盂，余症减轻，后半夜能平卧入睡。诊见：面转喜色，精神欠佳，面目微浮，呼吸平稳，双下肢按之稍没指，舌淡红苔薄白，脉缓微弦。此饮去大半，肺气已通，已非原方所宜，乃改服六君子汤加减以健脾和胃，杜绝痰饮之源，调治2周，症状消失出院。

按语：本病症见胸满、心悸、全身浮肿，既往肺系病史，知为本虚标实之证，治应分轻重缓急，而刻下以标实为急。故选用厚朴大黄汤1剂，破逐胸中痰饮，中病即止，再以六君子汤扶正固本，方得收效。

【辨治经验】

陶葆荪:此是治支饮胸满的主方,用专于下水消满的厚朴,佐以导痰破滞除痞的枳实,两药能上达胸中而下降;故对胸中痞满的,仲景常常将它配合起来,以收相得益彰的妙用。但两药虽能通降痰饮,还恐到中焦后药力渐缓,不能鼓行下趋,故再用大黄助其顺流而下之势,以尽推荡廓清之功,盖大黄气厚力宏,能上至咽喉,下达直肠,以引痰水向下排泄,根据肺与大肠相表里和上病下取的道理,此方用大黄亦自有它的用法,不必胃实才用,从而知大黄不一定用于胃实。

3. 支饮壅肺不得息

【原文】支飲不得息,葶藶大棗瀉肺湯主之。方見肺癰中。(27)

【病案精选】

[病史资料]

宁某,女,31岁。因"心悸气急浮肿反复发作3年余,加重2天"于1996年4月12日来诊。患者3年来每于劳累或感冒后易出现心慌心跳,甚者伴胸闷气急、尿少肢体浮肿,曾经医院检查诊断为"风湿性心脏病"。常予中西药治疗,症状时作时缓。3天前上症复发,症见心慌心跳、咳嗽频作、咳出大量白色泡沫痰,胸闷气急,甚者不能平卧,尿少双下肢浮肿,纳呆食少,经当地予以中西药治疗未好转。[陈能章.葶苈大枣泻肺汤应用举隅[J].实用中医药杂志,1999,15(12):2]

[辨治思路]

(1)辨证分析

患者心肾阳气不足,故心慌心跳;水气凌心射肺,故胸闷气急、不能平卧,咳出大量白色泡沫痰;肾阳虚气化失司,故尿少浮肿,舌脉亦为阴证之象,故辨证属心肾阳虚,水气凌心射肺之证。

(2)立法处方

治法:泻肺利水,佐以益气。

方药:葶苈大枣泻肺汤加味。葶苈子40g,大枣10枚,黄芪30g,枳实、炙甘草、熟附片(先煎)各10g。急煎中药1剂,煎后徐徐饮服。

(3)治疗效果

之后患者血压回升,心悸气急减轻,尿量增加,浮肿减退,唇甲发绀改善,唯纳呆食少,恶心欲呕,守方加茯苓、白术、半夏各10g,生姜5片,以和胃止呕,每日1剂,连服3剂,恶呕症状消失,水肿尽消,无明显咳嗽心悸气急现象,诊见神疲乏力,纳食不振,舌暗淡,苔白,脉沉细。此乃水气已消,肺得宣肃,心脉复畅,脾虚未复。遂改益气温肾健脾之法,方选四君子汤加味,药用:党参40g,白术、茯苓、炙甘草、熟附片(先煎)各10g,陈皮8g,黄芪30g,砂仁4g(后下)。每日1剂,清水煎服,4剂后患者症状基本消失,无自觉不适而出院。

按语:本例既有本虚,又有标实,根据"急则治其标"的原则,故急以泻肺逐饮利水佐以益气温肾,以使邪去心安而诸症悉平,不必忌以"虚"而不敢用泻法,正所谓邪去正安,本例病人诊时脉微欲绝,血压已测不到,属亡阳之证,故在大剂量葶苈子应用时,投以黄芪附子益气回阳救脱,待邪去而正未恢复时,又以益气健脾为主以治本,终致症状消失。

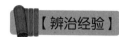【辨治经验】

何汝湛:见此证候,为肺中水饮内实,情势急迫,治以葶苈大枣泻肺汤直泻肺水,以开泄其闭。本方一见于治肺痈病喘不得卧之证,由于痰水内结,肺中邪实,故用苦寒滑利的葶苈,以开泄肺气,泻水逐痰,故称为泻肺。但恐其泻而伤正气,故佐以大枣之甘,安中而调和药性,使邪去而正不伤。

4. 支饮邪实咳嗽

【原文】咳家其脉弦,爲有水,十棗湯主之。方見上。(32)

夫有支飲家,咳煩,胸中痛者,不卒死,至一百日、一歲,宜十棗湯。方見上。(33)

5. 支饮兼外寒咳逆

【原文】咳逆倚息不得臥,小青龍湯主之。方見上。(35)

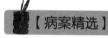【病案精选】

[病史资料]

王某,男性,66岁,2001年12月13日就诊。患者有慢性支气管炎病史,反复咳喘20余年,每逢冬春季节受凉时发作,2周前因气候变化,感寒后咳喘加重,咳吐白色泡沫样痰,每日约300~500ml,夜间喘甚,难以平卧。西医予吸氧、抗感染、止咳平喘等药物治疗,无明显疗效,遂请中医会诊。四诊所见:患者神情疲惫,面色及口唇发绀,心悸气短,不能平卧,动则喘甚,咳白色泡沫样痰,纳呆脘痞,尿少便溏,双下肢浮肿,舌淡,苔薄滑,脉滑数。西医诊断:慢性阻塞性肺疾病,肺心病,心力衰竭I级。[王建国.小青龙汤治疗疑难重症举隅.中国中医急症,2010,19(5):877-878]

[辨治思路]

(1)辨证分析

患者有慢性支气管炎病史,水饮内停,感寒邪引动痰饮,故咳喘不能平卧;饮停中焦,脾失健运,故纳呆脘痞;饮停下肢,故双下肢浮肿;舌脉亦为其佐证,故辨证为喘证外寒里饮证。

(2)立法处方

治法:宣肺化饮,温阳利水。

方药:小青龙汤化裁。麻黄10g,桂枝15g,细辛5g,干姜10g,白芍10g,五味子6g,半夏12g,伏苓皮10g,泽兰10g,五加皮10g,葶苈子10g。每日1剂,水煎分服。

(3)治疗效果

3剂后咳喘明显减轻,咳痰明显减少,夜寐稍安,已能平卧,纳增。7剂后喘平卧安,唇面红润,心悸脘痞消失,纳可,小便利,大便调,双下肢浮肿消失。

按语:其人素有痰饮,复感外邪引动内饮,逆而犯肺,致肺气壅塞,故喘咳不得卧,肺失宣降,输布失司,故脉浮肢肿,治用小青龙汤宣肺化饮,温阳利水,加泽兰、五加皮、葶苈子、茯苓活血强心,利尿消肿,证方相符切中病机,故能取得疗效。

6. 支饮随证辨治举例

【原文】青龍湯下已,多唾口燥,寸脉沉,尺脉微,手足厥逆,氣從小腹上衝胸咽,手足痹,其面翕熱如醉狀,因復下流陰股,小便難,時復冒者,與茯苓桂枝五味

甘草湯,治其氣衝。(36)

桂苓五味甘草湯方:

茯苓四兩　桂枝四兩(去皮)　甘草三兩(炙)　五味子半升

上四味,以水八升,煮取三升,去滓,分溫三服。

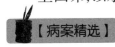【病案精选】

[病史资料]

张某,女,45岁,农民。因情志因素致阵发性脐下悸3月,每日发作1~2次。发作时自觉从少腹有气上冲,胸闷喉痒,唇麻齿抖,语言不利,面色潮红。并有冷气下行,足冷腿软,步履艰难。近1月来症状加剧,头痛畏光,视力减退。发作完毕,一如常人。苔薄白,脉滑数有力。[赵建萍.桂苓五味甘草汤临床新用.甘肃中医,2002,15(6):12-13]

[辨治思路]

(1)辨证分析

患者发时少腹有气上冲,胸闷喉痒,唇麻齿抖,语言不利,面色潮红,为冲气上逆;伴有冷气下行,足冷腿软,步履艰难,为阳厥于上,下焦虚寒,故辨证为冲气上逆。

(2)立法处方

治法:平冲降气。

方药:桂苓五味甘草汤。茯苓12g,桂枝12g,炙甘草9g,五味子6g,15剂。

(3)治疗效果

诸症消失。

按语:此证属支饮,过散伤阴,且阳气上下流窜不一定,故不用大枣而用酸收的五味子,以敛浮逆,以纳冲气,换药一味,已足以应付症因不同的病变。运用之妙,值得深入钻研。

【辨治经验】

陶葆荪:此是将肺、肾本虚的支饮病人,服小青龙汤后肾气被动,而余饮未清的病变提出,并提出其随机应变的处理方法。本方旨在治冲逆,所以与奔豚篇第5条茯苓桂枝甘草大枣汤所差只是五味子与大枣;一兼守中,一兼敛逆。

【原文】衝氣即低,而反更咳、胸滿者,用桂苓五味甘草湯去桂加乾薑、細辛,以治其咳滿。(37)

苓甘五味薑辛湯方:

茯苓四兩　甘草　乾薑　細辛各三兩　五味子半升

上五味,以水八升,煮取三升,去滓,溫服半升,日三服。

【病案精选】

[病史资料]

黄某,女,34岁。慢性肾功能不全尿毒症终末期,维持性血透,混合型高血压,需以钙离子拮抗剂、ACEI类药、α受体阻滞剂、β受体阻滞剂四联降压,并需于透析后加用ACEI类药,方可将血压控制于正常范围。因用药日久,患者对ACEI类药物敏感渐致不能耐受。诊见:

剧烈呛咳,痰中带血丝,恶心、呕吐,夜不能寐,舌红、苔黄,脉濡。[姚晓峰,洪钦国.洪钦国教授治疗 ACEI 类药物致慢性肾衰病人咳嗽经验.新中医,2000,32(8):12]

[辨治思路]

(1)辨证分析

患者终末期肾病,维持透析治疗,总属体内水液代谢失调,当属中医水饮范畴,久病穷必及肾,多为脾肾虚寒;呛咳为饮气上逆,结合舌脉辨证属寒饮冲逆之证。

(2)立法处方

治法:温化寒饮,平冲降逆。

方药:苓甘五味姜辛汤加减。茯苓 18g,五味子 6g,甘草、细辛各 5g,法半夏、苦杏仁各 12g,丹参 20g,麦冬、大黄各 10g。

(3)治疗效果

服 6 剂后,上症渐平,后间断重复使用本方,上症未再发。

按语:饮邪为病,不外肺气虚寒,阳虚不运,肺不布津,因虚致实之机,而其病理产物形成的关键在"阳虚"二字。

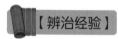【辨治经验】

陶葆荪:此方重点在温寒、敛逆、化饮,并用以清楚肺中所伏留的水饮,而收摄肺气的浮越,与原小青龙汤证已有不同。此时已是平了冲逆之后,故此不再用桂枝,仲景配方去取得精到周详,真非庸手所可及。

【原文】咳滿即止,而更復渴,衝氣復發者,以細辛、乾薑爲熱藥也。服之當遂渴,而渴反止者,爲支飲也。支飲者,法當冒,冒者必嘔,嘔者復內半夏,以去其水。(38)

桂苓五味甘草去桂加乾薑細辛半夏湯方:

茯苓四兩　甘草　細辛　乾薑各二兩　五味子　半夏各半升

上六味,以水八升,煮取三升,去滓,溫服半升,日三服。

水去嘔止,其人形腫者,加杏仁主之。其證應內麻黃,以其人遂痺,故不內之。若逆而內之者,必厥,所以然者,以其人血虛,麻黃發其陽故也。(39)

苓甘五味加薑辛半夏杏仁湯方:

茯苓四兩　甘草三兩　五味子半升　乾薑三兩　細辛三兩　半夏半升　杏仁半升(去皮尖)

上七味,以水一斗,煮取三升,去滓,溫服半升,日三服。

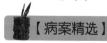【病案精选】

[病史资料]

钱某,男,30 岁,1998 年 10 月 14 日就诊。自诉 1998 年秋患哮喘病,经治而愈。嗣后每届秋冬即作,入春渐缓。同年 9 月 2 日外出旅游,劳累感寒哮喘复发,服中西药治疗月余不效,而来院就诊。患者白天犹如常人,夜间入寐后发作,发时胸闷,继而喘息不能平卧,喉中痰鸣有声,咳吐泡沫痰涎,舌质正常,苔薄白,脉弦滑。西医诊断:迷走神经兴奋型支气管哮喘。[周玉麟.经方辨治咳喘验案4则.国医论坛,2002,17(4):10]

[辨治思路]

(1)辨证分析

患者每遇感触即发作咳痰喘,咳吐泡沫痰涎,为伏饮;秋冬天气转凉,寒邪诱发伏饮,故夜晚发作,入春后天气转暖,故咳喘渐缓,且白天阳气升发,故白天缓解,结合舌脉辨证为伏饮内停证。

(2)立法处方

治法:温阳化饮。

方药:苓甘五味加姜辛半夏杏仁汤加味。茯苓12g,甘草5g,五味子5g,干姜3g,细辛3g,法半夏10g,杏仁10g,桂枝5g,葶苈子10g,大枣5枚。水煎服,日2剂,分4次服,6剂。

(3)治疗效果

次日哮喘症状减轻,3天后诸症缓解。

按语:哮喘发于夜间,咳吐大量泡沫痰液,为寒饮伏肺之阴证。饮属阴邪,非温不化,故予本方。

【辨治经验】

陶葆荪:此说明形肿在水去之后,虚实显然,是教人慎用麻黄之法。以下皆为设使之辞,不一定有这种证候。此方仍用前方以清理水饮,加上辛开苦泄的杏仁来开泄肺气闭郁,以清除形肿,是标本兼到的好方法。

【原文】若面熱如醉,此爲胃熱上衝熏其面,加大黄以利之。(40)

苓甘五味加薑辛半杏大黄湯方:

茯苓四兩　甘草三兩　五味子半升　乾薑三兩　細辛三兩　半夏半升　杏仁半升　大黄三兩

上八味,以水一斗,煮取三升,去滓,溫服半升,日三服。

四、预　　后

附方

《外臺》茯苓飲:治心胸中有停痰宿水,自吐出水後,心胸間虛氣,滿不能食,消痰氣,令能食。

茯苓　人參　白术各三兩　枳實二兩　橘皮二兩半　生薑四兩

上六味,水六升,煮取一升八合,分溫三服,如人行八九里進之。

小结

本篇首提痰饮病名,并将之分为四饮。

痰饮病总以阳虚不运为本,饮邪停聚为标,故"温药和之"乃痰饮病治疗原则,发汗散水、攻下逐饮、利尿消饮、行气导滞、清泄郁热为治标之法。本篇包括附方共有方剂21首,其中以温化为主,适用于痰饮偏虚的有温脾蠲饮的苓桂术甘汤,温肾化气的肾气丸,通阳平冲的桂苓五味甘草汤,温肺散寒、化饮止咳的苓甘五味姜辛汤,温散寒饮、降逆止呕的苓甘五味加姜辛半夏汤,温化寒饮、宣肺利气的苓甘五味加姜辛半夏杏仁汤,温化寒饮、兼泄胃热的苓甘五味加姜辛半杏大黄汤,温胃化饮止呕的小半夏汤,温化蠲饮降逆的小半夏加茯苓汤。发汗散水适宜于痰饮病邪盛体实的有大青龙汤兼清郁热、小青龙汤重温化里饮。利尿消饮为主,适宜于痰饮病饮邪较盛的有泽泻汤之兼健脾、五苓散之兼温阳化气。攻下逐饮为主,适宜于痰饮病邪壅体实的有甘遂半夏汤、己椒苈黄丸、葶苈大枣泻肺汤、十枣汤为其代表方。荡热涤饮为主,适宜于饮壅化热邪实的有厚朴大黄汤。攻补兼施为主适宜于痰饮病虚实错杂的有木防己汤、木防己去石膏加茯苓芒硝汤等。

(徐　强)

消渴小便不利淋病脉证并治第十三

消 渴

一、病机与脉症

(一) 厥阴消渴

【原文】厥陰之為病，消渴，氣上衝心，心中疼熱，飢而不欲食，食即吐，下之不肯止。(1)

(二) 杂病消渴

【原文】寸口脉浮而遲，浮即為虛，遲即為勞，虛則衛氣不足，勞則榮氣竭。趺陽脉浮而數，浮即為氣，數即消穀而大堅，一作緊，氣盛則溲數，溲數即堅，堅數相搏，即為消渴。(2)

趺陽脉數，胃中有熱，即消穀引食，大便必堅，小便即數。(8)

二、证 治

(一) 肺胃热盛、津气两伤

【原文】渴欲飲水，口乾舌燥者，白虎加人參湯主之。方見中暍中。(12)

【病案精选】

[病史资料]

潘某，男，34岁，职员，长春市人，2000年12月4日初诊，主诉：口渴、尿频、消瘦5年，加重1年。现病史：不明原因引起口渴、尿频、体重减轻，经省内大医院诊为"糖尿病"服用优降糖等药物，病情缓解，但未痊愈，病症时轻时重，服药减轻，停药加重，近1年加重明显。伴说话稍多则气虚口干，腰痛恶寒，性欲减轻，性交后腰痛明显。动则身汗，夜尿频多，皮肤常生痈肿，肢体微颤等。既往无特殊记载，嗜烟酒。查：形体肥胖，唇燥裂起皮，舌淡，齿痕明显，苔腻黄，脉沉数。血糖9.9mmol/L，尿糖(++)，尿蛋白(++)。[徐太生，袁毓曼，李春娟，等.金东明教授经方治疗糖尿病验案.吉林中医药，2007，27(2)：13]

[辨治思路]

(1)辨证分析

患者当辨为脾肾双亏,兼有湿热。患者胃热炽盛,上灼于肺,上源津伤,则口渴多饮;因病程长,反复不愈,伤津耗气,以致动则气虚口干、消瘦;久病损及肾阳,故腰痛恶寒,性欲减轻;舌苔黄白厚,脉洪滑而有力,乃胃热有余之象;唇燥起皮明显,同时有苔腻和齿痕,说明热盛阴津伤同时,兼有湿热内郁。其病机为脾肾双亏,胃热夹湿。

(2)立法处方

治法:健脾益肾,清利湿热。

方药:白虎加人参汤加味。石膏60g,知母10g,生甘草5g,人参5g,生地黄10g,麦冬10g,山药10g,山萸肉10g,苍术30g,黄柏10g,土茯苓10g,淫羊藿10g,续断10g,日1剂,水煎服。

(3)治疗效果

2001年1月4日复诊:口干好转,夜尿无,前方继用。1月11日三诊:停服降糖西药,加胆南星10g,桑寄生10g;2月11日四诊:症状稳定,前方继用。4月6日八诊:症状消失,化验正常,体重增加。2002年1月随访,未见复发。

按语:本证属"消渴"中"上消"者,病位在肺胃,以清热养阴为主,石膏用量宜大,用药时仍应顾护肾阴,因脾属土,肾属水,土克水,常见脾肾双亏。

 【辨治经验】

陶葆荪:患者发渴总是想饮水来止渴,但他渴的情景是口里发干,舌上觉燥,可知这是由于津与气都被消耗了,气虚就不能升发津液,津虚就不能润泽口舌,所以致此的原因,也就是胃肺热极所引起,因此应用白虎加人参汤来作主治。

(二)肾气亏虚

【原文】男子消渴,小便反多,以饮一斗,小便一斗,肾气丸主之。方见脚气中。(3)

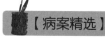 【病案精选】

[病史资料]

苏某,男,45岁,干部。患糖尿病2年多,曾往多处诊治罔效。后经人介绍,于1979年3月初向王河清求医。症见多渴、善饥、多尿、疲乏无力,大便干结,脉寸尺虚弱无力,右关沉数,小便检查空腹尿糖(++++)。[王河清.岭南中医药名家.广州:广东科技出版社,2010.228]

[辨治思路]

(1)辨证分析

患者多饮、多尿、多食,说明上焦肺热症状有之,中焦胃热症状有之,下焦肾虚症状有之。此外兼见大便干结,脉寸尺虚弱无力,说明肺燥肾虚,右关沉数说明胃有余热。患者久患消渴,燥热之邪伤津耗气,加之久病伤肾,久病入络,以致肺燥肾虚,发为本病。肾虚阳气衰微,既不能蒸腾津液以上润,又不能化气以摄水,故多尿口渴、饮一溲一;肾虚固摄无权,精微脂液下流,故小便混浊如膏;肺燥则大肠津液不足,故大便干结;其病机为肺燥肾虚,胃有余热。

(2)立法处方

治法:滋润补阴,养肺润燥,兼清胃热。

方药:肾气丸加减。熟地黄、茯苓、山茱萸、玉竹、山药各12g,牡丹皮、泽泻各9g,生地黄、沙参、枸杞子、天冬各15g,麦冬20g,生石膏18g,连服2剂。

(3)治疗效果

二诊:病情始现转机,口干减轻,喉燥少见,小便次数和量均渐减少,大便转软易解,唯饥饿感未减轻。药已对症,后以次方随症加减,经半年后追踪患者,未见复发,正常工作。

按语:本病案患者病机为肺肾阴虚火旺,肾气丸减桂枝、附子实为六味地黄丸,主治肾阴虚证,若为肾阳虚证,方用肾气丸加减。

 【辨治经验】

陶葆荪:男子有一种消水发渴病,因为不关胃热大便坚,而属于精气亏损,不能蒸腾输布水分,故小便不是短小频数,反而特别利下甚多,饮入之水顺流而下,故常常饮水一斗,小便也下利一斗,这种消渴病,应用肾气丸来作主治。

(三)津伤

【原文】渴欲飲水不止者,文蛤散主之。(6)

文蛤散方:

文蛤五兩

上一味,杵為散,以沸湯五合,和服方寸匕。

 【病案精选】

[病史资料]

某男,67岁,1999年1月3日诊。患"糖尿病"1年余。现症:口干渴,多饮,多尿,腰膝酸软,头晕多梦,舌红少苔,脉细数。查空腹血糖17.3mmol/L,尿糖(++++)。[吴积海,刘利敏.张仲景治疗消渴病方证探讨.河南中医,2000,20(4):5-6]

[辨治思路]

(1)辨证分析

患者病机应为肾阴亏损、虚火内燔。肾藏精,寓元阴元阳;肾精亏损,虚火内生,则"火因水竭而益烈,水因火烈而益干",致为消渴。

(2)立法处方

治法:滋阴清火。

方药:文蛤散合三才汤化裁。海蛤粉60g,生地黄30g,天冬30g,人参10g,玄参30g,石斛15g。日1剂,水煎服。

(3)治疗效果

1月11日二诊:上方服7剂,诸症减轻,查尿糖(++)。效不更方,继服7剂。后以原方加减,共服30余剂而愈。并制丸剂以善其后。

按语:本证患者不仅有肾阴亏虚,更有津液灼伤之象,临床使用文蛤散应适当加用益气养阴生津之品。

【辨治经验】

陶葆荪:此方用咸寒的文蛤独任专用,使能尽量发挥它的寒能清热、咸能润下的特性;更将它作了散剂,加强散热止渴的功效。本条只得一渴症,故治方仅亦一味药,如前瓜蒂汤之类。

小便不利病

证　治

(一) 水停气不化津

【原文】脉浮,小便不利,微热,消渴者,宜利小便,發汗,五苓散主之。方見上。(4)

渴欲飲水,水入則吐者,名曰水逆,五苓散主之。方見上。(5)

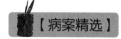

【病案精选】

[病史资料]

何某,男,43岁,肝硬化腹水经多方治疗无效,病情恶化,小便短少,大便不畅,纳呆。检查:身体消瘦,面色㿠白,肝肿大硬实,腹胀大如鼓,下肢浮肿。身上有蜘蛛痣,舌淡苔白,脉弦缓无力。[陈典周.岭南中医药名家.广州:广东科技出版社,2010.233]

[辨治思路]

(1)辨证分析

此证为肝脾两伤,肝伤则不能疏泄,而致气滞血瘀,瘀血内着则肝部硬实而为癥瘕。肝郁则脾伤,脾失健运,水湿停滞不行则小便短小,腹胀如鼓,下肢浮肿。脾虚不能运化水谷精微,故纳呆,身体消瘦,面色㿠白,舌淡苔白,脉弦缓无力是肝脾两伤之象。证属肝脾两伤,虚实互见。

(2)立法处方

治法:攻补兼施,补多供少之法,当温运脾阳,通络逐水。

方药:五苓散加味。桂枝10g,茯苓15g,白术10g,泽泻15g,党参15g,五加皮15 g,枳壳15g,鸡内金30g,十枣丸0.3g。

(3)治疗效果

服药3剂,二便增多,腹胀减轻,下肢浮肿开始消退。治疗1个月,用上方略为加减,所有症状完全消退,胃纳增加,经做各项检查无异常。

按语:五苓散主治太阳腑证,方中多为温阳利水之品,需重用二苓,同时见肝病时应适当加用疏肝理气类药物。

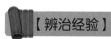

【辨治经验】

陶葆荪:上节(原文4)是水停膀胱,此节(原文5)是水停胃上,此节虽说小便不利,但水入即吐,绝不下渗,则小便不利,可不言而喻;至于脉浮微热,都有可能,不过不是必有,且勿论有否,治疗都是一致的,故从略。

（二）上燥下寒水停

【原文】小便不利者,有水氣,其人若渴,栝樓瞿麥丸主之。(10)

栝樓瞿麥丸方:

栝樓根二兩 茯苓 薯蕷各三兩 附子一枚(炮) 瞿麥一兩

上五味,末之,煉蜜丸梧子大,飲服三丸,日三服;不知,增至七八丸,以小便利、腹中溫為知。

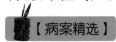

［病史资料］

余某,女,63岁。尿频急、不利反复发作3年余,加重15天。刻诊:每日小便20余次,尿急不利,尿时无痛感;平素畏寒,自觉小腹冷、喜热熨,时有下坠感;口渴喜热饮;形体偏瘦,面色萎黄无华,下肢不肿;舌质偏淡、苔薄白,脉微细无力。［张国海.李发枝辨病施治撷英.上海中医药杂志,2015,49(4):28-30］

［辨治思路］

（1）辨证分析

畏寒,自觉小腹冷、喜热熨为肾阳虚表现,阳虚不能化气行水,故小便不利;下焦阳虚,气不化水,津不上承,则出现上焦燥象,故其人口渴喜热饮。舌质偏淡、苔薄白,脉微细无力皆为阳虚之象。在上口渴多饮,在下小便不利,本证病机为肾阳不足,水气内停,下寒上燥。

（2）立法处方

治法:温肾利水,生津润燥。

方药:栝楼瞿麦丸加味。生山药60g,瞿麦30g,茯苓15g,天花粉20g,制附子3g,黄芪60g,升麻10g。嘱禁服抗生素和清热利湿类中(成)药。每日1剂,水煎服。

（3）治疗效果

服药1剂后溲频不利即减。7剂服尽,溲频口干等诸症若失,小腹虽仍觉凉然亦明显减轻。守方制附子加量至6g,诸症消失。再予初诊原方10剂善后。随访至今1年余所苦未再发作。

按语:栝楼瞿麦丸临床运用。细辨其证,乃属肾气虚,脾气弱,不能蒸津化气之上燥下寒证,与肾气丸证略有差异,遂改以栝楼瞿麦丸,补肾之虚,温养其阳,以恢复蒸津化气,滋上温下之功。

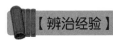

陈伯坛:治水气当以本方为特异,妙在任令其人之渴,饮水不为过,无反得与有其功故也,何以胡为以得小便为未足,务求腹中温为知耶?毋亦恐附子之力有未逮耶?似也,水不落则阳不出,无如阳气沉溺已久,迟迟而不能活现于腹中者意中事,讵必限至七八丸乎。

（三）湿热夹瘀与脾虚湿盛

【原文】小便不利,蒲灰散主之;滑石白魚散、茯苓戎鹽湯並主之。(11)

蒲灰散方：

蒲灰七分　滑石三分

上二味,杵为散,饮服方寸匕,日三服。

滑石白鱼散方：

滑石二分　乱发二分(烧)　白鱼二分

上三味,杵为散,饮服半钱匕,日三服。

茯苓戎盐汤方：

茯苓半斤　白术二两　戎盐弹丸大一枚

上三味,先将茯苓、白术煎成,入戎盐,再煎,分温三服。

 【病案精选】

[病史资料]

患者,男,30岁,1995年8月21日就诊。自述2周前有不洁性交史,8天前觉尿道发痒,轻微刺痛,并有稀薄黏液溢出,2天后,分泌物变稠,尿道口溢脓,尿痛,排尿困难,尿道口及龟头红肿,尿道分泌物涂片检查有淋病双球菌。尿赤,舌质红,苔黄腻。[史宏.蒲灰散合白头翁汤化裁治疗淋菌性尿道炎36例.广西中医药,1997,20(3):16,26]

[辨治思路]

(1)辨证分析

因房事不洁,秽浊之邪侵入下焦,尿赤,舌质红,苔黄腻均为湿热内蕴之象,湿热交结,瘀阻血脉,腐蚀水道,致使膀胱气化失司,水道失利。证属秽浊之邪入侵,病机为下焦湿热内蕴。

(2)立法处方

治法:清热祛湿、化瘀排脓。

方药:蒲灰散合白头翁汤化裁。蒲黄20g,滑石15g,白头翁15g,黄连6g,黄柏25g,秦皮10g,败酱草20g,土茯苓35g,车前草10g。每天1剂,水煎2次温服,2周为1个疗程,一般1~2个疗程。忌食酒辣刺激性食物。

(3)治疗效果

1周后复诊,临床症状明显减轻,原方再进7剂,症状消失,尿液清晰。随访1年未见复发。

按语:蒲灰散主治膀胱湿热夹瘀证,叮凉血化瘀,利窍泄热,本案患者因感受外邪致使下焦湿热瘀毒内蕴,加用白头翁汤使清热解毒之功更甚。

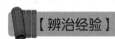 【辨治经验】

陶葆荪:此方用入血清热的蒲灰(可能是蒲黄),入气利水的滑石,来清源导流,是治小便不利最扼要最全面的方法,但稍偏于清热方面。

(四)水热互结伤阴

【原文】脉浮,发热,渴欲饮水,小便不利者,猪苓汤主之。(13)

猪苓汤方：

猪苓(去皮)　茯苓　阿胶　滑石　泽泻各一两

上五味,以水四升,先煮四味,取二升,去滓,内膠烊消,温服七合,日三服。

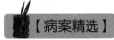

[病史资料]

崔某,男,14岁,学生。自诉患慢性肾炎。就诊所见:眼睑及面部微肿,胫跗俱肿,腰酸体疲,下午两颧潮红,小便短少,舌微红。尿常规检查:尿蛋白(++)、红细胞(+)、白细胞(+)。[刘赤选.岭南中医药名家.广州:广东科技出版社,2010.215]

[辨治思路]

(1)辨证分析

肾主水而司开阖。今肾阴亏虚,精化气失职,则开阖不利,使水湿贮留体内为患,故见眼睑和面部微肿、胫跗俱肿、小便短少等症。肾阴亏虚,阴虚内热,故见腰酸体疲、两颧潮红、脉细数、舌微红等症。病机为肾阴虚损、水道不利。

(2)立法处方

治法:育阴清热、通利小便。

方药:猪苓汤加味。猪苓、泽泻各12g,滑石24g,阿胶(烊化)12g,清水煎服,日1剂。

(3)治疗效果

服猪苓汤9剂,症状好转,尿蛋白、红细胞均正常。停药7天后,病又复发,尿蛋白(+)。再予猪苓汤6剂,痊愈。随访2年,未有复发。

按语:五苓散与猪苓汤均表现有小便不利,渴欲饮水,脉浮发热的证候,但病机各异,前者是热与水结,但阴未伤,故治以化气利水,后者是热入久,水热互结而阴已伤,故治以滋阴利水。

刘赤选:此方甘凉,有退阴热、利尿消肿之效。如方中之阿胶用蛤粉炒成珠煎服,其止腰酸痛之功效更捷。若遇有与本病例症状相同而红细胞多者,加白芍、旱莲草;白细胞多者,加黄柏;血压升高者,加牛膝、杜仲、白芍。

淋 病

一、主 症

【原文】淋之为病,小便如粟狀,小腹弦急,痛引臍中。(7)

二、治 禁

【原文】淋家不可發汗,發汗則必便血。(9)

本篇论述了消渴、小便不利、淋病三种病证的辨证论治。

消渴的治疗,对"渴欲饮水,口干舌燥"为主证的上消病,用白虎加人参汤清热益气,生津止渴;中消的主证为便坚、溲数、消谷、渴饮。对于"饮一溲一"的下消,宜温阳化气摄水,用肾气丸。为后世辨治消渴病奠定了基础。

小便不利的病因病机各异,所以治疗有化气利水的五苓散;滋阴利水的猪苓汤;温阳利水兼以润燥的栝楼瞿麦丸治疗肾阳不足,上燥下寒之证。此外,对于瘀血夹热者,用蒲灰散或滑石白鱼散,化瘀利窍泄热;脾肾两虚夹湿者,用茯苓戎盐汤益肾健脾渗湿。

淋病,本篇论述简略,但淋病与小便不利很多方治可以通用。

(陈光星)

水气病脉证并治第十四

一、分类与辨证

（一）四水与黄汗

【原文】師曰：病有風水、有皮水、有正水、有石水、有黄汗。風水，其脉自浮，外證骨節疼痛，惡風。皮水，其脉亦浮，外證胕腫，按之沒指，不惡風，其腹如鼓，不渴，當發其汗。正水，其脉沉遲，外證自喘。石水，其脉自沉，外證腹滿不喘。黄汗，其脉沉遲，身發熱，胸滿，四肢頭面腫，久不愈，必致癰膿。（1）

寸口脉沉滑者，中有水氣，面目腫大，有熱，名曰風水。視人之目窠上微擁，如蠶新臥起狀，其頸脉動，時時咳，按其手足上，陷而不起者，風水。（3）

太陽病，脉浮而緊，法當骨節疼痛，反不疼，身體反重而酸，其人不渴，汗出即愈，此爲風水。惡寒者，此爲極虛，發汗得之。渴而不惡寒者，此爲皮水。身腫而冷，狀如周痹。胸中窒，不能食，反聚痛，暮躁不得眠，此爲黄汗，痛在骨節。咳而喘，不渴者，此爲脾脹，其狀如腫，發汗即愈。然諸病此者，渴而下利，小便數者，皆不可發汗。（4）

（二）五脏水

【原文】心水者，其身重而少氣，不得臥，煩而躁，其人陰腫。（13）

肝水者，其腹大，不能自轉側，脇下腹痛，時時津液微生，小便續通。（14）

肺水者，其身腫，小便難，時時鴨溏。（15）

脾水者，其腹大，四肢苦重，津液不生，但苦少氣，小便難。（16）

腎水者，其腹大，臍腫腰痛，不得溺，陰下濕如牛鼻上汗，其足逆冷，面反瘦。（17）

二、脉症与病因病机

（一）风气相搏

【原文】脉浮而洪，浮則爲風，洪則爲氣，風氣相搏，風強則爲隱疹，身體爲癢，癢爲泄風,久爲痂癩,氣强則爲水,難以俛仰。風氣相擊,身體洪腫,汗出乃愈。惡風則虛,此爲風水。不惡風者,小便通利,上焦有寒,其口多涎,此爲黃汗。(2)

(二)脾虚不运,水热互结

【原文】趺陽脉當伏,今反緊,本自有寒,疝瘕,腹中痛,醫反下之,下之即胸滿短氣。(6)

趺陽脉當伏,今反數,本自有熱,消穀,小便數,今反不利,此欲作水。(7)

寸口脉浮而遲,浮脉則熱,遲脉則潛,熱潛相搏,名曰沉。趺陽脉浮而數,浮脉即熱,數脉即止,熱止相搏,名曰伏。沉伏相搏,名曰水。沉則絡脉虛,伏則小便難,虛難相搏,水走皮膚,即爲水矣。(8)

(三)肺失通调,肾虚水泛

【原文】寸口脉弦而緊,弦則衛氣不行,即惡寒,水不沾流,走於腸間。少陰脉緊而沉,緊則爲痛,沉則爲水,小便即難。(9)

(四)脾肾阳虚

【原文】問曰:病下利後,渴飲水,小便不利,腹滿因腫者,何也? 答曰:此法當病水,若小便自利及出汗者,自當愈。(12)

(五)肺脾肾三焦功能失常

【原文】師曰:寸口脉沉而遲,沉則爲水,遲則爲寒,寒水相搏。趺陽脉伏,水穀不化,脾氣衰則鶩溏,胃氣衰則身腫。少陽脉卑,少陰脉細,男子則小便不利,婦人則經水不通。經爲血,血不利則爲水,名曰血分。(19)

(六)水分、血分

【原文】問曰:病有血分水分,何也? 師曰:經水前斷,後病水,名曰血分,此病難治;先病水,後經水斷,名曰水分,此病易治。何以故? 去水,其經自下。(20)

(七)气分

【原文】師曰:寸口脉遲而澀,遲則爲寒,澀爲血不足。趺陽脉微而遲,微則爲氣,遲則爲寒,寒氣不足,則手足逆冷;手足逆冷,則榮衛不利;榮衛不利,則腹滿脇鳴相逐,氣轉膀胱,榮衛俱勞。陽氣不通即身冷,陰氣不通即骨疼。陽前通則惡寒,陰前通則痹不仁。陰陽相得,其氣乃行,大氣一轉,其氣乃散。實則失氣,虛則遺尿,名曰氣分。(30)

三、治 法

(一)利小便、发汗

【原文】師曰:諸有水者,腰以下腫,當利小便;腰以上腫,當發汗乃愈。(18)

(二)攻下逐水

【原文】夫人病水,目下有臥蠶,面目鮮澤,脉伏,其人消渴。病水腹大,小便不利,其脉沉絕者,有水,可下之。(11)

（三）误治证救治原则

【原文】問曰:病者苦水,面目身體四肢皆腫,小便不利,脉之,不言水,反言胸中痛,氣上衝咽,狀如炙肉,當微咳喘,審如師言,其脉何類?

師曰:寸口脉沉而緊,沉爲水,緊爲寒,沉緊相搏,結在關元。始時尚微,年盛不覺,陽衰之候,榮衛相干,陽損陰盛,結寒微動,腎氣上衝,咽喉塞噎,脇下急痛。醫以爲留飲而大下之,氣擊不去,其病不除。后重吐之,胃家虛煩,咽燥欲飲水,小便不利,水穀不化,面目手足浮腫。又與葶藶丸下水,當時如小差,食飲過度,腫復如前,胸脇苦痛,象若奔豚,其水揚溢,則浮咳喘逆。當先攻擊衝氣,令止,乃治咳;咳止,其喘自差。先治新病,病當在後。(21)

四、证　治

（一）风水

1. 风水表虚

【原文】風水,脉浮,身重,汗出惡風者,防己黃耆湯主之。腹痛者加芍藥。(22)

防己黃耆湯方:方見濕病中。

【病案精选】

[病史资料]

舒某,女,58岁。因"颜面及双下肢浮肿1月余"入院。入院见:颜面及膝以下凹陷性浮肿,晨起明显,午后减轻,恶风,时有鼻流清涕,打喷嚏,乏力,睡眠欠佳。查体:神情疲惫,舌淡,边有齿痕,苔白腻,脉沉。[聂皎,李青.防己黄芪汤治验.光明中医,2014,29(1):155-156]

[辨治思路]

(1)辨证分析

患者阳气亏虚,水湿内停。阳气虚,不能温煦卫表,故恶风,流清涕、打喷嚏;《景岳全书》明确指出:肺气虚则肺通调水道,下输膀胱功能异常。脾气虚则运化水湿功能异常,肾气虚则肾的气化开合功能异常。如气虚则肺脾肾三者功能异常,互相为寄、相互为因导致水肿。

(2)立法处方

治法:温阳益气,利水除湿。

方药:黄芪30g,汉防己15g,白术15g,甘草6g,生姜10g,大枣3枚,泽泻15g,茯苓皮15g,桑白皮10g,桂枝10g,薏苡仁20g。日1剂,水煎服。

(3)治疗效果

5剂后患者浮肿明显减轻,续服3剂后浮肿消失,病愈出院。

按语:水肿兼阳气亏虚即是防己黄芪汤的辨证要点。

【辨治经验】

陶葆荪:本节首提风水,则肢节疼痛,面目浮肿虽未说及,但已在"风水"两字包起来了……至于防己黄芪汤用来两治风湿与风水,也自有它"逾淮为枳"的妙处。盖拿来治风湿方面,病邪与药性相吸,则芪、防又起另有的重要功能。分开来固收到同而不同的治效,合起来以和中固表的芪、草主持其中,则救治表虚自汗,依然一致。

2. 风水夹热

【原文】風水惡風,一身悉腫,脉浮不渴,續自汗出,無大熱,越婢湯主之。(23)

越婢湯方:

麻黃六兩　石膏半斤　生薑三兩　大棗十五枚　甘草二兩

上五味,以水六升,先煮麻黃,去上沫,内諸藥,煮取三升,分溫三服。惡風者,加附子一枚(炮);風水加术四兩。《古今錄驗》。

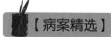

[病史资料]

李某,女,42岁,小学教师,1995年10月21日初诊。小便不利、面目水肿2周。1个月前感冒咳嗽,2周后见小便不利、面目水肿。青霉素、利尿药等治疗2周无效。转中医治疗,刻诊:面目四肢肿,少许恶风,咳嗽少痰,口干,小便黄短赤,食纳欠佳,全身困重。查体:面目四肢凹陷性水肿,舌淡红苔白,脉浮滑。实验室检查:尿液分析:尿蛋白、尿管型(+)。[廖世煌.《金匮要略》的辨证方法与临床应用.第1版,北京,人民卫生出版社,2006]

[辨治思路]

(1)辨证分析

患者先有外感症状,而后出现颜面四肢肿,典型"水气病风水"。就诊时仍存在表证,如少许恶风,咳嗽;由于肺为水之上源,风邪犯肺后,影响肺通调水道,故颜面肿,继而全身肿;口干、小便黄,说明表寒里热有少许化热。故此患者,病变脏腑在肺,病性属实证,病机为风寒袭肺,水溢肌肤,郁而化热,治宜汗法。

(2)立法处方

治法:治风发表,清热宣肺利水。

方药:麻黄10g,石膏30g,杏仁15g,苏叶15g,车前子20g,防风12g,薏苡仁30g,甘草6g,滑石30g,茯苓30g,白茅根30g。

(3)治疗效果

1995年10月23日二诊,药后汗出甚多,咳嗽,尿量增多,1日1600ml,面肿稍减,仍感体倦而重,食欲欠佳。守上方去防风加神曲15g,续服4剂,药后仍有汗出,头面四肢浮肿已退七八分,尿转清,量多,每日有1600~2000ml。食纳好转,不咳,不恶风。查尿蛋白、管型均消失。

按语:越婢汤同麻杏甘石汤,均为治疗外邪内热的方剂。但无杏仁则治喘的作用较弱,但有生姜大枣则健胃逐水的作用加强,余则大同小异。

【辨治经验】

廖世煌:对于水肿的患者,首先区分有无表证,不可一开始即用清热消炎利尿,其次辨寒热虚实。识别表证之法有三:一是问诊有无恶寒发热、咳嗽、咽痛等表证;二是问发病时间,一般来说,发病急时间短者,多为外邪诱发,也即是因风致水;发病时间较长者多为内伤脾肾;三是水肿初发的部位,若以头面先肿者为风邪致肿,所谓"面肿曰风""高巅之上唯风可到""伤于风者,上先受之"。

(二) 皮水

1. 皮水夹热

【原文】裹水者,一身面目黄腫,其脉沉,小便不利,故令病水。假如小便自利,此亡津液,故令渴也,越婢加术湯主之。方見下。(5)

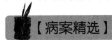【病案精选】

[病史资料]

郭某,男,61 岁。2008 年 12 月 24 日入院。糖尿病病史 10 年余,糖尿病肾病病史 4 年,严重低蛋白血症,反复水肿 4 年余。入院时面目浮肿,眼睑尤甚,形如卧蚕,目不能张,四肢浮肿,腹胀,食入即吐,呕吐清涎,口干,尿少,大便不通。查体:面色㿠白,唇红,左下肢因糖尿病坏疽,已行高位截肢。舌尖红,苔黄白干稍厚,脉沉。[何莉娜,潘林平,杨森荣.黄仕沛经方亦步亦趋录.第 1 版,北京:中国中医药出版社,2011:20]

[辨治思路]

(1)辨证分析

《金匮》云:"脉得诸沉,当责有水,身体肿重",由于水气内停,水津不能正常输布,故尿少、大便不通;水为阴邪,易伤阳气,故面色㿠白;但患者又有食入即吐、口干、大便干、唇红、舌尖红苔黄白干等热证;"食入即吐者,大黄甘草汤主之""诸有水者,腰以下肿当利小便;腰以上肿当发汗乃愈。"故应治以解表清热、宣肺利水,予以越婢加术汤合小半夏加茯苓汤、大黄甘草汤。

(2)立法处方

治法:解表清热、宣肺利水。

方药:麻黄(先煎)20g,石膏 60g,生姜 24g,法半夏 24g,大枣 12g,茯苓 30g,白术 24g,大黄(后下)15g。嘱病人温服,覆被取微汗。4 剂后呕止,胃纳有所改善,浮肿略消,目已能睁,伴微恶寒,舌尖已不红,但服药后无出汗。改服大青龙汤:麻黄(先煎)25g,桂枝 15g,石膏 30g,大枣 12g,炙甘草 6g,北杏仁 15g,大黄(后下)20g。

(3)治疗效果

服药 3 剂后,病人颜面浮肿完全消退,二便通畅,腹胀消失,胃纳增加,后好转出院。

按语:越婢汤为发汗峻剂,重用石膏是其热重也。本例先予越婢汤减其热象,浮肿已退一半,目已睁,呕吐已除,然汗未出。再易以大青龙汤,麻黄用25g,再发其汗而获效。

【辨治经验】

黄仕沛:"不一定要有恶寒表证,上肿就是可汗的指征。""脉象不可凭,《金匮要略·水气病》用越婢汤有脉浮也有脉沉。"

陶葆荪:此方是治里水一身面目皆黄,小便不利的主剂,故主要用越婢汤方。但是里水一身面目皆黄,已涉及脾所主的膏油肌肉方面,所以要加入补脾燥湿的白术来协助去黄消肿。

2. 皮水表实

【原文】裏水,越婢加术湯主之;甘草麻黃湯亦主之。(25)

越婢加术湯:见上。於内加白术四兩,又見脚氣中。

甘草麻黃湯方:

甘草二兩　麻黃四兩

上二味,以水五升,先煮麻黃,去上沫,内甘草,煮取三升,溫服一升,重覆汗出,不汗,再服。慎風寒。

【病案精选】

[病史资料]

王某,男,3岁,1983年10月27日就诊。颜面水肿1周。患儿1周前发热,咽痛,经治热退,因汗出过多,其母用凉毛巾揩之,次日下午,患者脸、睑部出现水肿,确诊为急性肾炎。用西药效微,转中医诊治。症见睑为卧蚕,全身水肿,头面、下肢尤甚,其睾丸肿大如小杯,尿二日来几闭,不欲饮食,呼呼作喘。[顾兆龙.提壶揭盖法治疗风水、关格.中医药研究杂志,1984,(1):22]

[辨治思路]

(1)辨证分析

患儿1周前发热,咽痛,为风邪袭表之证,经治热退,但汗出过多,其母用凉毛巾揩之,即《金匮》所云"汗出入水中"之意,易受寒水之邪。"风气相击""气强则为水",故患儿身体水肿;水气射肺,呼呼作喘。风水发汗乃愈,故用甘草麻黄汤。或许有人诧异麻黄量大,盖用药之道,服法为要。以麻黄之辛,患儿之幼,过用则大汗,但频频而少喂,则无害。

(2)立法处方

治法:宣肺发汗利水。

方药:麻黄15g,甘草15g。水煎,频频而少喂。

(3)治疗效果

患儿家长每十几分钟喂一匙,半剂尽,尿道口淋滴尿液,半小时后,第一次排尿(300ml),又隔45分钟,第二次排尿(700ml),此时喘促减,余嘱尽剂,夜间服5~6次,次日清晨,其肿大消,身渍渍汗出,改培土利湿剂善后。

按语:此方,于麻黄汤去桂枝、杏仁,而增麻黄、甘草的用量,虽以发汗解表,但无桂枝则不治身疼,无杏仁则治喘的作用亦比较减弱。

【辨治经验】

陶葆荪:此方是治里水,小便自利而渴的主剂。故专用以疏散体表的麻黄来通阳发汗,使在皮肤里层的气从汗外解;防麻黄专而无制,发散太过,用甘草来缓和它发越之势。同时利用它清热生津的功能,来补救麻黄所不及,且起捍卫中焦,不犯下焦的作用。药虽两味,祛邪扶正,制太过,补不及,无不具备,勿以简单而等闲视之。

3. 皮水阳郁

【原文】皮水爲病,四肢腫,水氣在皮膚中,四肢聶聶動者,防己茯苓湯

主之。(24)

防己茯苓湯方：

防己三兩　黃耆三兩　桂枝三兩　茯苓六兩　甘草二兩

上五味，以水六升，煮取二升，分溫三服。

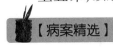【病案精选】

［病史资料］

男，28岁。反复水肿1年。时轻时重，用过西药，也用过中药健脾、温肾、发汗、利尿等方法，效果不明显。来就诊时症见：全身浮肿，腹大腰粗，小便短黄。纳可，食后不作胀，大便每日1次，很少矢气，胸膈不闷。查体：腹部膨隆，按之不坚，叩之不实。舌质嫩红，苔薄白，脉弦滑。［秦伯未. 增补谦斋医学讲稿. 北京：中国中医药科技出版社，2014，5：171］

［辨治思路］

(1)辨证分析

患者全身水肿，腹大腰粗，小便短黄，舌嫩红苔薄白，脉弦滑，无脾肾阳虚之证；腹部膨隆，按之不坚，叩之不实，纳可，食后不作胀，大便每日1次，很少矢气，胸膈不闷，说明水不在里而在肌表；水在肌表，但无表证，故不用越婢加术汤、麻黄加术汤，且前医已经用过汗法，不宜再伤卫气，故治以防己茯苓汤。

(2)立法处方

治法：益气实卫，健脾利水。

方药：汉防己15g，黄芪15g，生姜2片，桂枝6g，大枣3枚，茯苓15g，炙甘草3g。

(3)治疗效果

2剂后，病人小便渐增，即以原方加减，约半个月症状完全消失。

按语：《内经》云："诸湿肿满，皆属于脾"。防己茯苓汤病机为脾阳虚，水湿内停。

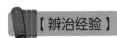【辨治经验】

陶葆荪：此方治皮水反用苓桂，前节治风水防己黄芪汤反不用主治风寒的桂枝，殊出常理。此方用擅专逐水于皮肤的防己为一方的领药，更用擅于通络宣阳的桂枝和擅于壮气透表的黄芪来助成温通宣化作用。更重用独具渗化膀胱水气的茯苓，既助成外逐的功能，又兼顾内渗的遗灾。再加上和中护津并可调剂各药的甘草，决胜机先，预图善后。

4. 皮水湿热内壅

【原文】厥而皮水者，蒲灰散主之。方见消渴中。(27)

（三）正水与风水比较

【原文】水之爲病，其脈沉小，屬少陰；浮者爲風。無水虛脹者，爲氣。水，發其汗即已。脉沉者宜麻黄附子湯；浮者宜杏子湯。(26)

麻黄附子湯方：

麻黄三兩　甘草二兩　附子一枚(炮)

上三味,以水七升,先煮麻黄,去上沫,内諸藥,煮取二升半,溫服八分,日三服。

杏子湯方:未見,恐是麻黄杏仁甘草石膏湯。

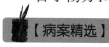【病案精选】

[病史资料]

张某,女,23岁。铁路工人。1975年6月16日初诊。全身浮肿,尿少5日。半月前感冒,咽喉痛,发热恶寒。近5日来尿少,腰痛,眼睑及四肢水肿,日渐加重,纳呆。查体:两脚极度水肿,内外踝看不见,皮肤发凉,皮肤皱纹消失,眼睑水肿。舌淡,边有齿印,苔白滑,脉关滑,尺沉紧。[刘景祺.经方验.呼和浩特:内蒙古人民出版社,1987:119]

[辨治思路]

(1)辨证分析

患者就诊时毫无热象,均为一派寒象,故不能用越婢汤清热发汗;舌淡,边有齿印,苔白滑,脉关滑,尺沉紧,提示有阳虚之证,故治疗需温阳;眼睑肿,继而周身肿,说明有风邪为患,因最高之处唯风邪所至,故需发汗。方选麻黄附子汤解表温里,化气行水。

(2)立法处方

治法:解表温里,化气行水。

方药:麻黄9g,炙甘草6g,炮附子(先煎)3g。

(3)治疗效果

服第1剂后,夜间小便一痰盂,小腿和足部浮肿消去大半。服3剂后,浮肿全部消退,纳增,尿常规化验正常,追访1年无复发。

按语:甘草麻黄汤因要发越水气,故麻黄量需大;麻黄附子甘草汤为少阴发汗之缓剂,故麻黄量小。充分体现了仲景审因论治的原则。

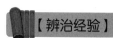【辨治经验】

陶葆荪:此方即甘草麻黄汤减少麻黄,加入温经的附子。虽然以解表发汗,使水随汗出为目的,便有了附子的温肾行水,其精神所向,又重在温里一边了,而症状的表现不仅小便自利,更不可言喻了。

(四)黄汗

1. 卫郁营热,表虚湿遏

【原文】問曰:黄汗之爲病,身體腫,一作重。發熱汗出而渴,狀如風水,汗沾衣,色正黄如蘗汁,脉自沉,何從得之？ 師曰:以汗出入水中浴,水從汗孔入,得之,宜耆芍桂酒湯主之。(28)

黄耆芍藥桂枝苦酒湯方:

黄耆五兩　芍藥三兩　桂枝三兩

上三味,以苦酒一升,水七升,相和,煮取三升,溫服一升,當心煩,服至六七日,乃解。若心煩不止者,以苦酒阻故也。一方用美酒醯代苦酒。

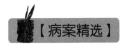【病案精选】

[病史资料]

周某,女,48岁,农民。1979年6月就诊。1977年深秋,劳动结束后,在小河中洗澡,受凉后引起全身发黄,凹陷性水肿,四肢无力,两小腿发凉怕冷,上身出汗,汗出黄,内衣汗浸后呈淡黄色,腰部经常串痛,烦躁,下午低烧,小便不利。[刘景祺.黄汗三例.山东中医学院学报.1980,4(2):55-56]

[辨治思路]

(1)辨证分析

患者汗出入水中,致感受寒湿。湿邪困郁,故水肿、小便不利;外感寒湿致营卫不和,故上半身出汗;寒湿郁而化热,故烦躁,下午低热,汗出色黄;四肢无力,两小腿发凉怕冷,为湿郁阳气,不能温煦所致。

(2)立法处方

治法:调和营卫,固表祛湿。

方药:黄芪30g,白芍18g,桂枝18g,水二茶杯,米醋半茶杯。

(3)治疗效果

服上方6剂后,全身浮肿消退,皮肤颜色正常,纳增。

按语:黄汗因有汗出,多有津伤,如汗出无口渴者,属桂枝加黄芪汤证,是黄汗病的正治法;如汗出而口渴者,津伤较重,需益气固表加入酸苦收涩的药物以止汗保津液,用芪芍桂酒汤,此为黄汗病的变证,芪芍桂酒汤为变治之方。

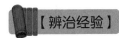【辨治经验】

陶葆荪:此方重用走表壮卫的黄芪,来作领导各药直达病所的主力;再用桂枝温化肌肤浸渍的水湿,芍药清敛土膏浮泛的湿热;更加入温能发、酸能收的苦酒(即醋),合水煎服,助成收发兼施作用,开阖并复机能。既让部分洞开毛窍复阖而自汗止,又使部分闭塞的毛窍复开而水湿散,本症自然痊愈。

2.气虚湿盛阳郁

【原文】黃汗之病,兩脛自冷;假令發熱,此屬歷節,食已汗出,又身常暮盜汗出者,此勞氣也。若汗出已,反發熱者,久久其身必甲錯;發熱不止者,必生惡瘡。若身重,汗出已輒輕者,久久必身瞤,瞤即胸中痛,又從腰以上必汗出,下無汗,腰髖弛痛,如有物在皮中狀,劇者不能食,身疼重,煩躁,小便不利,此爲黃汗,桂枝加黃耆湯主之。(29)

桂枝加黃耆湯方:

桂枝　芍藥各三兩　甘草二兩　生薑三兩　大棗十二枚　黃耆二兩

上六味,以水八升,煮取三升,溫服一升,須臾飲熱稀粥一升餘,以助藥力。溫服取微汗;若不汗,更服。

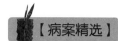【病案精选】

［病史资料］

韩某,女性,41岁,哈尔滨人。西医确诊肝硬化。就诊时胸胁串痛,腰胯痛重,行动困难,必有人扶持。曾经多年服中西药不效,特来京求治。初因未注意黄汗,数与舒肝和血药不效。后见其衣领黄染。细问乃知其患病以来即不断汗出恶风,内衣每日更换,每日黄染。查体:皮肤、巩膜无黄染,面色黧黑。肝脾肿大。苔白腻,脉沉细。实验室检查:黄疸指数、胆红素皆无异常。［胡希恕.黄汗刍议.北京中医,1983,33(4):6-8］

［辨治思路］

(1)辨证分析

患者汗出恶风,身体疼重,舌苔白腻,系表虚湿郁,营卫失调,投桂枝汤加黄芪,确为正治之法。因本案既有黄汗,又有肝病,胡老先治黄汗,后治肝病,体现出医圣先表后里的治疗法则。

(2)立法处方

治法:调和营卫,益气固表,止汗祛黄。

方药:桂枝 10g,白芍 10g,炙甘草 6g,生姜 10g,大枣 4 枚,生黄芪 10g。嘱其温服之,并饮热稀粥,盖被取微汗。

(3)治疗效果

上药服 3 剂,汗出身痛减,服 6 剂汗止,能自己行走,继以转治肝病乃逐渐恢复健康,返回原籍。2 年后特来告知仍如常人。

按语:本方是桂枝汤的变方,临床用桂枝汤增量治疗营卫虚弱重证,不如用桂枝加黄芪汤疗效确切可靠。黄芪用量定要恰到好处,以冀益正抗邪而不留恋邪气。

【辨治经验】

陶葆荪:仲师又再说明黄汗病的类症重要鉴别法,以及本病的演变,所以首先提出黄汗的重要症状,以作辨证根据。因此,紧承上节论黄汗病原因和提出黄汗的主症为汗色黄如柏汁,更与风水再作鉴别后,又提出黄汗与历节的重点鉴别及阐明本病的多样演变。

(五) 气分病

1. 阳虚阴凝

【原文】氣分,心下堅,大如盤,邊如旋杯,水飲所作,桂枝去芍藥加麻辛附子湯主之。(31)

桂枝去芍藥加麻黄細辛附子湯方:

桂枝三兩　生薑三兩　甘草二兩　大棗十二枚　麻黄　細辛各二兩　附子一枚(炮)

上七味,以水七升,煮麻黄,去上沫,内諸藥,煮取二升,分溫三服,當汗出,如蟲行皮中,即愈。

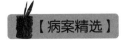【病案精选】

［病史资料］

苏某,男,55岁,籍贯潮州,香港商人。2013年3月2日就诊。反复呃逆2年。2年前,因工作压力较大,致呃逆发作,西药屡用镇静、解痉等,甚至抗抑郁药,中药降气、理气、补气、温肝、扶阳等,均无效。就诊时症见:言语间呃逆频频,呃声低沉,伴嗳气,无泛酸,胸闷,腹胀,矢气频连,大便日五、六次,溏稀,纳眠可,睡着后无发作,汗少。查体:形体无消瘦,肢冷、舌苔厚白腻,脉沉细涩。[何莉娜,潘林平,杨森荣.黄仕沛经方亦步亦趋录.北京:中国中医药出版社.2011,6:44]

［辨治思路］

(1)辨证分析

治"哕"病,仲景用橘皮汤、橘皮竹茹汤、旋覆代赭石汤;时方常用丁香柿蒂汤。然此患病史两年,特别顽固,前医亦不乏曾用上法者。必另辟蹊径方能奏功。此证脉沉细涩,肢冷,腹满,俱与此条相应,胁鸣相逐,故矢气连连。实阳气不鼓,营卫不利。故以桂枝去芍药汤以调营卫,麻附细辛以兴阳,所谓益火之源,以消阴翳,大气一转,其气乃散矣。

(2)立法处方

治法:温阳益气。

方药:桂枝30g,麻黄15g,熟附子(先煎)24g,细辛15g,大枣15g,炙甘草15g,生姜15g,法半夏24g,枳实30g,肉桂(焗)3g,每日1剂,水煎服。

(3)治疗效果

4剂。2013年3月4日中午,患者来电,诉当晚服药1剂,呃逆减缓,3日服第二剂,呃逆仍未发作,至昨晚呃逆再作。入睡后方止。今晨未作。大便昨天1次。昨天服药后有几分钟短暂心悸,无汗,睡安。调整处方为:麻黄20g,枳实60g。煎服如前法。

2013年3月5日晚来电说,服加重麻黄、枳实方后,腹胀减少,呃逆间有发作。改拟麻黄附子细辛汤合厚朴生姜半夏甘草人参汤。麻黄(先煎)30g,附子(先煎)24g,细辛15g,桂枝30g,厚朴(后下)20g,法半夏24g,红参10g,柿蒂60g,丁香6g,炙甘草15g,生姜20g,肉桂(焗)3g。4剂。3月6日晚来电,服上方1剂腹胀又增,呃逆又复频作。并谓红参、丁香、柿蒂以往服之甚多,并不见效。嘱停服余下3剂,再用桂枝去芍药加麻附细辛汤,麻黄用30g。

2013年3月13日晚来电:4天来呃逆未作,余皆正常。嘱停服药,注意节制饮食。

按语:舌质淡,苔白略腻,脉紧或迟为本方审证要点。此案例属临床扩大应用,但病机仍是阳虚饮结寒凝。

【辨治经验】

陶葆荪:这真是治疗积水的第一方,后世治腹积水,多从此方化裁出来,实具有石水一类病早期诊断、早期治疗的启发作用,不过,仲景虽然认为水聚气结是腹水酿成的主要原因和必有症状,但当时也未可肯定它是石水。

2. 脾虚气滞

【原文】心下坚大如盘,边如旋盘,水饮所作,枳术汤主之。(32)

枳术湯方：

枳實七枚　白术二兩

上二味，以水五升，煮取三升，分溫三服，腹中軟，即當散也。

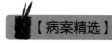【病案精选】

［病史资料］

罗某，男，38岁。反复便秘2年，上腹部胀痛半年，进食后尤甚，嗳气、矢气多，大便干结且排便不畅，便意频然大便少，便后常感气促汗出，肛门下坠感。舌胖淡，边有齿印、苔白，脉弦细。胃镜示：慢性浅表性胃炎，十二指肠球炎；肠镜示：结、直肠粘膜未见明显器质性病变。［陈懿琪.枳术汤加味治疗肝郁脾虚型慢传输型便秘的临床研究［D］.广州：广州中医药大学，2016.］

［辨治思路］

（1）辨证分析

患者属肝脾不调，脾虚气滞。脾虚运化不佳，故进食后腹胀痛明显；治以益气健脾、和胃疏肝。脾虚气机紊乱，脾气上逆则嗳气，脾气不陷则矢气、肛门下坠感；气虚推动无力，故大便干结；气不能固摄汗液，故便后常感汗出；脾虚，宗气亦不足，故便后常感气促。舌胖淡，边有齿印、苔白，脉弦细，亦为肝脾不调，脾虚气滞之舌脉。

（2）立法处方

治法：健脾行气通便。

方药：太子参30g，白术15g，枳壳15g，茯苓15g，佛手10g，广东合欢花10g，柏子仁15g，玄参10g，郁金15g，甘草6g，每日1剂，水煎服。

（3）治疗效果

服上药数剂，虽胃胀痛减轻，但大便仍不畅。后在前法基础上去玄参加用紫菀，以宣肺气、畅腑气，连服2剂，即见大便通调，日一次，便后无气促汗出，胃胀痛亦减轻。继进7剂，疼痛腹胀基本缓解。

按语：胃疾之治，总以调理气机为纲，在调气方面，疏肝气、降胃气是为常法，但另一方面还应宣肺气。肺主一身之气，司肃降，且与大肠相表里，肺不降则大肠推动无力，糟粕停留肠道而致大便难，治疗则在辨证方药中加用紫菀、款冬花、桔梗之属宣泄肺气，使大便通调，腑气得通，胃脘胀痛自减。

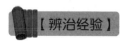【辨治经验】

陶葆荪：前节是边如旋杯，杯是脚企而束，身高而峭，用这样形容其腹大的根脚坚束，面积高峭，可知已将气流分开隔绝，包围于中，不能运转，其积水的牢固严重更知了；此节则不然，只边如旋盘，旋盘即脚阔而低，又可知虽似坚而实松，其积水程度远不及上节的牢固严重，而不至将气流分开隔绝，又可想象得之了。这完全是有关水饮与气分的症状和治疗，作出同中之异，重点鉴别。

小结

水气病是由于阳气衰微，水停不化，泛溢全身所致。

关于水气病的治疗,本篇提出了"腰以下肿,当利小便""腰以上肿,当发汗"和"可下之"的三大原则,对于临床实践具有重要的指导价值。

　　篇中方剂,如风水表虚的,用防己黄芪汤;有郁热,用越婢汤;脉浮用杏子汤;正水脉沉用麻黄附子汤。皮水阳郁用防己茯苓汤;阳气被阻手足逆冷的用蒲灰散。里水因阳郁有热而湿重,见一身面目浮肿的,用越婢加术汤;因肺气不宣而无郁热的,用甘草麻黄汤。黄汗病因湿重而阳郁的,用桂枝加黄芪汤;阳郁而营血有热的,用芪芍桂酒汤。此外,由于阳虚阴凝呈现心下痞结的,用桂枝去芍药加麻辛附子汤;脾弱气滞而出现心下痞坚的,用枳术汤。

　　从篇中所载主诸方看,对于水湿在外在上的病变,多取麻黄、杏仁;兼有阳虚,则配附子;水湿在下在里者,多用茯苓;水湿偏于表兼气虚者,则用防己配黄芪。篇中所提出的"血不利则为水"理论,以及用蒲灰散治疗皮水,开启了后世利水兼活血治法的先河。

（刘丽娟）

黄疸病脉证并治第十五

一、病因病机

(一) 湿热发黄

【原文】寸口脉浮而緩,浮則爲風,緩則爲痹。痹非中風,四肢苦煩,脾色必黄,瘀熱以行。(1)

師曰:病黄疸,發熱煩喘,胸滿口燥者,以病發時,火劫其汗,兩熱所得。然黄家所得,從濕得之。一身盡發熱而黄,肚熱,熱在裏,當下之。(8)

(二) 寒湿发黄

【原文】陽明病,脉遲者,食難用飽,飽則發煩頭眩,小便必難,此欲作穀疸。雖下之,腹滿如故,所以然者,脉遲故也。(3)

二、主症分类

谷疸、女劳疸、酒疸

【原文】趺陽脉緊而數,數則爲熱,熱則消穀,緊則爲寒,食即爲滿。尺脉浮爲傷腎,趺陽脉緊爲傷脾。風寒相搏,食穀即眩,穀氣不消,胃中苦濁,濁氣下流,小便不通,陰被其寒,熱流膀胱,身體盡黄,名曰穀疸。額上黑,微汗出,手足中熱,薄暮即發,膀胱急,小便自利,名曰女勞疸。腹如水狀,不治。心中懊憹而熱,不能食,時欲吐,名曰酒疸。(2)

夫病酒黄疸,必小便不利,其候心中熱,足下熱,是其證也。(4)

三、辨　证

湿热发黄与寒湿发黄

【原文】脉沉,渴欲飲水,小便不利者,皆發黄。(9)

腹滿,舌痿黄,燥不得睡,屬黄家。舌痿疑作身痿。(10)

四、证　治

（一）谷疸

【原文】穀疸之爲病，寒熱不食，食即頭眩，心胸不安，久久發黃，爲穀疸，茵陳蒿湯主之。(13)

茵陳蒿湯方：

茵陳蒿六兩　栀子十四枚　大黃二兩

上三味，以水一斗，先煮茵陳，減六升，內二味，煮取三升，去滓，分溫三服。小便當利，尿如皂角汁狀，色正赤，一宿腹減，黃從小便去也。

【病案精选】

［病史资料］

患者，男，36岁，2009年9月4日初诊。主诉：身目俱黄伴脘腹胀满1个月余。患者因"乙肝大三阳"到某西医院住院治疗，西医按常规给予处理，但病情仍日渐加重，腹部彩超提示肝硬化及腹腔大量积液，病势越发危急，遂决定出院，转中医治疗。刻诊：全身黄染，腹大胀满，食差，无呕吐，小便黄而不多，大便难解，舌苔黄腻，脉弦滑。实验室检查：AST/ALT：211/72，总胆红素>700μmol/L。［徐笋晶，欧名菊，黄家诏．黄家诏教授活用经方经验举隅．广西中医药，2012，35（5）：43-46］

［辨治思路］

（1）辨证分析

患者发病急，病程短，黄色鲜明，当辨为阳黄。当辨为肝胆湿热，木郁克土之谷疸。患者因乙肝大三阳起病，肝属木，脾属土，木克土，脾主运化，运化失司，至湿邪内停湿蕴化热，陷入血分，淫于肌肤，故见身黄，小便黄，脾湿内困，中焦升降失司，气机受阻，则见腹大胀满，食差等症状；湿热内结，腑气不通，则大便难解；舌苔黄腻，脉弦滑亦为湿热内蕴之象。其病机为"肝胆湿热，木郁克土"。

（2）立法处方

治法：利湿退黄。

方药：茵陈蒿汤加味。茵陈蒿25g，栀子10g，大黄6g，三姐妹25g，鸡骨草15g，田基黄25g，黄根30g，溪黄草15g，叶下珠15g，葛根20g，板蓝根15g，丹参15g，山药15g，大腹皮10g，车前子10g，白术12g，甘草6g。

（3）治疗效果

治以服药10剂后，患者精神好转，效不更方，继续守上方加减30余剂，后再以上方加六君子汤进行调理，一切正常，无不适。随访1年，未见复发。

按语：岭南地区道地药材众多，多有清热解毒，利湿退黄之效，如鸡骨草，田基黄，溪黄草等，若能准确辨证，因地治宜，适当加减，必能一方中的。

【辨治经验】

陶葆荪：此方重用苦寒气重的茵陈，大清湿热，助以性味苦寒且能引导湿热从三焦曲折下行的栀子,更佐以苦寒而能降气化瘀的大黄,协同发挥苦化湿,寒胜热,除垢浊,散瘀滞的作用,迫使谷热水湿所酝酿的浊气和瘀结,曲折下行,从小便排泄,使不利的小便转为流利;且所下的尿好像皂角汁的形状,带正赤的颜色。一夜之间患者的腹部自然消减,一身的黄气都从小便散去了。

(二) 酒疸

1. **治法**

【原文】酒黄疸者,或無熱,靖言了了,腹滿欲吐,鼻燥。其脉浮者,先吐之;沉弦者,先下之。(5)

酒疸,心中熱,欲嘔者,吐之愈。(6)

2. **证治**

【原文】酒黄疸,心中懊憹,或熱痛,栀子大黄湯主之。(15)

栀子大黄湯方:

栀子十四枚　大黄一兩　枳實五枚　豉一升

上四味,以水六升,煮取二升,分溫三服。

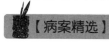

[病史资料]

张某,男,42 岁。身兼多职,应酬繁多,甚者酗酒失态,坐卧不宁,心中懊憹,烦闷躁扰。于 1993 年突发黄疸,身、目、尿黄,低热口渴,便难而小溲不利,肝区胀满。舌质深红,苔黄而干,脉弦滑稍数。[陈锐 . 栀子大黄汤临床新用 . 中国社区医师,2011,27(31):14]

[辨治思路]

(1)辨证分析

患者应酬繁多,酗酒,酒性蕴湿助热,湿热陷于血分,行于肌表,发为黄疸,出现目黄、身黄、小便黄;湿热内阻,上蒸于心,故心中懊憹烦热;气机不利,故肝区胀满;腑气不通,故便难;湿热下行,气化不利,故小溲不利;舌红,苔黄而干,脉弦滑稍数亦为湿热内蕴之象。其病机为湿热郁结。

(2)立法处方

治法:清热利湿,解毒退黄,养肝保肝。

方药:栀子大黄汤加味。栀子 15g,大黄 12g,枳实 15g,豆豉 10g,郁金 18g,板蓝根 40g,连翘 30g,金钱草 30g,茵陈 30g,瞿麦 30g,葛花 30g。每日 1 剂,水煎分早晚 2 次温服。

(3)治疗效果

复诊:药服 7 剂,便通尿爽,黄疸退半,烦除神安,安然入寐,肝区胀减。继服上 10 剂,黄疸尽退,效果满意。

按语:酒疸的治疗应遵循急则治其标,缓则治其本的原则,前期应首先解毒退黄,后期应注重养肝保肝,又因肝肾同源,并可适当加用补肾药,如女贞子、枸杞子等。

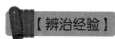

陈伯坛:欲降下心中之痛,行顺取法,还而肃清心中之热,行逆取法,四味药有彻上彻下

之迴环力,若不唯唯而去者,非中工也,何以独君栀黄耶? 热痛之中已成黄,是黄而热,黄而痛,虽懊侬而不迁怒于酒者,回想其不能食,时欲吐,已如前日事,是酒气已过不留,何所顾忌而不与栀黄乎? 栀子大黄汤主之。

(三) 女劳疸

【原文】黄家,日晡所發熱,而反惡寒,此爲女勞得之。膀胱急,少腹滿,身盡黄,額上黑,足下熱,因作黑疸。其腹脹如水狀,大便必黑,時溏,此女勞之病,非水也。腹滿者難治,硝石礬石散主之。(14)

硝石礬石散方:

硝石 礬石(燒)等分

上二味,爲散,以大麥粥汁和服方寸匕,日三服。病隨大小便去,小便正黄,大便正黑,是候也。

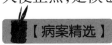

[病史资料]

蔡某,男,29岁,因反复乏力,纳差3年余,复发伴恶寒、咽痛20天于6月13日收入院。症见中上腹隐痛,腹泻、为黄色烂便,带黏液,每天3次,纳差、乏力、尿黄,时有尿频、尿痛、尿流中断,小腹不适,手足心发热,恶寒、咽痛、头晕、鼻塞、流涕。既往史:3年前婚检时发现乙肝大三阳,B超示双肾弥漫性病变声像,双肾轻度增大,膀胱多发结石。[李永伟,杨宏志,王拥泽.硝石矾石散加减治疗尿路结石.第十九次全国中医肾病学术交流会论文汇编.2006:302-303]

[辨治思路]

(1)辨证分析

患者感受外邪,加之脾肾亏虚,脾虚不能制水,肾虚不能化水,致水湿内停,湿郁化热,入于血分,行于肌肤,故见目黄、小便黄;湿阻于中,肝失调达,气机郁滞,故腹痛不适;脾失健运,气血生化乏源,故纳差、乏力、便溏;湿热下行,故小便热淋涩痛;舌淡红苔薄黄脉弦,亦为湿热互阻之象。其病机为脾肾亏虚,气化转输不利,水湿内停,血行瘀阻。病属女劳疸、石淋之脾肾亏虚,湿热夹瘀。

(2)立法处方

治法:清热化湿,排石通淋。

方药:硝石矾石散和三金汤加减。硝石(冲服)6g,枯矾5g,鸡内金20g,海金沙15g,金钱草30g,穿山甲(先煎)12g,郁金15g,角刺12g,水煎1日1剂,分2次服,并嘱多饮水,保持尿量在2 000ml以上。

(3)治疗效果

7月1日,复查泌尿系B超正常。尿常规示:RBC 6个/ul,WBC 16个/ul,LEU(+),NIT(+),BIL(+)。续以上方加白茅根共5剂,复查尿常规正常。

按语:女劳疸多病程较长,久病多瘀,久病肾亏,其病机主要为脾肾亏虚,湿滞瘀阻,在清热利湿的同时还应注重健脾补肾治疗。

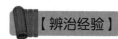

廖世煌：历代医家即使方药各异，但补肾是治疗女劳疸的医家共识，同时针对女劳疸本证的治法应该审其脉证，还应兼以补脾。

（四）湿重于热黄疸

【原文】黄疸病，茵陳五苓散主之。一本云：茵陳湯及五苓散並主之。（18）

茵陳五苓散方：

茵陳蒿末十分　五苓散五分方見痰飲中

上二物和，先食飲方寸匕，日三服。

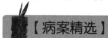

［病史资料］

谭某，男，23岁，诉 1 年前患急性肝炎经外院诊治后，病情反复未愈，现皮肤及巩膜黄染、尿赤、大便溏、疲乏、纳呆、腹胀、舌质红苔黄腻、脉弦细。［张钦城.张朝曦老师中医药治疗湿热型黄疸的临床经验总结.广州：广州中医药大学，2011：20-21］

［辨治思路］

（1）辨证分析

患者湿遏热瘀，溢于肌肤，故见身目俱黄；因湿重于热，故以湿重为主症；湿困脾胃，气机不畅，健运受纳失职，故腹胀，纳呆；四肢肌肉失养，故乏力；湿热下注，故尿赤；舌质红苔黄腻、脉弦细亦为湿热内蕴之象。

（2）立法处方

治法：逐湿化浊清热。

方药：茵陈五苓散合三仁汤加减。丹参 15g，虎杖 15g，泽泻 15g，郁金 15g，大黄 12g，金钱草 15g，白芍 15g，土茵陈 30g，鸡骨草 20g，蒲公英 15g，茯苓 20g，甘草 6g。水煎服，日 1 剂，早晚分服。嘱其少进食寒凉之物。

（3）治疗效果

12 剂后，腹胀减，胃纳佳，疲倦减轻，舌偏红，苔薄黄，脉弦。易上方的泽泻、白芍、茵陈为白茅根、白术、黄芪。三诊继服半月后，前症已愈，再投上方合参苓白术散加减以清余邪调脾胃。三个月后询访已愈。

按语：湿重于热黄疸以利小便为主，方用茵陈五苓散，临床中患者湿热各有侧重，应细心揣测，具体辨证，分别选方。

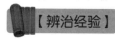

陈伯坛：谷疸病之黄，由膀胱发出毫毛，其表实；本证之黄，由三焦越出腠理，其里虚，无非中土不前，则稼穑就荒，觉决渎之令一逆行，不啻逼仓廪之官而出走，则不必爱惜其水也，当爱惜其谷也，法惟饮水以导谷，得汗不得汗犹其后，小便之利不利犹其后，茵陈五苓散主之，收回谷色，还入中五之中，乃为得也。

（五）热盛里实黄疸

【原文】黄疸腹满，小便不利而赤，自汗出，此爲表和裏實，當下之，宜大黄硝石湯。(19)

大黄硝石湯方：

大黄 黄蘗 硝石各四兩 栀子十五枚

上四味，以水六升，煮取二升，去滓，内硝，更煮取一升，顿服。

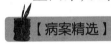

［病史资料］

患者，女，41岁。初起右上腹绞痛出冷汗，恶心欲吐，心下痞满，触之手不可近。B超示胆囊结石。不过3天，身黄、目黄，大便灰白松散，胆囊区饱满，触痛，墨菲征(+)。刻诊：痛苦面容，烦躁恶心，懊㤁不眠，舌质深红，苔黄少津，脉象弦滑，重按沉实。［陈锐.大黄硝石汤临床新用.中国社区医师，2011，27(33):18］

［辨治思路］

(1)辨证分析

患者湿热蕴久，内阻中焦，胃失和降，故见恶心；湿郁化热，郁于血分，故一身面目尽黄；湿热内扰，气机郁滞，故心下烦闷、痞满；肝胆枢机不利，故胆囊区饱满，触痛；舌红苔黄少津，脉象弦滑沉实，为湿热内盛之象，病属热盛里实之阳黄。

(2)立法处方

治法：通腑利胆，泄热退黄。

方药：大黄硝石汤加减。大黄15g，黄柏12g，栀子15g，硝石10g，金钱草40g，郁金20g，茵陈30g，枳实20g，赤芍15g，瞿麦20g。每日1剂，水煎450ml，分早、中、晚3次温服。

(3)治疗效果

复诊：服药5剂，大便每日3次，便稀为浅灰色，胆囊绞痛减轻，发作次数减少，心下痞满好转，身黄略有减退，舌脉同前，继服上方7剂，胆囊绞痛缓解，痞满呕吐消失，黄疸基本退净，大便由灰转黄，稀稠适中。效不更方，续服原方7剂。B超示胆囊恢复正常，结石已全部排除。

按语：本案以急证、实证为主，病位在肠胃，以疏肝理气、祛瘀导滞，和胃清肠为治疗大法。

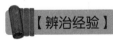

陈伯坛：阳明富于汗，太阳汗亦取于阳明，汗生于谷也，大都胃气和而谷始充，里和必先于表和。曰此为表和里实，是阳明之阖力，反与太阳之开力相左矣。曰当下之，留无尽藏之谷气以和胃，就以谷色易黄色。曰宜大黄硝石汤，服后里病从大便去者，意中事也。

（六）黄疸兼证与变证

1. 黄疸兼表虚

【原文】諸病黄家，但利其小便。假令脉浮，當以汗解之，宜桂枝加黄耆湯主之。方見水病中。(16)

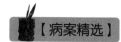

［病史资料］

陈某,男,42岁,个体商贩。1993年4月28日初诊。查见HBsAg(+)10年,因无不适,未作治疗。1992年春节前出差回来后,出现疲乏无力、两胁隐痛、食少、大便溏、尿色深黄等症状。当地医院检查,诊断为病毒性肝炎,逐渐出现目黄肤黄。刻诊患者面色黄滞,巩膜皮肤明显黄染,色泽不鲜,精神欠振,背部怯冷,时见恶心,尿色深黄但秽味不重,舌色淡红、边有齿痕,苔薄白,脉缓。［叶伯基.临床验案二则.江苏中医,2000,21(9):29］

［辨治思路］

(1)辨证分析

本案即仲景所谓虚黄、阴黄之属,《清代名医医案精华·尤在泾案》亦载一人"面目身体悉黄,而中无痞闷,小便自利,此仲景所谓虚黄也"。

(2)立法处方

治法:温阳发汗,祛湿退黄。

方药:桂枝加黄芪汤加减。桂枝10g,黄芪15g,白芍15g,茯苓15g,炙甘草6g,熟附块8g,茵陈30g,泽泻15g,生姜2片,大枣6枚,5剂。

(3)治疗效果

服上药后,患者精神、食欲见好,小便多而黄色变浅,原方继服半月,目黄、肤黄大退。

按语:桂枝加黄芪汤适用于表虚兼黄疸者,遣方用药时需加用祛湿退黄类药物,同时也适用于顽固性黄疸,温阳发汗可使利湿之效更捷。

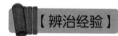

陶葆荪:一切患者发黄的病者,多属湿热闭郁,气化不行,但通利他的小便就能够解决。假若病者的脉见浮象,这就应当用发汗法来解散,宜用桂枝加黄芪汤来作主治。

2. 黄疸兼少阳

【原文】諸黃,腹痛而嘔者,宜柴胡湯。必小柴胡湯,方見嘔吐中。(21)

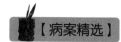

［病史资料］

陈某,男,54岁。2005年8月3日就诊。因全身发黄、目黄、尿黄、腹痛到广州某医院住院,诊为急性胆囊炎,全身发黄、目黄、尿黄如红茶,又瘦又弱,腹痛,恶心,大便结,舌质红苔黄厚,脉弦滑。血总胆红素138μmol/L,肝功能正常。［李赛美,黄仰模,蔡文就.名师经方讲录.中国中医药出版社,2010:180］

［辨治思路］

(1)辨证分析

本案因胆囊炎而致胆汁外溢,湿热内蕴,陷入血分,故身目黄;邪在少阳,邪正相争,故寒热往来;气机不利,故腹痛;胃气上逆,故恶心;湿热下注,热耗津液,故小便黄赤,大便结;舌质红苔黄腻,脉弦滑均为湿热内盛之象。

（2）立法处方

治法：清热利胆、和解少阳。

方药：小柴胡汤合茵陈蒿汤加减。柴胡 10g，黄芩 10g，绵茵陈 10g，栀子 10g，大黄 10g，法半夏 10g，甘草 6g，金钱草 30g，鸡骨草 30g，田基黄 30g。每日 1 剂。

（3）治疗效果

治疗 2 周，黄退、腹痛消失、胆红素正常。后来随访，病愈。

按语：小柴胡汤主治半表半里少阳证，适用范围广，兼黄疸证同样需加用清热祛湿类药物，如绵茵陈、金钱草等。

 【辨治经验】

陶葆荪：一般黄病，只见皮肤黄色，却不具备诸疸各应有证候，其见证不是腹部满而是腹痛，不是欲吐而是欲呕的，这全不是诸疸本证，只不过是属于一般肝肾不和的证候，那就应用和解法，宜借用转枢和解的柴胡汤来作治疗。

（七）萎黄

脾胃虚弱萎黄

【原文】男子黄，小便自利，当与虚劳小建中汤。方见虚劳中。（22）

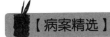 【病案精选】

［病史资料］

南某，男，35 岁。于 1983 年 7 月就诊，巩膜及全身皮肤黄染，色晦暗，困乏无力，恶心呕吐，舌质淡红，薄白嫩苔，积白滑苔垢，脉沉迟无力。诊为阴黄。服茵陈术附汤，茵陈四逆汤等药治疗，黄染不退，病情日趋加重，恶心呕吐，不思饮食。［张尔新．用小建中汤治疗阴黄的体会．甘肃中医，1996，9（2）：24-25］

［辨治思路］

（1）辨证分析

患者以发黄而色晦暗为特点，并伴有困乏无力、脉沉迟无力，当辨为脾虚气血不足之虚黄。患者脾阳虚弱，寒湿在脾，肝邪乘脾，致伤中气。脾阳虚不能运化寒湿，胆液蓄积在脾，侵染肌肤而色黄。出现面部及肌肤发黄，色淡暗晦，四肢软弱无力；湿阻气机，故恶心呕吐；舌质淡红，薄白嫩苔，积白滑苔垢，脉沉迟无力亦为气血不足之征。

（2）立法处方

治法：温中补虚，益气生血。

方药：小建中汤加减（小建中汤方，即桂枝汤倍加芍药，再加饴糖）。

（3）治疗效果

药后黄染很快消退，呕吐止，饮食增加。不数日而病痊愈。

按语：本证属虚、属里证，未见实邪，治疗应补脾阳、祛寒湿、使中阳足、气血生，虚黄自退，方选小建中汤无虞。

 【辨治经验】

陶葆荪：一般医家对此方，在方解上或在歌诀上无不以桂枝加饴为言，未免崇名失实。

实则本方重用芍药更加胶饴,甘酸合化,桂枝的辛温已化为温暖,只从暖土建中着力,而不复解肌作用了,质变量变,已起另一功能,何以还拼命执着桂枝汤这一名目不放？岂不是知成不知变,过于迷信桂枝汤万能。

五、转归与预后

【原文】酒疸下之,久久爲黑疸,目青面黑,心中如噉蒜齑状,大便正黑,皮膚爪之不仁,其脉浮弱,雖黑微黄,故知之。(7)

黄疸之病,當以十八日爲期,治之十日以上瘥,反劇爲難治。(11)

疸而渴者,其疸難治;疸而不渴者,其疸可治。發於陰部,其人必嘔;陽部,其人振寒而發熱也。(12)

附方

1. 瓜蒂汤

【原文】瓜蒂湯:治諸黄。方見暍病中。

2.《千金》麻黄醇酒汤

【原文】《千金》麻黄醇酒湯:治黄疸。

麻黄三兩

上一味,以美清酒五升,煮取二升半,頓服盡。冬月用酒,春月用水煮之。

小结

本篇所论黄疸范围广泛,本篇从病因角度将黄疸分作谷疸、酒疸、女劳疸;但具体论治时,却又在谷疸、酒疸、女劳疸之外,列举了辨黄疸的湿热轻重、热盛里实、兼变证等方法。

黄疸治法,不论谷疸、酒疸,应首先从病机上分析湿胜于热、热盛于湿、湿热俱盛等情况。湿胜的用茵陈五苓散;热胜的用栀子大黄汤、大黄硝石汤;湿热俱盛的,用茵陈蒿汤。至于女劳疸兼有瘀血,则用硝石矾石散;诸黄有表虚证,则用桂枝加黄芪汤;邪在少阳,则用小柴胡汤。萎黄病肠胃燥结者,则用猪膏发煎;萎黄属于脾胃虚弱者,用小建中汤。若黄疸误治胃逆而哕者,则用小半夏汤。

（陈光星）

惊悸吐衄下血胸满瘀血病脉证治第十六

惊 悸 病

一、成　　因

【原文】寸口脉動而弱,動即爲驚,弱則爲悸。(1)

二、证　　治

(一) 火劫致惊

【原文】火邪者,桂枝去芍藥加蜀漆牡蠣龍骨救逆湯主之。(12)

桂枝救逆湯方:

桂枝三兩(去皮)　甘草二兩(炙)　生薑三兩　牡蠣五兩(熬)　龍骨四兩　大棗十二枚　蜀漆三兩(洗去腥)

上爲末,以水一斗二升,先煮蜀漆,減二升,内諸藥,煮取三升,去滓,溫服一升。

【病案精选】

[病史资料]

杨某,女,27岁。1983年2月19日初诊。自述近半年来,每逢同房达最快感时突然不省人事,四肢厥冷,呼之不应。需20~30分钟后才自行缓解,清醒后一切正常,全身无不适感。结婚已有5年,生一男,素来体健,夫妻和睦,性生活亦正常。发病前后对房事无恐惧感。饮食、睡眠、二便正常。诊见体质健壮,面色红润,脉缓,舌淡白,苔薄白。[龙锦焜.同房昏厥证.广西中医药,1984,7(4):39-40]

[辨治思路]

(1)辨证分析

此证在行房达最快感时发生,实属七情"过喜"而引起。因心主神志,过喜易伤心阳,心神无依失守,故昏迷;过喜气缓,心气过于涣散,阴阳之气不能相接,故出现昏厥,四肢冰冷,此属厥证。

(2)立法处方

治法:镇心安神,温经通阳法。

方药:桂枝 6g,牛膝 10g,生姜 3 片,甘草 6g,大枣 5 枚,龙骨粉 30g,牡蛎粉 30g,水煎服,每日 1 剂。

(3)治疗效果

服 5 剂后,病情明显好转,行房已无昏厥之事。令其守方续服 11 剂巩固疗效。药后随访一切正常。

按语:本方临床对于阳气不足,神失所养,神气浮越而失制导致的心悸、失眠等有一定疗效。

【辨治经验】

黄仰模:本方有助阳镇惊安神,调营卫涤痰之功,凡阳虚心悸心惊,失眠等证皆可用之。

(二)水饮致悸

【原文】心下悸者,半夏麻黄丸主之。(13)

半夏麻黄丸方:

半夏麻黄等分

上二味,末之,煉蜜和丸,小豆大,飲服三丸,日三服。

【病案精选】

[病史资料]

患者李某,女,39 岁,农民,四川人。1985 年 3 月 17 日就诊,自述病已半年,自觉心悸怔忡,心累气短,胸部胀闷,甚则呼吸气促。[周建国.应用《金匮》半夏麻黄丸的体会.成都中医学院学报,1987,10(3):32]

[辨治思路]

(1)辨证分析

心悸病因甚多,但不出虚实两端,观其之前所服方药均为"炙甘草汤"加减,或益气养心,重镇安神之类,察其苔白腻、脉结。患者形体不衰,无明显虚证表现,故进益气养血宁心之药无效。以后应从实证论治,应诊为饮邪阻滞心下,水饮凌心所致。因其水气凌心,胸阳被抑,故而胸满;肺气不利则呼吸迫促,肺失通调,则饮停益甚,脉结为饮邪所致。

(2)立法处方

治法:益气通阳,宣痹散结。

方药:栝楼仁 9g,栝楼壳 12g,薤白 6g,黄芪 24g,党参 18g,桂枝 12g,大枣 15g,炙甘草 6g,生姜 10g,水煎服。

二诊:1985 年 3 月 21 日。服前方 2 剂,脉证如前,未见疗效,见其形体不衰,脉无虚象遂改用半夏麻黄丸加味。

方药:麻黄 9g,半夏 12g,茯苓 15g,水煎服。

(3)治疗效果

三诊:1985 年 3 月 25 日。服前方 2 剂,胸闷已除,心悸减轻,继用前法。

方药:半夏 100g,麻黄 100g,炼蜜为丸,早晚各服 6g。

一月后诸症悉除。

按语:痰饮心悸,仲景多采用桂枝、茯苓,而本证属于饮盛而阳郁,故用半夏降逆和胃蠲饮,麻黄通阳宣肺以泄水气。

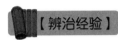

陶葆荪:此证为水逆成痰,上凌心包;同时阻抑心火,不能下降,遂郁于内而自扰神明,故引起心膈下如有物上凌,使得病人常常自觉悸动不安,有这样的情况,应用半夏麻黄丸作主治。

吐衄下血病

一、成　因

【原文】夫酒客咳者,必致吐血,此因極飲過度所致也。(7)

二、脉症与辨证

(一) 表热里热衄血

【原文】又曰:從春至夏衄者太陽,從秋至冬衄者陽明。(3)

(二) 内伤吐衄下血

【原文】病人面無色,無寒熱。脉沉弦者,衄;浮弱,手按之絕者,下血;煩咳者,必吐血。(5)

(三) 虚寒亡血

【原文】寸口脉弦而大,弦則爲減,大則爲芤,減則爲寒,芤則爲虚,寒虚相擊,此名曰革,婦人則半産漏下,男子則亡血。(8)

三、治禁与预后

(一) 禁汗

【原文】衄家不可汗,汗出必額上陷,脉緊急,直視不能眴,不得眠。(4)

亡血不可發其表,汗出即寒慄而振。(9)

(二) 预后

【原文】師曰:尺脉浮,目睛暈黄,衄未止。暈黄去,目睛慧了,知衄今止。(2)

四、证　治

（一）虚寒吐血

【原文】吐血不止者,柏葉湯主之。(14)

柏葉湯方:

柏葉　乾薑各三兩　艾三把

上三味,以水五升,取馬通汁一升,合煮取一升,分溫再服。

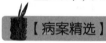

【病案精选】

[病史资料]

谢某,男,32岁,农民。于1972年6月19日入院。主诉胸及上腹部阵阵疼痛,勉强能进小量粥饭,大便稀烂,口淡乏味,舌质胖而淡红,苔薄黄,脉弱数不任按。患肺结核8年,痰中带血8个月,经中西药治疗罔效。

1972年10月10日上午,患者突觉气紧,呼吸困难,随即咯出大量血痰(约在300ml以上),阵咳甚剧,即复用止血类西药及艾灸涌泉穴,虽稍有好转,但小量、多次咳出血痰、气紧、发热、胸胀闷等均未缓解,烦而不能入寐。后邀余会诊,诊得患者神疲意懒、面色黄晦,但两颧微红、频频咳出满口晦红色血痰。[管其健."柏叶汤"治疗肺结核咳咯血的体会.新中医,1975,9(4):35-37]

[辨治思路]

(1)辨证分析

患者胸及上腹部阵阵疼痛,勉强能进小量粥饭,看似实证,但因患肺结核八年,痰中带血8个月,经中西药治疗罔效,病程较长,并伴有大便稀烂,口淡乏味,舌质胖而淡红,苔薄黄,脉弱数不任按等中焦虚寒之象。故此病其标在肺肝,其本在脾肾,其"实"也是虚中之实。

(2)立法处方

治法:温通血道,引血归经。

方药:柏叶汤加味。干姜9g,艾叶9g,侧柏叶15g,童便50ml调入煎好的药液中一次温服。

(3)治疗效果

二诊:1972年10月13日复诊。服上方3剂后,自觉精神好转,血痰量显著减少,仅在11日上午咳出约10ml血痰,大便已成形,余无特殊不适。照原方加阿胶9g以滋燥养营。

三诊:1972年10月17日三诊。咯血基本停止,仅于间中有少许带血丝的白痰,但余热未清(37.6℃),守方再服1剂。

前后共8剂,8个月来的出血症才告消失,观察10多天,无复发而出院。

按语:本方为治疗虚寒出血常用方,临床应用并不限于吐血,对衄血、咳血或下血等,在各种出血证中,只要见有一派虚寒之象,均可酌情使用。

【辨治经验】

陶葆荪:临床有患吐血时多时少,久久没有完全停止的,这是失血过多,气虚寒化,更有瘀滞,深佩仲景制此柏叶汤用治吐血不止证,真是曲尽运用之妙。

(二)热盛吐衄

【原文】心氣不足,吐血、衄血,瀉心湯主之。(17)

瀉心湯方:亦治霍亂。

大黃二兩　黃連　黃芩各一兩

上三味,以水三升,煮取一升,頓服之。

【病案精选】

[病史资料]

卢某,女,30岁,工人。于1992年7月16日初诊。主诉:反复齿衄20余日,约20天前出现晨起刷牙后牙龈渗血。曾到医院就治,诊为"急性牙龈炎",服维生素C,安络血等无效。诊见:齿龈略肿胀充血,口臭,心中烦热,口干苦,大便干结,小便黄,舌尖红,苔薄黄,脉滑数。
[梁蓓华.泻心汤临床运用一得.右江民族医学院学报,1998,20(4):146-147]

[辨治思路]

(1)辨证分析

患者齿龈略肿胀充血,口臭,心中烦热,口干苦,大便干结,小便黄,舌尖红,苔薄黄,脉滑数。此均为心胃之火太盛,迫血妄行所致,故辨证应属心下郁热,胃火上逆。

(2)立法处方

治法:清热泻火,消肿止衄。

方药:黄芩10g,黄连5g,大黄8g(后下),生石膏30g,生地黄10g,竹茹8g,升麻10g,甘草5g,每日1剂,水煎分2次服。

(3)治疗效果

服5剂后,牙龈出血症状减轻,原方去生石膏,加茅根20g、竹叶8g,继服3剂后,齿衄及诸症消除,嘱其忌食油炸香燥之品。随访3个月未见复发。

按语:本方是治疗三焦热盛的常用方。全方虽无一味止血药,然本证病机为邪热有余,心胃之火亢盛,泻火即是止血。对血热妄行的多种出血均有较好的疗效。

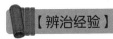【辨治经验】

陶葆荪:心的正气被壮火所伤,则心气不足,血被邪火所迫而妄行,因而出现的血从口出的吐血及血从鼻出的衄血,均可用本方治疗。

钟耀奎:泻心之大黄无疑是具有清热降气祛瘀的作用,治疗出血口干,舌红,苔黄,大便干者,是其所长;但若大便时溏者,是虚热随血已泄,则大黄又不宜妄投。

(三)虚寒便血

【原文】下血,先便後血,此遠血也,黃土湯主之。(15)

黃土湯方:亦主吐血、衄血。

甘草　乾地黃　白术　附子(炮)　阿膠　黃芩各三兩　竈中黃土半斤

上七味,以水八升,煮取三升,分溫二服。

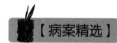

[病史资料]

陈某,46岁,浙江籍人,到陆良经商,1994年10月15日诊。原有十二指肠溃疡,平时泛酸,嘈杂善饥,近来腹痛以夜间及饥饿时尤甚,大便溏软色黑。某日如厕,自觉头晕目眩,昏厥片刻清醒后,自觉头晕气短,心慌,症见面色口唇苍白,神疲倦怠,舌淡苔白,脉沉细无力。查:大便隐血强阳性。[李水昌.黄土汤临床举隅.安徽中医临床杂志,1997,9(6):337]

[辨治思路]

(1)辨证分析

患者由于长年累月外出,旅途劳顿,导致饮食失调,饥饱失常,胃肠阴络受伤,加之素体脾肾阳虚,中气不足,劳倦过度,脾虚下陷,脾不统血,血液统摄无权而大便下血。因此大便溏软色黑,并自觉头晕目眩,昏厥片刻清醒后,自觉头晕气短,心慌,症见面色口唇苍白等阴阳气血俱虚之症。

(2)立法处方

治法:温阳益气,健脾收涩,摄血滋阴。

方药:熟地黄30g,黄芩15g,炒白术30g,川附片10g,炮姜10g,阿胶珠15g,太子参30g,赤石脂30g,石榴皮15g,煅牡蛎30g,炙甘草10g。水煎服。

(3)治疗效果

服上药1剂,精神好转,疼痛缓解;再服1剂头晕心悸减轻,大便成形;3剂之后,查大便隐血阴性。

按语:本方为寒热并用,刚柔相济,温阳而不伤阴,滋阴而不碍阳。温中健脾药与止血药同用,以标本同治,温阳健脾而达脾土统血,滋阴养血以改善血虚状况。常用于脾气虚寒,不能统血所导致的各种出血证。

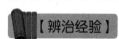

陶葆荪:本方所治的大便下血,是从阴阳、气血错综变化,多方面着意的,而不是单就虚寒立法的。若能深入理解此方用药的精深微妙,泛应曲当,则治疗一切下血都应应付自如了。

(四)湿热便血

【原文】下血,先血后便,此近血也,赤小豆当归散主之。方见狐惑中。(16)

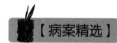

[病史资料]

冯某,女,49岁,工人,1988年10月31日入院。自述痔疮出血20余年,1983年做过痔疮手术。近20天来大便下血较多,色鲜红,肛门肿痛,有异物感。头晕目眩,肢软,纳食无味,舌质淡红,苔薄黄,脉濡数。肛诊见混合痔。前医辨为肠胃郁热,用清热泻火,凉血出血之剂,药用生地黄、大黄、牡丹皮、侧柏叶等治疗4天,不效。[张瑾.赤小豆当归散合槐花散治痔疾.江西中医药,1989,20(6):38]

[辨治思路]

(1)辨证分析

患者病程较长,缠绵难愈,据苔黄腻,大便溏而不爽,脉濡数,并见头晕目眩,肢软,纳食无味,舌质淡红等,可知其便血乃湿热灼伤阴络所致。辨证应为大肠湿热,迫血下行。

(2)立法处方

治法:清肠健脾利湿,活血止血。

方药:当归 10g,赤小豆 30g,薏苡仁 30g,地榆 15g,枳壳 10g,防风 10g,荆芥 10g,槐花 10g,侧柏叶 10g,仙鹤草 10g,熟大黄 3g。水煎服。

(3)治疗效果

服药 12 剂,便血止,肛门不适等症状消失。

按语:本方治疗湿热蕴结大肠之下血,即后世所称的"肠风下血"及"脏毒",其中包括痔疮、肛裂、肛周脓肿等病,可在本方的基础上,加用泻火解毒药。凡属湿热蕴于大肠,灼伤阴络所导致的便血均可用本方治疗。

【辨治经验】

黄仰模:临床不可见先血后便即用此方,因纵使近血也有属于虚寒证者。

瘀　血　病

【原文】病人胸滿,唇痿舌青,口燥,但欲漱水不欲咽,無寒熱,脉微大來遲,腹不滿,其人言我滿,爲有瘀血。(10)

病者如熱狀,煩滿,口乾燥而渴,其脉反無熱,此爲陰伏,是瘀血也,當下之。(11)

小结

本篇主要论述了惊悸、吐血、衄血、下血及瘀血的证治。

本篇治疗惊悸有两方,一是桂枝去芍药加龙骨牡蛎救逆汤,有通阳、镇惊、安神之效,治疗心阳不足、神气浮越的惊狂证。一是半夏麻黄丸,有蠲饮通阳之功,治疗寒饮凌心的心下悸证。

血证是本篇的重点。治疗中气虚寒,不能摄血的吐血,用柏叶汤温中止血;治疗心火亢盛,迫血妄行的吐血衄血,用泻心汤苦寒清泄,降火止血;治疗脾气虚寒,不能摄血的远血证,用黄土汤温脾摄血;治疗大肠湿热导致的近血证,用赤小豆当归散活血化瘀,清利湿热。

瘀血的治疗,本篇未提具体方药,但在"当下之"的原则下,可选用下瘀血汤、抵当汤等活血化瘀方药。

(王文杰)

呕吐哕下利病脉证治第十七

呕 吐

一、成因与脉症

（一）饮邪致呕

【原文】先嘔卻渴者,此爲欲解。先渴卻嘔者,爲水停心下,此屬飲家。嘔家本渴,今反不渴者,以心下有支飲故也,此屬支飲。(2)

（二）虚寒胃反

【原文】問曰:病人脉數,數爲熱,當消穀引食,而反吐者,何也? 師曰:以發其汗,令陽微,膈氣虚,脉乃數。數爲客熱,不能消穀,胃中虚冷故也。脉弦者,虚也,胃氣無餘,朝食暮吐,變爲胃反。寒在於上,醫反下之,今脉反弦,故名曰虚。(3)

寸口脉微而數,微則無氣,無氣則榮虚,榮虚則血不足,血不足則胸中冷。(4)

趺陽脉浮而澀,浮則爲虚,澀則傷脾,脾傷則不磨,朝食暮吐,暮食朝吐,宿穀不化,名曰胃反。脉緊而澀,其病難治。(5)

二、治 禁

【原文】夫嘔家有癰膿,不可治嘔,膿盡自愈。(1)

病人欲吐者,不可下之。(6)

三、证 治

（一）虚寒呕吐

1. 肝胃虚寒

【原文】嘔而胸滿者,茱萸湯主之。(8)

茱萸湯方:

吴茱萸一升,人参三兩　生薑六兩　大棗十二枚。

164

上四味,以水五升,煮取三升,温服七合,日三服。

乾嘔吐涎沫,頭痛者,茱萸湯主之。方見上。(9)

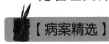

[病史资料]

某患者,女,24 岁,2000 年 12 月 5 日初诊。患者每天清晨起床后呕吐清痰 3 年余,遇疲劳或受凉加重,甚则呕酸水,早上胃纳差,勉强可进食,有饥饿感。某医辨证为脾虚,服中药未效。[邱仕君.邓铁涛医案与研究.北京:人民卫生出版社,2004]

[辨治思路]

(1)辨证分析

患者呕吐清痰,疲劳或受凉后加重,甚则吐酸水,因胃中有寒饮内停,胃气失于和降所致。胃主受纳,脾主运化,胃纳差说明病位主要在胃,故某医从脾论治效果不佳。当辨为胃气虚寒,寒饮内停之证。

(2)立法处方

治法:温胃散寒,化饮降逆。

方药:吴茱萸汤加味。党参 12g,姜半夏 12g,茯苓 30g,桂枝 6g,白术 10g,炙甘草 5g,吴茱萸 4g,生姜 3 片,大枣 3 枚。取 5 剂,每日 1 剂,水煎服。

(3)治疗效果

服药 2 剂后呕吐止,胃纳稍改善。守方加陈皮 5g,又服 7 剂,嘱其坚持每天早上嚼生姜 2 片,保持精神乐观,克服紧张情绪。再服香砂六君子丸善后。

按语:患者呕吐清痰,且疲劳或受凉后加重,可知其病位主要在中焦,按脾虚辨治效果不佳,故用能脾胃同治的吴茱萸汤方能起效。

【辨治经验】

陶葆荪:病人仅发作有声无物的干呕,而且自觉胸部闷满的,这是不同于胃有宿食停痰的呕兼吐,而主要是由肝经阴寒,乘胸中阳虚,循膈上犯,寒气阻于胸中,故使得胸部闷满;逆于气道,频作干呕,纯然属于肝寒动膈、逆气填胸所致。因此,应用祛寒降逆、补虚暖膈的茱萸汤来作主治。

2. 阴盛格阳

【原文】嘔而脉弱,小便復利,身有微熱,見厥者難治,四逆湯主之。(14)

四逆湯方:

附子一枚(生用) 乾薑一兩半 甘草二兩(炙)

上三味,以水三升,煮取一升二合,去滓,分溫再服。強人可大附子一枚,乾薑三兩。

【病案精选】

[病史资料]

刘某,女,70 天。患儿母述:患儿几日前突然呕吐,呈喷射状,发作频繁,一日后患儿惊厥抽搐,诊为"幽门肥大性狭窄",经抢救后抽搐停止,呕吐次数减少而来诊。诊见患儿面色青白,双目呆滞无光,睡而露睛,肌肤松弛,哭声低长无力,不乳,饮入即吐,大便稀而有乳瓣,身热汗出,手足厥冷,脉微。[孙艳茹.四逆汤治验二则.中国民间疗法,1999,7(3):29]

[辨治思路]

(1)辨证分析

患儿呕吐,面色青白,双目呆滞无光,睡而露睛,肌肤松弛,哭声低长无力,不乳,饮入即吐,大便稀而有乳瓣,身热汗出,手足厥冷,脉微,当辨为阳虚阴盛,阴盛格阳之证。阳气大虚,故面色青白,双目呆滞无光,肌肤松弛,哭声低微;阴寒内盛,故不乳,饮入即吐;阳气不能温达四肢,故手足厥冷;阴盛格阳于外,故身热汗出,脉微亦是阳气虚衰之象。

(2)立法处方

治法:急救回阳,益气生津。

方药:四逆汤加味。人参、熟附子、干姜、炙甘草、五味子。在服药同时配合液体疗法。

(3)治疗效果

2剂后热退,手足转温,吐减,哭声大作。

按语:患者脉微,手足厥冷,又伴有身热汗出,已不是单纯的阳虚,乃是阴寒内盛,格阳于外的表现,不可见呕止呕,而要用四逆汤治病求本,回阳救急。阳固津敛,阳生阴长,不治阴而阴亦复还。

 【辨治经验】

陶葆荪:有这样上下内外的阳气虚微被逼欲脱的险象的,实属难于治疗的证候。但险象虽环生,细察病机,是因阴寒上逆,呕伤胃阳所引起的,应用温中回阳的四逆汤来作主治。

3. **虚寒胃反**

【原文】胃反呕吐者,大半夏湯主之。《千金》云:治胃反不受食,食入即吐。《外臺》云:治嘔心下痞硬者。(16)

大半夏湯方:

半夏二升(洗完用) 人參三兩 白蜜一升

上三味,以水一斗二升,和蜜揚之二百四十遍,煮取二升半,溫服一升,餘分再服。

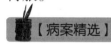 【病案精选】

[病史资料]

阎某,女,56岁,1998年7月18日初诊。患者食后即吐4年,吐物为食物及黏液,无恶心,辅助检查未发现器质性病变,经治疗呕吐未见改善。伴大便干,2日1次,舌苔白,脉弦滑、重按无力。[胡兰贵.朱进忠老中医应用大半夏汤经验举隅.山西中医,1999,15(6):1-2]

[辨治思路]

(1)辨证分析

患者食后即吐食物及黏液,大便干,舌苔白,脉弦滑、重按无力当辨为中气虚寒、寒饮内停证。患者呕吐日久,中气大虚,胃不受纳,胃失和降,胃气上逆,故呕吐;寒饮内停,故呕吐黏液;胃阴亏耗,故大便干结。舌苔白,脉弦滑无力皆为中气虚寒,寒饮内停之象。

(2)立法处方

治法:温中补虚,化饮降逆。

方药:大半夏汤加味。半夏12g,人参9g,生姜3片,蜂蜜30g。每日1剂,水煎服。

(3)治疗效果

药尽2剂呕吐大减,大便干好转。继服4剂呕吐痊愈。

按语:患者呕吐日久,中气大虚,无力受纳,故治疗上不能单纯止呕,需用大半夏汤标本兼治。

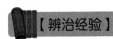【辨治经验】

陶葆荪:此方用专于降逆的半夏作主药,目的在降胃逆、止呕吐,但此呕且吐是由于胃反继续发展而引起的,可知胃气脾液两伤,此时已不纯属阳虚寒凝的胃反,主要已转变到虚涸,不能再靠辛热辛温的药味来治疗了。故用人参大补胃气来复冲和、定乱逆,更用白蜜养胃濡脾来苏亢燥、复健运,更且放蜜水中激扬了二百余遍,使由浓至淡,由腻滞转轻清,滋脾燥而不助脾湿,先多服以专其降逆之力,后分服、少服以续其缓取之功。药只三味,功收全面,恰到好处,自是奇方。

(二) 寒饮呕吐

1. 寒饮停胃

【原文】諸嘔吐,穀不得下者,小半夏湯主之。方見痰飮中。(12)

【病案精选】

[病史资料]

患者,女,30岁,牧民。因饮食生冷诱发胃脘痛,1973年9月12日来诊,症见:胃脘痛,打嗝,吐清水痰涎,畏寒,痛时喜温喜按,腹胀,食欲减退,吞酸嗳气,口不渴喜热饮。舌苔白,脉微沉紧。[王子德.小半夏加茯苓汤临床运用探讨.四川中医,1983,(2):25]

[辨治思路]

(1)辨证分析

因过食生冷、寒积于中,阳气不振,寒邪犯胃所致。饮停于胃,胃失和降,反而上逆,故胃脘痛、呕吐清水痰涎,胃中有寒饮,故畏寒、口不渴、喜热饮。舌苔白,脉微沉紧均为寒饮内停之象。

(2)立法处方

治法:温胃散寒,祛痰止痛,引水下行。

方药:小半夏加茯苓汤。半夏40g(先煎,半小时),茯苓30g,生姜30g。每日1剂,水煎服。

(3)治疗效果

服药四剂后诸证全部消失而愈。为巩固疗效,继服二剂,病情稳定,追访五年未复发。

按语:小半夏加茯苓汤,和胃止呕,引水下行,善治水饮上逆之呕吐、眩晕等。

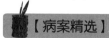

陶葆荪:诸凡呕甚而吐的病人,谷食不得下纳的,这是胃浊上升,气逆不降,致呕吐频频,谷食竟难下咽,因此应用小半夏汤来作主治。

2. 脾虚饮停

【原文】胃反,吐而渴欲饮水者,茯苓泽泻汤主之。(18)

茯苓泽泻汤方:《外台》云:治消渴脉絶,胃反吐食之。有小麦一升。

茯苓半斤　泽泻四两　甘草二两　桂枝二两　白术三两　生薑四两

上六味,以水一斗,煮取三升,内泽泻,再煮取二升半,温服八合,日三服。

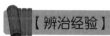

[病史资料]

患者,男,43岁。经常胃胀,食不消化,甚者吐水带食,气短身倦,肌肉松软。吞钡试验示:胃下垂,内有大量潴留液,胃张力低,蠕动差。刻诊:面容清瘦,营养欠佳,大便不实,头眩心悸,舌胖大有齿痕,脉虚缓。[陈锐.茯苓泽泻汤新用.中国社区医师,2011,27(39):11]

[辨治思路]

(1)辨证分析

脾虚中气不足,故气短身倦;脾虚水谷不能化生精微充养形体,故肌肉松软,面容清瘦;运化失职,故食不消化,水停心下,大便不实;清阳不升,故头眩;水饮凌心,故心悸;舌胖大有齿痕,脉虚缓皆为脾阳虚饮停之象。

(2)立法处方

治法:益气温阳,促胃化饮。

方药:茯苓泽泻汤加减。茯苓40g,泽泻30g,甘草20g,桂枝15g,白术15g,生姜30g,黄芪30g,党参20g,升麻12g,陈皮20g。每日1剂,水煎,分早晚2次温服。

(3)治疗效果

服药3剂见好,又服7剂,胃无沉坠感,振水音减少,胃脘胀满,呕吐消失,胃纳见增,此方加减治疗月余,形体康复,接近正常,但胃下垂恢复原位尚待时日,形体充盛,肌肉丰满,方可恢复。故依此方制作丸剂长期服用,以求彻解。

按语:本医案方中加入补气升提之药,故可治疗中气虚寒,水饮内停的胃下垂。

陶葆荪:有胃反证,吐出食物而发渴想饮水的,这既不是胃寒,也不是胃热,而是属于胃有停饮的缘故。所以不助其宣化水饮、升布津液,则其渴必定不止,而胃反与吐也必难向愈,应用复气化、渗水饮、升津液的茯苓泽泻汤来作主治。

3. 阳虚停饮

【原文】乾呕吐逆,吐涎沫,半夏乾薑散主之。(20)

半夏乾薑散方:

半夏　乾薑各等分

上二味,杵為散,取方寸匕,漿水一升半,煎取七合,頓服之。

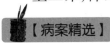【病案精选】

[病史资料]

赵某,男,35岁,宁晋县河渠村人,1969年12月1日就诊。患肺结核数年,曾住院数次,近又因咳血而住院,经中西医结合治疗大有好转,但在咳血尚未完全止时,于11月30日回家,因饮食不慎,随即胃脘满闷,将食物全部吐出,逐感脘部痞闷干呕,吐涎沫,口涎增多,随吐随生,而无宁时,且唾液微带甜味,吐唾多时,则现泛泛欲呕,舌淡润无苔,脉沉弱。[孙润斋.运用经方的点滴体会.河北中医,1980,2(2):67-72]

[辨治思路]

(1)辨证分析

患者由于饮食不慎,损伤中阳,运化失职,饮停心下,故口吐涎沫,口涎多;中焦气机壅滞,故胃脘满闷;胃失和降,胃气上逆,故呕吐食物、干呕。舌淡润无苔,脉沉弱皆为中阳不足,寒饮内盛之象。

(2)立法处方

治法:温中散寒,化饮降逆。

方药:半夏干姜散加味。干姜6g,半夏10g,佩兰叶(后下)12g,水煎服。

(3)治疗效果

经服本方后,吐涎沫已愈大半,二剂痊愈,未见明显副作用。

按语:患者素有结核痼疾,又复感呕吐卒病,咳血未止,温燥之品当慎用。但审症求因,呕吐病机为中阳不足,寒饮内盛,故"甚者独行",急用半夏干姜两剂止呕,适可而止,不会对痼疾有不良影响。

【辨治经验】

陶葆荪:此条无物则干呕,有物则吐逆,甚而不呕不吐也要吐涎沫,更没有茱萸汤证的胸满、头痛症状,可知纯属胃家寒气内壅,不停上泛所致,不会涉及肝邪及其他,因此只用姜、夏便足以解决。此辨证论治所以贵乎灵活,不可以为干呕吐涎沫便是茱萸汤证,那就失于固执,且体会不到仲景提出此条以作茱萸汤证鉴别的深意了。

4. 饮结胸胃

【原文】病人胸中似喘不喘,似嘔不嘔,似噦不噦,徹心中憒憒然無奈者,生薑半夏湯主之。(21)

生薑半夏湯方:

半夏半斤,生薑汁一升

上二味,以水三升,煮半夏,取二升,内生薑汁,煮取一升半,小冷,分四服,日三夜一服。止,停後服。

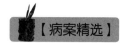

【病案精选】

[病史资料]

患者,男,19岁。嗜饮啤酒,四季皆如。一日,饮冷啤过量,又食水果甚多出现胃胀恶心,但无痛感,口吐清水,胃酸上溢,心中荡漾难忍,舌苔无变化,脉现沉滑。[陈锐.生姜半夏汤临床新用.中国社区医师,2011,27(40):13]

[辨治思路]

(1)辨证分析

患者长期嗜饮啤酒,损伤脾胃,一日过食生冷,导致水饮内停中焦,气机不利,故胃胀;胃失和降,胃气上逆,故恶心;饮随气逆,故口吐清水,胃酸上溢,脉沉滑为水饮内停之象。

(2)立法处方

治法:温中散寒,化饮止呕,宣通气机。

方药:生姜半夏汤加味。生姜、半夏、干姜(原文献无剂量)。

(3)治疗效果

2剂而安,嘱其饭时可食生姜丝少许,以保胃安。

按语:本方的特点是重用生姜,生姜走而不守,散寒化饮,降逆止呕,宣通气机,对于寒饮阻滞气机效果尤佳。

【辨治经验】

陶葆荪:病人胸部内自觉气上喘,但实际不是喘,喘属肺邪,今不是喘,这可知邪不在肺了;自觉作呕,但实际不是呕,呕属胃邪,今不是呕,又可知邪不在胃了;自觉呃逆,但实际不是呃逆,呃逆属肝胃不和,今实际不是呃逆,更可知邪不在肝胃了。而且潗闷壅逆的情状贯彻到心里,觉得昏昏愦愦,说不出的苦闷而无可奈何的,这很明显是寒邪在膈,上涌胸部所致,应用生姜半夏汤来作主治。

5. 呕后调治

【原文】呕吐而病在膈上,後思水者,解,急與之。思水者,豬苓散主之。(13)

猪苓散方:

豬苓　茯苓　白术各等分

上三味,杵爲散,飲服方寸匕,日三服。

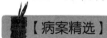

【病案精选】

[病史资料]

谢某,27岁,2005年4月11日就诊。妊娠42天,进食后立即恶心呕吐4天,吐出食物,口淡多涎,喜冷饮,饮入则舒,腰酸。舌淡红,苔薄腻,脉细滑。[马大正.经方治疗妊娠恶阻验案6则.河南中医,2007,27(12):11-12]

[辨治思路]

(1)辨证分析

水饮停胃,胃失和降,胃气上逆,故恶心呕吐,口淡多涎;饮阻气机,津不上承,故喜饮;肾阳虚温煦失职,故腰酸;舌淡红,苔薄腻,脉细滑皆主水饮停胃之象。

(2)立法处方

治法:健脾温胃化饮。

方药:猪苓散加味。猪苓12g,白术12g,茯苓12g,肉桂4g,杜仲10g,3剂。

(3)治疗效果

2005年4月14日复诊:恶阻消失,腰痛减轻,无不适,舌脉如上。

按语:患者呕吐是由饮停于胃所致,呕吐虽然能去除部分停饮,然未尽之水饮仍阻遏津液上承,因而喜饮,故用猪苓散培土制水,以绝饮患。

【辨治经验】

陶葆荪:患呕而吐,不见中、下焦病状,而审得在膈之上的,是病在上而浅;在呕吐之后微渴而想饮水的,病邪因呕吐而排泄,是病解的征象,但是病未必自解,须急给予适应的处理,以免复因饮水而停着。若由这样而想饮水的,应用和中渗湿的猪苓散来作主治。

(三) 实热呕吐

1. 热犯肠胃

【原文】乾嘔而利者,黄芩加半夏生薑湯主之。(11)

黄芩加半夏生薑湯方:

黄芩三兩　甘草二兩(炙)　芍藥二兩　半夏半升　生薑三兩　大棗十二枚

上六味,以水一斗,煮取三升,去滓,溫服一升,日再夜一服。

【病案精选】

[病史资料]

黄某,男,38岁,2004年6月18日初诊。二天前在小食店吃饭后,当时下午即觉脐周不适、微痛,未服药,第二天出现腹泻,一日4~5次,不爽有黏液,呕吐,里急后重,腹痛,口干,尿黄,舌红苔黄脉滑。[廖世煌.《金匮要略》的辨证方法与临床应用.北京:人民卫生出版社,2006]

[辨治思路]

(1)辨证分析

患者因饮食不洁,湿热内扰胃肠。湿热扰胃,胃气失于和降,故呕吐;湿热迫肠,肠腑传导失司,分清泌浊失常,气机不利,故腹痛、腹泻不爽有黏液,里急后重;热邪伤阴,故口干、尿黄;舌红苔黄脉滑为湿热内蕴之表现。当辨为胃肠湿热下利兼呕证。

(2)立法处方

治法:清热止利,和胃止呕。

方药:黄芩加半夏生姜汤加味。黄芩15g,白芍15g,甘草6g,法半夏12g,生姜5片,砂仁6g(后下),救必应20g。水煎服,日1剂。

(3)治疗效果

2剂腹痛减,呕止,大便减少。又3剂,诸症缓解而愈。

按语:本方为黄芩汤加半夏和生姜,黄芩汤专为肠道湿热下利而设,半夏和生姜是为湿热扰胃,胃失和降出现呕吐而增加。故本病案的治疗重点在肠。

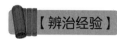【辨治经验】

陶葆荪:病人只频作无物有声的干呕,兼大便下泄的,可知胃无宿滞,则干呕乃是肝热犯胃所致了;既然胃无宿滞,则下利也由于肝火下注,迫使肠间水液下泄,更无疑义了。此条殊简,但从以方测证的例子来看,此呕属热呕,则此利属热利无疑。至于肯定是利下黏浊,似乎不必,因为协热下利而泄泻的所在多有,何须所下黏浊才是属热?《内经》也曾说过"暴注下迫,皆属于热"(见《素问·至真要大论》),尤足以证明下泻有属热的,实无用注"利下"为"黏浊",徒添蛇足,反混淆以后真有黏浊的下利。

2. 热郁少阳

【原文】嘔而發熱者,小柴胡湯主之。(15)

小柴胡湯方:

柴胡半斤　黄芩三兩　人參三兩　甘草三兩　半夏半斤　生薑三兩　大棗十二枚

上七味,以水一斗二升,煮取六升,去滓,再煎取三升,温服一升,日三服。

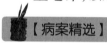【病案精选】

[病史资料]

李某,20岁,1990年3月13日初诊。患者15岁月经初潮,周期尚准,唯行经前1~2天,头痛发作,尤其巅顶为甚,剧痛难忍。伴有少许恶心,呕吐,舌红,苔薄白,脉弦细。[吴士康.小柴胡汤新用.新中医,1994,26(9):56]

[辨治思路]

(1)辨证分析

患者月经期因肝虚气郁,化火上逆,故巅顶头痛;肝火横逆犯胃,胃失和降,胃气上逆,故恶心、呕吐;舌红、苔薄白,脉弦细皆为肝郁化火,横逆犯胃之象。当辨为肝火犯胃之证。

(2)立法处方

治法:疏肝清热,和胃止呕。

方药:小柴胡汤加减。柴胡、半夏各12g,黄芩、党参各10g,蔓荆子、香附、白芍各15g,甘草5g,大枣3枚。

(3)治疗效果

2剂后头痛大减,效不更方,续上方3剂,药尽头痛已止。嘱其月经前5天来诊,用上方调治,经过3个月经周期的治疗随访头痛已告痊愈。

按语:患者肝虚气郁,不仅化火上逆,还横逆犯胃。故本案的治疗重点在于疏肝清热,则头痛、呕吐自解。

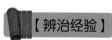【辨治经验】

陶葆荪:患呕的病人而兼见身体发热的,呕吐本来属肝寒胃虚的较多,故发热的独少,今

只呕而兼有发热,就将呕与发热连起来看,可知这样乃是肝胃热所致。肝热,故喜升而呕;胃热,故外蒸而发热,应借用并能和解肝胃热的小柴胡汤来作主治。

3. 胃肠实热

【原文】食已即吐者,大黄甘草汤主之。《外臺》方又治吐水。(17)

大黄甘草湯方:

大黄四兩　甘草一兩

上二味,以水三升,煮取一升,分溫再服。

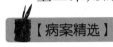

[病史资料]

王某,男,18 岁,2000 年 6 月 10 日初诊。患者于昨天上午进食不洁食物后,夜间出现发热,体温 39℃,腹胀,时疼痛,今晨大便红白黏冻交杂,精神疲惫,饮食不进。刻诊:体温 39.5℃,大便红多白少,已便五六次,腹痛,里急后重,小便黄赤,舌质红、苔黄腻,脉滑数。[闫曾平,殷利娜 . 大黄甘草汤临证验案 2 则 . 山西中医,2006,22(5):39]

[辨治思路]

(1)辨证分析

患者进食不洁食物后,导致邪热停留于胃肠,阳明热盛,故发热,小便黄赤;热灼大肠脉络,肠道传导失司,故排便次数增多,下利赤白黏冻,红多白少;肠道气机不利,故腹痛;邪热和湿气积滞于肠,故里急后重;舌质红、苔黄腻,脉滑数,皆为胃肠湿热之象。

(2)立法处方

治法:清热化湿,调气行滞。

方药:大黄甘草汤加味。大黄 9g(后下),黄连、秦皮各 10g,木香 6g,甘草 3g。2 剂,每日 1 剂,水煎分 2 次服。

(3)治疗效果

2000 年 6 月 13 日复诊:药进 1 剂,热退食进,腹痛、里急后重减轻,现仍大便红白相兼,舌红、苔黄,脉数有力,守原方木香改为 3g,3 剂,每日 1 剂,水煎分 2 次服。服完后,症状消失,化验大便正常,病告痊愈。

按语:本方体现了通因通用的特点,腑气以通为用,饮食不进乃胃肠湿热积滞,腑气不通所致,急需除去肠中邪热及湿邪等积滞,恢复胃气和降,肠腑通畅。

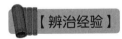

陶葆荪:吐证之中,有食物方才下咽,旋即吐出的,这是胃中有积热,食物下咽压其热气,热气被郁反而上冲,故食物即被冲而复出。治用专于清泄胃中积热的大黄甘草汤。

4. 水热互结在上

【原文】吐後,渴欲得水而貪飲者,文蛤湯主之。兼主微風,脉緊頭痛。(19)

文蛤湯方:

文蛤五兩　麻黄三兩　甘草　生薑各三兩　石膏五兩　杏仁五十枚　大棗

十二枚

上七味,以水六升,煮取二升,温服一升,汗出即愈。

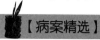

【病案精选】

[病史资料]

朱某,男,50岁,工人,1979年2月6日初诊。患者患糖尿病半年余,口渴多饮,咽干舌燥,心烦不安,饥而欲食,但食而不多,全身乏力,两眼视物模糊,舌尖红,苔薄黄而干,脉偏数。血糖测定:空腹血糖11.7mmol/L,尿糖定性(+++)。眼底检查:早期白内障。[金学仁,文蛤汤加减治疗糖尿病.河南中医,1982,(2):34]

[辨治思路]

(1)辨证分析

四诊合参,患者因肺胃热盛,耗伤津液所致。肺热偏盛,津液输布障碍,则咽干舌燥,两眼视物模糊;胃热津伤则口渴多饮,饥而欲食;壮火食气故全身乏力;热扰心神,故心烦不安;舌尖红,苔薄黄而干,脉偏数均为热盛津伤之征。

(2)立法处方

治法:清热解渴,宣肺布津。

方药:文蛤汤加减。文蛤20g,麻黄3g,生石膏60g,杏仁6g,石斛30g,麦冬10g,生姜1片,大枣2枚。

(3)治疗效果

上方共服20剂,上述诸症基本消失。化验检查:空腹血糖4.4mmol/L,尿糖(-)。以上方加用补肾之品,以巩固疗效。处方:文蛤20g,麻黄3g,生石膏60g,杏仁6g,石斛30g,麦冬10g,熟地30g,女贞子10g,山萸肉15g,山药20g,生姜1片,大枣2枚。又服30剂,体力和精神恢复正常,长驱步行十多里不觉疲累。1980年5月复查:血糖5.6mmol/L,尿糖(-)。1981年4月份随访,患者一切均好。

按语:糖尿病属《金匮要略》消渴病范畴,本案以口渴、多食为主症,又属于上消、中消范畴,与肺、胃热盛关系密切,方可用白虎加参汤、文蛤汤之类加减。然白虎加参汤重在清热益气生津,而文蛤汤重在清热止渴,且方中麻黄、生姜有宣肺布津之功效。因此,需在病机中把握细微之处,做到"随其所得而攻之"。

【辨治经验】

陶葆荪:本证起源于热吐。食物虽然吐出,已无物可吐而吐暂止;但其热不随吐而解散,反而上逆于肺,致肺气被郁,不能通调水道,因而停饮。津液既因吐所重伤,已属几微,更因停饮阻隔,不能上升润泽口舌,所以燥渴而欲得水,而得水亦不止渴。由于这样,停水郁热交蒸于上,而成吐后渴而贪水的症状,应用文蛤汤来作主治。这条方子还可主治既因热郁水停、渴而贪饮,又兼有轻微的风邪和脉象紧、头部痛之表证现象的。

(四)寒热错杂证

【原文】呕而肠鸣,心下痞者,半夏泻心汤主之。(10)

半夏泻心汤方:

半夏半升(洗)　黄芩　乾薑　人参各三兩　黄連一兩　大棗十二枚　甘草三兩(炙)

上七味,以水一斗,煮取六升,去滓,再煮取三升,温服一升,日三服。

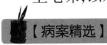 【病案精选】

[病史资料]

吕某,男,40岁,1978年12月13日初诊。1971年3月,因感冒未愈,吃了一餐肉食,引起腹泻,以后每因饮食不慎而反复发作。现在诊见胃脘痞满,打呃,肠鸣泄泻,每日2~3次,便色黄而有黏液泡沫,有时粪便带血,有后重感,左少腹压痛,伴有头昏眼花,倦怠乏力,舌质红,苔黄腻,脉弦偏数。[广西卫生厅中医处,广西中医学会.广西老中医医案选,1984]

[辨治思路]

(1)辨证分析

患者既往曾因感冒未愈,饮食不节,脾胃损伤,日久脾胃虚弱,运化失职,痰湿内生,郁而化热,湿热交阻,中焦气机升降失常,故胃脘痞满。胃失和降,故打呃;湿热蕴结于大肠,肠道传导失司,气机不通,热伤血络,故肠鸣泄泻,便色黄而有黏液泡沫,有时粪便带血,有后重感,左少腹压痛;中气不足,清阳不升,故头昏眼花,倦怠乏力;舌质红,苔黄腻,脉弦偏数皆主湿热内蕴。证属痞满寒热错杂证。

(2)立法处方

治法:健脾和胃,辛开苦降。

方药:半夏泻心汤加味。党参12g,炮姜4.5g,黄连4.5g,黄芩9g,半夏9g,地榆15g,薏苡仁30g,大枣9g,炙甘草6g。每日1剂,水煎服。嘱连服20剂,待大便成形后,改为2~3天服1剂,以巩固疗效。

(3)治疗效果

服上方30剂后,诸症消失,食欲好,大便正常,稍事操劳,尚觉神疲倦怠,苔薄白,脉缓弱。再予六君子汤加当归、黄芪调理而愈。

按语:患者既往饮食不节,损伤脾胃日久,现饮食不慎,导致邪热乘虚陷入心下胃脘,产生虚实夹杂之证。这时既不能单纯驱邪,也不能单纯扶正,而是采用半夏泻心汤标本兼顾,用药辛开苦降,恢复中焦气机调畅。

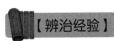 【辨治经验】

陶葆荪:病人呕而且肠间漉漉鸣响,这显然阳气被郁不得升布,反而困迫于肠间,鼓动水浊激荡而作漉漉鸣响。但阳气何以会被郁? 很显然这是由于心下痞的缘故。心下就是膈中,因为病人心肺阳气未衰,寒邪不能越膈凌胸犯头,只能结聚膈中,形成心下痞塞,甚则扰胃作呕,凝聚于膈,势必使得肠中阳气不得宣通展布,因而内鼓,追逐水浊激荡而作响,所以呕而肠鸣主要在于心痞。有此情况,就应以调和寒热、升降阴阳的半夏泻心汤来作主治。

哕

一、治　　则

【原文】哕而腹满,视其前后,知何部不利,利之即愈。(7)

二、证　　治

（一）胃寒气逆

【原文】乾嘔哕,若手足厥者,橘皮湯主之。(22)

橘皮湯方:

橘皮四兩　生薑半斤

上二味,以水七升,煮取三升,温服一升,下咽即愈。

【病案精选】

[病史资料]

黄某,男,14岁。时值盛夏,运动后贪食冷饮、冰西瓜后出现呃逆,不能自止,呃声响亮,并觉胃脘部作凉,饮温水后症状稍缓,移时又作,就诊时已有3天,大便偏溏,舌质淡红有紫气,脉沉数。[赵文斌,李爱芳.巧用经方治疗呃逆6则.辽宁中医杂志,2012,39(1):150-151]

[辨治思路]

(1)辨证分析

患者运动后大汗淋漓,阳随汗泄,再加贪食生冷,导致寒邪客胃,胃失和降,胃气上逆,故呃逆,呃声响亮;寒气中阻,故胃脘部作凉,大便偏溏,舌质淡红有紫气,脉沉数皆为寒邪客胃之象。

(2)立法处方

治法:温中散寒,降逆止哕。

方药:橘皮汤加味。陈皮12g,生姜20g,代赭石30g。2剂,水煎服。

(3)治疗效果

1剂药后自觉胃脘渐暖,呃声逐渐减轻,2剂后诸症消除。

按语:本案虽没有明显手足厥冷,但从病史和症状不难分析,病机为寒邪客胃,胃失和降,故用橘皮汤散寒理气和中,加代赭石降逆气以收速效。

【辨治经验】

陶葆荪:病人既发生有声无物的干呕,这已表现不关宿食而是肝邪乘胃,夹胃寒上犯的征象,同时又发生呃逆,此表现不仅犯胃,而且上逆于胸膈,障碍胃气,不得宣通,邪正搏击,必待正胜邪却,反凭呃逆然后才得以转枢上出的现象。若再见手与足都有厥冷的,无疑是胸中阳气亦被阻抑,不能旁达四肢了,用橘皮汤来作主治。

（二）胃虚夹热

【原文】哕逆者,橘皮竹茹汤主之。(23)

橘皮竹茹汤方:

橘皮二升　竹茹二升　大枣三十个　生姜半斤　甘草五两　人参一两

上六味,以水一斗,煮取三升,温服一升,日三服。

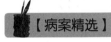 【病案精选】

［病史资料］

李某,男,68 岁,2000 年 7 月 20 日初诊,反复呃逆一年多,每食寒凉食物时加重。心下痞满,短气,声低,体倦,脉细弱无力,大便正常,口干心烦,曾做多种检查,胃与食道皆正常。
［廖世煌.《金匮要略》的辨证方法与临床应用.北京:人民卫生出版社,2006］

［辨治思路］

(1)辨证分析

患者年老体弱,反复呃逆 1 年多,每食寒凉食物时加重为中阳亏虚,元气衰败之表现。脾胃虚弱,气机不转,故心下痞满;中气不足,故短气,声低,体倦;胃阴虚内热,热扰心神,故口干心烦;脉细弱无力主气血亏虚。证属胃虚夹热。

(2)立法处方

治法:补虚安中,清热止哕。

方药:橘皮竹茹汤加味。太子参 30g,橘皮 15g,竹茹 15g,炙甘草 6g,柿蒂 15g,代赭石 30g,生姜 12g,大枣 6 枚。每日 1 剂,水煎服。

(3)治疗效果

4 剂后,呃逆大减。仅于饥饿时发作,声低,原方再加党参 15g,6 剂后,呃逆止。

按语:本案患者年老,元气渐亏,中气不足,出现呃逆、虚热扰心之表现,故治疗上除降逆止哕之外,还应兼顾补益中气与清热除烦。

【辨治经验】

陶葆荪:上条(22 条橘皮汤原文)干呕而哕逆,此条(23 条橘皮竹茹汤原文)呃逆而冲逆,一寒一热,已大不同。但从何处鉴别出来? 则须加以分析,因为干呕多由肝邪乘胃而夹胃寒上犯所致,今无干呕,已不是胃寒可知;而冲逆则多由肝邪越胃上犯所致,今肝邪乘胃,胃无寒邪被挟,已不起斗争作用。而不引起干呕,竟被无声无臭地越胃上冲,则胃气之虚而非寒,更可知了。然则何以知道是胃热呢? 这就从本证已无寒象,方剂又用竹茹两方面合看,便可得到胃虚而热的证据了。本方橘皮用至二升,在煎剂中未免太过,况本书殊少此例,恐有错误,似宜酌减,未可尽从。

下　利

一、脉证、病机与预后

【原文】夫六腑氣絕於外者,手足寒,上氣,腳縮;五臟氣絕於內者,利不禁,下甚者,手足不仁。(24)

下利脉沉弦者,下重;脉大者,爲未止;脉微弱數者,爲欲自止,雖發熱不死。(25)

下利,手足厥冷,無脉者,灸之不溫,若脉不還,反微喘者,死。少陰負趺陽者,爲順也。(26)

下利有微熱而渴,脉弱者,今自愈。(27)

下利脉數,有微熱汗出,今自愈;設脉緊爲未解。(28)

下利脉數而渴者,今自愈;設不差,必清膿血,以有熱故也。(29)

下利脉反弦,發熱身汗者,自愈。(30)

下利,寸脉反浮數,尺中自濇者,必清膿血。(32)

下利,脉沉而遲,其人面少赤,身有微熱,下利清穀者,必鬱冒,汗出而解,病人必微熱。所以然者,其面戴陽,下虛故也。(34)

下利後,脉絕,手足厥冷,晬時脉還,手足溫者生,脉不還者死。(35)

二、治法与禁忌

【原文】下利氣者,當利其小便。(31)

下利清穀,不可攻其表,汗出必脹滿。(33)

三、证　治

(一) 虚寒下利

1. 虚寒下利兼表

【原文】下利,腹脹滿,身體疼痛者,先溫其裏,乃攻其表。溫裏宜四逆湯,攻表宜桂枝湯。(36)

四逆湯方:方見上。

桂枝湯方:

桂枝三兩(去皮)　芍藥三兩　甘草二兩(炙)　生薑三兩　大棗十二枚

上五味,咀,以水七升,微火煮取三升,去滓,適寒溫服一升,服已,須臾,啜稀粥一升,以助藥力,溫覆令一時許,遍身漐漐微似有汗者,益佳,不可令如水淋漓。若一服汗出病差,停後服。

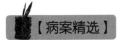【病案精选】

［病史资料］

某老翁。下利清谷,不食,医者多以温补之药处方,日甚一日。余诊时,脉沉微欲绝,四肢厥冷,日下利十余次。[广东省医药卫生研究所中医研究室.广州近代老中医医案医话选编.广州:广东科技出版社,1979]

［辨治思路］

(1)辨证分析

患者胃阳气大虚,故不食、脉沉微欲绝;阳虚不能温煦,故四肢逆冷;阳气大虚,脾失运化,故下利清谷。其病机为阳虚欲脱。

(2)立法处方

治法:急救回阳。

方药:四逆汤加味。生附子、干姜、炙甘草。

(3)治疗效果

次日,手足温,利渐止,惟脉仍沉微欲绝,再用四逆加人参汤与服。再到诊,次早脉暂出,仍与四逆汤煎服,其利即止。

按语:患者脉沉微欲绝,四肢厥冷,日下利十余次,此为少阴证阳气下陷,需急以大剂四逆汤与服回阳救急。

【辨治经验】

陶葆荪:本证是里有寒而体表有邪,在这种情况下,就要先温散里寒,然后攻治他的表邪,温散里寒就宜用四逆汤,治表邪就宜用桂枝汤。

2. 寒厥下利

【原文】下利清穀,裏寒外熱,汗出而厥者,通脉四逆湯主之。(45)

通脉四逆湯方:

附子大者一枚(生用)　乾薑三兩(強人可四兩)　甘草二兩(炙)

上三味,以水三升,煮取一升二合,去滓,分温再服。

【病案精选】

［病史资料］

石歧长塘街广胜木店,店东陈秀,于一九三四年秋间,卒然下利清谷,手足厥逆而面色如妆。[广东省医药卫生研究所中医研究室.广州近代老中医医案医话选.广州:广东科技出版社,1979]

［辨治思路］

(1)辨证分析

患者脾肾阳气大虚,故下利清谷;阴盛格阳于外,故手足厥逆而面色如妆,所谓真寒假热之证。其病机为阳气欲脱,阴盛格阳。

（2）立法处方

治法：回阳救逆。

方药：通脉四逆汤加味。干姜二两半,炮附子一两半,炙甘草二两,加葱九茎,水四碗半,煎至一碗服。

（3）治疗效果

再诊,服药后,脉微细,吐利已止,手足温而阳已回。

按语：患者下利清谷,手足厥逆,面色如妆已是阴盛格阳之危象。通脉四逆汤乃四逆汤倍干姜而成,其温阳固脱之力强于四逆汤。

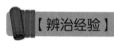【辨治经验】

陶葆荪：本证阴寒甚极,土气冰凝,阳气萎缩,化源欲竭,精悍不行,卫气荣血渐起痹塞之险,内外流通顿呈隔绝之危,脏气隔绝于内,统摄失职,顺流洞泄,运化无权,所泻皆清粪完谷。腑气隔绝于外,则卫阳被隔,流散不返,形成外热被逼随汗出而欲脱。同时阳气被隔,不能下达四肢,则续续厥冷了。在这样的情况下,虽然险象横生,尚未致到土败火息,阴绝阳亡,只是阴盛阳伏,寒凝脉痹,内外交通忽然隔绝的一时现象,但是内外交通岂能久停,过久则脱然断绝,不可复救,即须用通脉四逆汤来作主治。

3. 虚寒下利脓血

【原文】下利便膿血者,桃花湯主之。（42）

桃花湯方：

赤石脂一斤（一半剉、一半篩末） 乾薑一兩 粳米一升

上三味,以水七升,煮米令熟,去滓,溫七合,內赤石脂末方寸匕,日三服。若一服愈,餘勿服。

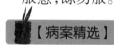【病案精选】

［病史资料］

刘某,女,1岁7个月,1977年7月24日初诊。患儿因腹泻、高热住柳钢职工医院已20天。经治疗高热减退,仅余低热。但腹泻不愈,曾使用多种抗生素,内服中西药及补液、输血等,未能控制病情,每日滑泄数十次之多,滑脱不禁,泻下尽为粪水样便,腹痛喜按,食少,病情重笃,邀余会诊。诊见患儿精神较差,面色㿠白,唇舌淡而微红,舌苔黑而润滑,言语声音无力,未闻到特殊臭味,四肢欠温,脉细而弱。［广西卫生厅中医处,广西中医学会.广西老中医医案选,1984］

［辨治思路］

（1）辨证分析

患儿因腹泻、高热住院治疗后出现腹泻不愈,使用多种抗生素及中西医治疗方法未能控制病情,反而更伤脾肾之阳气,故病情加重;命门火衰,不能暖土,脾阳不升,故滑脱不禁,泻下粪水样便。

（2）立法处方

治法：温补脾肾,涩肠止泻。

方药:真人养脏汤合桃花汤化裁。罂粟壳3g,肉豆蔻3g,肉桂1g(后下),白术6g,白芍6g,诃子12g,党参5g,当归3g,禹余粮10g,赤石脂10g。每日1剂,煎汤频服。

(3)治疗效果

1剂泻减,2剂泻止,第3天腹泻即告痊愈,惟见体弱盗汗,第4天予玉屏风散加味3剂,服后汗止出院。随访半年,腹泻未见反复。

按语:综合患儿病史和表现,其泄泻当辨为虚寒证。寒者热之,故用补气温阳药恢复阳气之固涩,再加涩肠止泻药控制病情以收疗效。

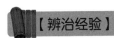【辨治经验】

陶葆荪:下利,有因胃肠平素虚寒,今热邪虽内陷,但外来之热,不胜本质之寒,邪从寒化,混合内攻,坏血败气,化成脓垢,夹杂粪便下泄的,用温固清敛的桃花汤来作主治。

4. 虚寒肠滑气利

【原文】氣利,訶黎勒散主之。(47)

訶黎勒散方:

訶黎勒十枚(煨)

上一味,爲散,粥飲和,頓服。疑非仲景方。

【病案精选】

[病史资料]

杨某,男,38岁。于1957年秋,患痢疾已3天,小腹疼痛,里急后重,频频登厕,排出少量纯白色冻样物,甚则虚坐努责,昼夜不停,肛门如有物塞。曾由某医诊治,处以芍药汤加减,服1剂后,反而加剧,邀家父诊治。苔白滑,脉沉带紧。问及发病前后,未曾畏冷发热。[杨文辉,徐长春.《金匮》诃黎勒散临床一得.浙江中医学院学报,1980,4(4):29]

[辨治思路]

(1)辨证分析

患者肠道虚寒,固涩失职,故频频登厕;寒湿阻滞肠中,气机不通,故腹痛,里急后重,肛门如有物塞;苔白滑,脉沉紧皆主肠道虚寒之象。

(2)立法处方

治法:收涩止泻。

方药:诃子十枚,煨去核,研末用米粥汤1次送服。

(3)治疗效果

药后肛门窘迫难忍,一努力,大便从肛门急射而出。顷刻,肛门如拔去物塞,顿觉舒适。后以调理脾胃而康复。

按语:该病案体现了"塞因塞用"的治疗方法,患者表证和里实证尚不明显,故急用诃子收涩止泻治标,后再调理脾胃治本。

【辨治经验】

陶葆荪:屎气从谷道频频泄出,随着下利泡沫的,这是由于泄泻或下利后,余垢未撤而肠气已虚,致谷气不复上升而反趋浊道,夹杂垢沫下泄,这样又不能仅用利小便的方法,应用善于温敛的诃梨勒散来作主治。

(二)实热下利

1. 大肠湿热

【原文】熱利下重者,白頭翁湯主之。(43)

白頭翁湯方:

白頭翁二兩　黃連　黃蘗　秦皮各三兩

上四味,以水七升,煮取二升,去滓、溫服一升,不愈,更服。

【病案精选】

[病史资料]

陈某,50岁,患慢性阿米巴痢反复发作达15年。每次发作腹胀,里急后重,黏液性血便淋漓不断。1958年曾大便化验,阿米巴包裹阳性。患者多年来接受过抗生素、阿的平等药物和中医治疗,症状暂时控制。但每年仍发作几次,患者殊感痛苦。[戴利华."白头翁汤"加减灌肠治愈十五年患慢性阿米巴痢一例.新中医,1974,6(4):40]

[辨治思路]

(1)辨证分析

患者湿热蕴结,肠腑传导失职,通降不利,气血壅滞,脂膜血络受损,故利下黏液性血便,里急后重;湿热内阻,气机不利,故腹痛。其病机为湿热内蕴。

(2)立法处方

治法:清热燥湿,凉血止痢。

方药:白头翁汤加味。白头翁30g,黄柏10g,栀子6g,用清水500ml,煎至300ml,去滓,冷却待用,灌肠。

(3)治疗效果

2次(即2剂),治愈,追踪一年无复发。

按语:方中白头翁是治疗热毒痢的要药,重用白头翁,故对于湿热壅塞肠中的痢疾起效明显。

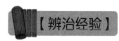【辨治经验】

陶葆荪:由于湿热严重,逼迫大肠,欲利不得利,就见里急;下压直肠,滞而不泄,就成后重。凡有这样情况的,都是湿热作怪,当见脉沉弦,腹痛,便脓血等候,就是热利,应用大清湿热的白头翁汤来作主治。

2. 实热内结

【原文】下利,三部脉皆平,按之心下堅者,急下之,宜大承氣湯。(37)

下利脉遲而滑者,實也,利未欲止,急下之,宜大承氣湯。(38)

下利脉反滑者,當有所去,下乃愈,宜大承氣湯。(39)

下利已差,至其年月日時復發者,以病不盡故也。當下之,宜大承氣湯。(40)

大承氣湯方:見痙病中。

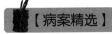

[病史资料]

患者女,45 岁,农民,2001 年 4 月 2 日门诊。时值初春,因素体阴虚,多感风寒,邪郁不解,致多日不更衣,自服蜜糖、油类之品,欲通其便,遂下利稀水,量少,延之月余,曾服用西药无效,病情危笃,邀余诊治。患者因 7 天不进饮食,手足欠温,下利黑色稀水,腥臭熏人,腹胀满,可扪及包块,呈串珠状,舌绛而干,脉细数。[宋明辉 . 承气汤的临床应用 . 吉林医学信息,2007,24(3~4):36]

[辨治思路]

(1)辨证分析

患者由于素体阴虚,感受风寒,邪郁不解,大便不通,再加饮食不节,郁而化热,导致胃肠燥热结实,邪热迫肠,故热结旁流,下利黑色腥臭稀水;腑气不通,燥屎内结,故腹胀满,扪及串珠样包块;病情迁延,数日不进饮食,元气大伤,故手足欠温;舌绛而干,脉细数为邪入阳明,燥热结实之象。当辨证为胃肠燥屎内结,热结旁流证。

(2)立法处方

治法:攻补兼施,急下存阴。

方药:大承气加人参汤。大黄 10g(后下),芒硝 12g(冲服),厚朴 6g,枳实 6g,人参 15g(另煎)。

(3)治疗效果

药后 2 时许,矢气,有便意,腑气已通,解出燥屎块 10 余枚,再以益气养阴之品,调理善后。

按语:患者多日不进饮食,体质大虚,虽表现出热结旁流的症状,但也不能单纯用大承气汤攻下,要在攻下阳明的基础上加入人参方不伤正。

【辨治经验】

陶葆荪:下利的症状已经消失了,但至病人从前发病季节的时候,病又复发的,这是由于当时的热毒不能尽量扫除的缘故,以致积留的热毒附着肠的隐曲处,潜滋默长,待到气候适宜它的活动,就乘机发作。既然是热毒遗留为患,除恶务尽,审得脉症仍属实。体力仍堪扫荡的,就应当用泻剂来泻下它,仍宜于用大承气。

【原文】下利譫語者,有燥屎也,小承氣湯主之。(41)

小承氣湯方:

大黄四兩　厚朴二兩(炙)　枳實大者三枚(炙)

上三味,以水四升,煮取一升二合,去滓,分溫二服。得利則止。

【病案精选】

[病史资料]

梁某,男,28 岁。住某医院,诊断为"流行性乙型脑炎"。病已 6 日,曾连服中药清热、解毒、养阴之剂,病热有增无减。会诊时体温高达 40.3℃。脉象沉数有力,腹满微硬,哕声连续,目赤不闭,无汗,手足妄动,烦躁不宁,有欲狂之势,神昏谵语,四肢微厥,昨日下利纯青黑水,舌苔秽腻,色不老黄。[中国中医科学院.蒲辅周医案.北京:人民卫生出版社,2005]

[辨治思路]

(1)辨证分析

患者里热炽盛,肠腑气机壅滞,燥屎内结,热结旁流,故腹满微硬,下利纯青黑水;浊气逆而上冲,故哕声连续;热扰心神,故高热,目赤不闭,手足妄动,烦躁不宁,神昏谵语,舌苔秽腻,色不老黄皆为阳明热盛,热结旁流之象。

(2)立法处方

治法:泻热通腑,攻下积滞。

方药:小承气汤。大黄20g,枳实15g,厚朴15g。1剂,水煎服。

(3)治疗效果

1剂服后,哕止便通,汗出厥回,神清热退,诸症豁然。

按语:本案患者腹微满硬,未是大实满,苔不老黄,故病情较大承气汤为轻,故用药力稍缓的小承气汤就可见效。

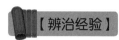【辨治经验】

陶葆荪:因为胃肠燥结把大便结成一粒一粒的坚硬燥粪,像羊屎一样。内有燥粪即有蒸热,热从胃络上蒸心包则心神不静,阖目则阴欲静而阳扰之,故阖目即乱讲话。证由燥火,非因实热,且津气已伤,如用大承气泻它,迅下过急,燥屎不行,徒逼水分下泻,更伤其津,更扬燥火,转成危候。因此只宜采用攻坚稍缓的小承气汤来作主治。

(三)利后虚烦

【原文】下利後更煩,按之心下濡者,爲虛煩也,梔子豉湯主之。(44)

梔子豉湯方:

梔子十四枚　香豉四合(綿裹)

上二味,以水四升,先煮梔子得二升半、内豉,煮取一升半、去滓、分二服,温进一服,得吐則止。

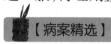【病案精选】

[病史资料]

李某,女,63岁,1986年5月10日初诊。患者自述:多年来胃脘部不适,心悸少寐,胸闷不畅,心烦不安,食少乏味,嗳气吞酸,甚则懊憹伴有呕吐,大便干,小便正常,时感咽部有如痰窝,吞之不下,吐之不出,头晕,四肢乏力,舌苔薄黄,脉弦。[金万斌.梔子豉汤临床应用举隅.内蒙古中医药,1991,10(4):20-21]

[辨治思路]

(1)辨证分析

患者肝气郁结化火,上犯胸膈,故胸闷,胃脘部不适,呕吐,食少;气滞痰凝,故咽部有如痰窝,吞之不下,吐之不出;热扰心神,故心烦不安,懊憹;热伤津耗气,故头晕,四肢乏力,大便干。舌苔薄黄,脉弦皆为肝郁化热,热扰胸膈之象。

（2）立法处方

治法：解郁清热除烦。

方药：栀子豉汤加减。栀子 20g，豆豉 15g，柴胡 10g，香附 10g，牡丹皮 10g，半夏 10g，茯神 10g，5 剂水煎服。

（3）治疗效果

5 月 18 日复诊：服上药咽部如有痰脔感果消失，心烦不安，懊恼呕吐已止。头晕乏力，心悸少寐，也有明显好转，精神愉快，效不更方续服前方，共服 23 剂诸恙悉平，随访未复发。

按语：虽本案病人未有下利病史，但其心烦不安亦符合火热伤阴，虚火扰心之病机，所以也可用清热除烦，宣泄郁热的栀子豉汤治疗。

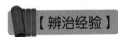【辨治经验】

陶葆荪：下利的时候，因属热利，胃肠湿热从大络上蒸包络，病人已有心烦，到下利已停之后，在理心烦应当减少，而今反见增加。同时用触诊，按他的心部之下，亦不是按之坚而触手只觉濡软的，这是由于泄泻则谷气下溜，精微不化，无以上奉，心阴胃气皆失所养而乍虚，心阴虚则心火失却滋济而内郁生烦，然犹赖胃气宣通得以下泄而分其郁勃之势，加上胃气亦虚则宣化功能未即恢复，饮食浊气尚易停聚，一旦下利停止，浊气忽少通泄之路，反而上壅，心火被阻而郁勃越甚，故反曰更增烦扰不宁了。烦虽然属热，但热有虚实的分别。今按诊病人心下的胃部不是坚硬拒按，而是濡软喜按，显然不是实热而是虚烦，应用栀子豉汤来作主治。

（四）下利肺痛

【原文】下利肺痛，紫参汤主之。（46）

紫参汤方：

紫参半斤　甘草三两

上二味，以水五升，先煮紫参，取二升，内甘草，煮取一升半，分温三服。疑非仲景方。

附方

1.《外台》黄芩汤

【原文】《外臺》黄芩汤：治乾嘔下利。

黄芩　人参　乾薑各三兩　桂枝一兩　大棗十二枚　半夏半升

上六味，以水七升，煮取三升，溫分三服。

2.《千金翼》小承气汤

【原文】治大便不通，噦，數譫語。方见上。

小结

本篇系统论述了呕吐、哕、下利的辨证论治。对临床治疗胃肠道疾病奠定了坚实的基础，有较大的临床指导意义。

呕吐、哕的原因较多，但在病机上都是胃失和降，胃气上逆，所以治疗都是以和胃降逆为主。其中小半夏汤是一切寒饮呕吐的祖方,小柴胡汤治疗邪郁少阳呕吐,大黄甘草汤治疗胃肠实热呕吐,黄芩加半夏生姜汤治疗邪热犯胃。属于虚寒证的有吴茱萸汤治疗胃虚寒逆呕吐,四逆汤治疗阴盛格阳呕吐,大半夏汤治疗胃虚肠燥的胃反呕吐。半夏泻心汤治疗寒热错杂呕吐。水饮内停为主的呕吐治疗有茯苓泽泻汤、半夏干姜散、生姜半夏汤等。

哕病治疗,本篇有橘皮汤治疗胃寒气闭哕,橘皮竹茹汤治疗胃虚有热哕。

下利,包括泄泻和痢疾。病机分虚寒和实热两大类,虚寒泄泻,如属表里俱病的,先用四逆汤温里,再用桂枝汤攻表;如属阴盛格阳,用通脉四逆汤回阳救逆。实热泄泻,属实积中阻的,用大承气汤攻下里实;如内有燥屎,热结旁流的,用小承气汤通腑泄热。气利属于湿郁气滞的,当利小便;属气虚滑脱的,用诃梨勒散温涩固脱。实热痢疾,如热利下重便脓血的,用白头翁汤凉血止利;虚寒久痢便脓血的,用桃花汤温涩止利。利后余热不尽虚烦的,用栀子豉汤泄热除烦。

（韦玉娜）

疮痈肠痈浸淫病脉证并治第十八

痈 肿 病

一、痈肿初起脉症

【原文】諸浮數脉,應當發熱,而反洒淅惡寒,若有痛處,當發其癰。(1)

二、痈肿辨脓法

【原文】師曰:諸癰腫,欲知有膿無膿,以手掩腫上,熱者爲有膿,不熱者爲無膿。(2)

肠 痈 病

一、脓未成证治

【原文】腸癰者,少腹腫痞,按之即痛如淋,小便自調,時時發熱,自汗出,復惡寒。其脉遲緊者,膿未成,可下之,當有血。脉洪數者,膿已成,不可下也。大黄牡丹湯主之。(4)

大黄牡丹湯方:

大黄四两　牡丹一两　桃仁五十個　瓜子半升　芒硝三合

上五味,以水六升,煮取一升,去滓,内芒硝,再煎沸,頓服之,有膿當下;如無膿,當下血。

【病案精选】

［病史资料］

薛某,男,30岁,1994年8月20日就诊:发热,体温39℃,胸闷呕吐,右下腹疼痛拒按,有明显反跳痛,食欲不振,小便短赤,大便2天未下,舌苔黄腻,脉滑数。［蔡延长．大黄牡丹汤

加减治急性阑尾炎．江西中医药,1996,增刊 2：78]

［辨治思路］

(1)辨证分析

患者发热 39℃,胸闷呕吐,右下腹疼痛拒按,有明显反跳痛,中医应诊断为肠痈。舌苔黄腻,脉滑数,伴见食欲不振,小便短赤,大便 2 天未下,具有一派湿热之象,故辨证应为湿热郁结大肠,气滞血瘀。

(2)立法处方

治法:泄热祛瘀。

方药:大黄 10g(后下),芒硝 10g(冲),牡丹皮、桃仁、野菊花、川楝子各 10g,蒲公英、薏仁、冬瓜仁各 15g。水煎服。

(3)治疗效果

二诊:体温 37.5℃,呕止,腹痛减,大便日行 3 次,照上方去大黄、芒硝,加枳实、延胡索各10g,连服 2 剂告愈。

按语:本方实为肠痈逐毒之治,对于肠痈脓未成或将成,或已成而未溃的可用,一旦热盛肉腐,痈脓已成,脉洪数者,则不可下也,故成脓者慎用。

 【辨治经验】

陶葆荪:本方对于肠痈的新证、实证、无论脓未成或将成,或已成而未溃的,都可用此方速下恶血,仍可望化险为夷。

二、脓已成证治

【原文】腸癰之爲病,其身甲錯,腹皮急,按之濡,如腫狀,腹無積聚,身無熱,脉數,此爲腸內有癰膿,薏苡附子敗醬散主之。(3)

薏苡附子敗醬散方:

薏苡仁十分　附子二分　敗醬五分

上三味,杵爲末,取方寸匕,以水二升,煎減半,頓服。小便當下。

 【病案精选】

［病史资料］

白某,女,36 岁,1978 年 8 月 6 月诊治。饮食不节而诱发脘腹痛,发热呕吐,继则疼痛局限于右下腹。证见:右少腹持续疼痛,阵发性加剧,恶心呕吐,畏寒发热,体温 38.5℃,右小腹明显压痛、反跳痛及肌紧张,面色青黑,神疲困惫,痛时四肢厥冷,苔黄有津,脉滑数。[唐祖宣,李向义,薛天伟,等．薏苡附子败酱散治疗肠痈 25 例．北京中医,1987,37(5):32-33]

［辨治思路］

(1)辨证分析

患者饮食不节而诱发脘腹痛,出现发热呕吐,继则疼痛局限于右下腹,呈现阵发性加剧,畏寒,反跳痛及肌紧张,面色青黑,神疲困惫,痛时四肢厥冷,苔黄有津,中医诊断应为肠痈,辨证应为寒湿郁结,郁而生热。

（2）立法处方

治法：温阳祛湿，清热解毒。

方药：炮附子（先煎）30g，薏苡仁90g，金银花30g，白芍30g，板蓝根30g。水煎服。

（3）治疗效果

上方服后约1小时腹痛减轻，继则呕吐止，3剂后体温正常，上方继服5剂，血象正常，诸症消除而愈。

按语：肠痈辨证施治的关键是有脓无脓。本方实为肠痈排脓之治，适用于肠痈脓成后期，但附子的使用也要根据病人体质酌情使用。

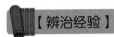【辨治经验】

黄仰模：本条特示慢性肠痈化脓偏于阳虚的辨证和治疗，若阳气未虚者可考虑使用《千金》肠痈方，若患者体虚阳气不足，可加大附子用量。

金 疮 病

一、脉 症

【原文】问曰：寸口脉浮微而濇，法当亡血，若汗出，设不汗者云何？答曰：若身有疮，被刀斧所伤，亡血故也。（5）

二、证 治

（一）血脉瘀阻

【原文】病金疮，王不留行散主之。（6）

王不留行散方：

王不留行十分（八月八日採）　蒴藋细葉十分（七月七日採）　桑東南根白皮十分（三月三日採）　甘草十八分　川椒三分（除目及閉口，去汗）　黄芩二分　乾薑二分　芍藥二分　厚朴二分

上九味，桑根皮以上三味，燒灰存性，勿令灰過；各別杵篩，合治之為散，服方寸匕。小瘡即粉之，大瘡但服之。產後亦可服。如風寒，桑東根勿取之。前三物，皆陰乾百日。

【病案精选】

［病史资料］

刘某，男，6岁。1987年4月6日诊。1987年2月16日右脚内踝下方被自行车后轮挤伤，伤口长约6厘米，出血不止，即就近去某医院缝合包扎，一周后换药，见其线结开，创口开裂溃烂，肌内注射青霉素、内服五味消毒饮、内托生肌散、三七片、复方新诺明，外用磺胺膏等治疗三周余，创口如故，且溃烂益深。刻诊：局部青紫浸肿，创口开裂，脓血外渗，踝关节强直，舌

质色淡略暗,脉弦细而涩。[王恒照.王不留行散加味治创口不合.四川中医,1989,7(10):42]

[辨治思路]

(1)辨证分析

患者脉弦细而涩,可知热毒不消,肌肉难生,创口不合。辨证应为营血瘀滞,气血不足。

(2)立法处方

治法:和营化瘀,补益气血,解毒生肌。

方药:王不留行、桑白皮、赤芍、当归、地榆炭、厚朴各6g,丹参、煅龙骨、金银花、生甘草各9g,干姜3g,川椒1.5g,生黄芪12g。水煎服。

(3)治疗效果

服6剂后,肿消脓血止,嫩肉内生,关节柔和。续服6剂,创口平复结痂而愈。

按语:诚如《金匮要略心典》赞云:"王不留行散,则行气血和阴阳之良剂也。"观其方后自注"小疮即粉之,大疮但服之,产后亦可服",可知其用途广泛,药性平和,为治"金疮"之要方。

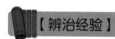

黄仰模:本条论述金疮消瘀止血的治法,故治疗时必须采取祛瘀生新,通畅气血,治伤续筋的方法,以治标为急,用王不留行散主之,外敷内服。

(二)金疮成脓

【原文】排膿散方:

　枳實十六枚　芍藥六分　桔梗二分

　上三味,杵爲散,取雞子黄一枚,以藥散與雞黄相等,揉和令相得,飲和服之,日一服。

(三)脓毒兼营卫失和

【原文】排膿湯方:

　甘草二兩　桔梗三兩　生薑一兩　大棗十枚

　上四味,以水三升,煮取一升,溫服五合,日再服。

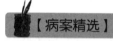

[病史资料]

梁某,男,31岁,干部,以咽痛伴发热2天,于1994年6月20日入院。刻诊:咽痛甚,发热(腋温38.6℃),张口受限,讲话含糊不清,尿黄便秘,舌红、苔黄腻,脉弦数。西医诊断为急性扁桃体周围脓肿(左前上型)。[李云英,陈海.清咽排脓汤治疗急性扁桃体周围脓肿临床观察,新中医,1995,27(7):36-37]

[辨治思路]

(1)辨证分析

患者嗜食辛辣,肺胃素有积热,复感风热邪毒,外邪引动肺胃积热,内外热毒搏结,上蒸于咽喉,致气血凝滞,热毒壅聚作肿,热灼血肉,以致腐坏成痈。中医诊断为喉关痈,辨证应为属肺胃热盛,热毒壅聚。

(2)立法处方

治法:清热解毒,利膈消肿,活血排脓。

方药:金银花 25g,连翘、皂角刺各 12g,青天葵、牡丹皮、黄芩各 15g,大黄(后下)10g,当归 4g,冬瓜仁、生薏苡仁各 30g,白芷、生甘草各 6g。水煎服,每日上、下午各服 1 剂。

(3)治疗效果

连服 2 天,咽痛明显减轻,发热消退,脓肿自溃,再服 3 天,所有症状缓解。查咽稍充血,扁周红肿消失。

按语:在临床中,治咽喉之痛肿除清热解毒外,尚要托里以排脓,活血以消肿,脓祛肿消则病愈。

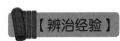

黄仰模:本方由桔梗汤加生姜、大枣而成,对于上部痈脓,微有寒热者,较为适宜。

浸 淫 疮 病

一、预　　后

【原文】浸淫瘡,從口流向四肢者可治;從四肢流來入口者不可治。(7)

二、证　　治

【原文】浸淫瘡,黄連粉主之。方未見。(8)

【病案精选】

[病史资料]

姜某,男,3 个月。1989 年 7 月 13 日就诊。哭闹不休,两颊潮红伴多形性皮损,且有少量渗出液。[陈寿永.黄连粉外用举隅.安徽中医学院学报,1991,10(2):48]

[辨治思路]

(1)辨证分析

患儿为新生儿,发病时间较短,哭闹不休,两颊潮红伴多形性皮损,且有少量渗出液。考虑应为湿热上溢于面颊所致。

(2)立法处方

治法:清热祛湿。

方药:黄连粉 5g,炉甘石 1g,共研极细末,面部扑之。

(3)治疗效果

患者 3 日告愈。

按语:治病必求于本。湿热上溢于面颊或下注于阴囊,用黄连粉为主,局部清热祛湿,势必获效。

【辨治经验】

黄仰模:以上两条论述浸淫疮的预后和治疗。但这种预后判断,仅是从内外浅深之理的假设,不能绝对看待。

 小结

本篇四病皆属外科病证,虽然内容不多,但对后世外科学的完善和发展奠定了基础。尤其对肠痈的辨证论治,为中医治疗急腹症开了先河。

篇中指出运用触诊鉴别有脓无脓,对后世痈肿的辨证有所启发。

本篇治疗肠痈,对未成脓或成脓属于急性里热实证者,用大黄牡丹汤荡热解毒,消痈排脓,逐瘀攻下;脓已成而属慢性体虚邪恋者,用薏苡附子败酱散排脓消痈,振奋阳气。

对于金疮,采用王不留行散消瘀止血镇痛。若创伤已成脓,可用排脓汤主治。

浸淫疮是湿热火毒为患的皮肤病。治疗用黄连粉外敷。

（王文杰）

跌蹶手指臂肿转筋阴狐疝蛔虫
病脉证治第十九

跌 蹶 病

【原文】師曰:病跌蹶,其人但能前,不能卻,刺腨入二寸,此太陽經傷也。(1)

手指臂肿病

【原文】病人常以手指臂腫動,此人身體瞤瞤者,藜蘆甘草湯主之。(2)

藜蘆甘草湯方:未見。

转 筋 病

【原文】轉筋之爲病,其人臂腳直,脉上下行,微弦。轉筋入腹者,雞屎白散主之。(3)

雞屎白散方:

雞屎白

上一味,爲散,取方寸匕,以水六合,和,溫服。

【病案精选】

[病史资料]

李某,女,66岁。2003年12月6日初诊。主诉:阵发性双下肢肌肉痉挛3个月,加重1个月。患者于3个月前先开始出现左下肢小腿部肌肉痉挛,后渐发展为双下肢小腿部肌肉痉挛,呈阵发性,以夜间多发,伴腰脊酸疼,夜尿多,余无特殊不适。近1月来,上述症状加重,遂来我院就诊。[陈军梅,刘世恩.鸡屎白散治疗老年抽筋症86例.四川中医,2007,25(5):58]

［辨治思路］

（1）辨证分析

患者为老年人，就诊时诉阵发性双下肢小腿部肌肉痉挛，伴腰脊酸痛，夜尿多，舌质淡、苔白厚，脉缓。可知由于水湿阻滞，湿浊化热伤阴，阴液受伤，筋脉失养所致，辨证为水湿阻滞，湿热伤阴。

（2）立法处方

治法：行气利湿破积。

方药：取鸡笼内陈年鸡粪（色白者为佳）适量，置瓦上焙黄，研末，每服1g，每日早、晚各1次，生姜、红糖煲水冲服。

（3）治疗效果

患者3天后再诊，患者双下肢肌肉痉挛次数减少，症状减轻。再服上药7天，病愈。随访半年无复发。

按语：鸡屎白"主转筋，利小便"取其下气破积利湿的功效，主要适用于水湿阻滞，湿浊化热伤阴所致的转筋病。

【辨治经验】

黄仰模：本方只使用于湿浊化热伤阴所致的转筋，泻其致病之因，转筋亦随之而愈，如为霍乱转筋之由于液脱的，则非本方所宜。

阴狐疝气病

【原文】陰狐疝氣者，偏有小大，時時上下，蜘蛛散主之。(4)

蜘蛛散方：

蜘蛛十四枚（熬焦）　桂枝半两

上二味，爲散，取八分一匕，飲和服，日再服。蜜丸亦可。

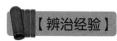

［病史资料］

朱某，男，5岁。1964年7月10日初诊。患儿右侧少腹及阴囊部肿痛3年多，时肿时消，行立或咳嗽啼哭时肿胀更为明显，平卧后自行消失。曾在株洲、湘潭、长沙等地医院诊治，检查确诊为腹股沟斜疝，建议手术修补，患者父母只有这个带养的独子，顾虑重重，拒绝手术治疗而来我院门诊。[袁宁华.蜘蛛散治疗小儿腹股沟斜疝——附55例临床小结.湖南中医杂志，1986，2(2)：22-23]

［辨治思路］

（1）辨证分析

患儿5岁小孩，患儿右侧少腹及阴囊部肿痛3年多，时肿时消，行立或咳嗽啼哭时肿胀更为明显，平卧后自行消失。因阴器为肝经所过之地，患儿平素饮食，二便正常，可知为寒湿之邪凝结于肝经所致，辨证为肝寒凝聚。

(2)立法处方

治法:辛温通利。

方药:黑色大蜘蛛(去头足、焙干)10g,桂枝尖20g,共研粉末,过筛。瓶装密封备用。

(3)治疗效果

每日早晚各服1次,每次4g,白开水冲服,进药9天后取效,13天后全部消失,用力咳嗽时亦不再出现,迄今19年亦未再发。

按语:蜘蛛其性时上时下,善于破结利气,配桂枝辛温,能散肝经寒气。但蜘蛛有毒,用之宜慎。

【辨治经验】

黄仰模:本方中唯蜘蛛有毒,用时宜慎,后世遇到本病,常用疏肝理气药,如金铃子散、天台乌药散等。

蛔 虫 病

(一)脉症

【原文】問曰:病腹痛有蟲,其脉何以别之？師曰:腹中痛,其脉当沉,若弦,反洪大,故有蚘蟲。(5)

(二)证治

1. 胃虚蛔动

【原文】蚘蟲之為病,令人吐涎,心痛,發作有時,毒藥不止,甘草粉蜜湯主之。(6)

甘草粉蜜湯方:

甘草二兩　粉一兩　蜜四兩

上三味,以水三升,先煮甘草,取二升,去滓,内粉、蜜,攪令和,煎如薄粥,温服一升,差即止。

【病案精选】

［病史资料］

陈某,女,27岁,农民,已婚。住院号1387,1979年2月15日下午突然右上腹钻顶痛,频繁呕吐,吐出蛔虫十余条,经西医治疗后疼痛暂时缓解。18日下午又因疼痛加重,经门诊观察,中西医治疗无效后,收入住院治疗。呈痛苦病容,面部潮红,呻吟,精神差,皮肤弹性差,眼睑下凹,口唇干燥,巩膜轻度黄染。腹膨隆而软,剑突下压痛,宫底脐上二横指,胎心音:140次/min,无宫缩及出血。大便检查找到蛔虫卵。诊断:1.胆道蛔虫合并感染;2.轻度脱水3.7月宫内孕。［王泽涵.甘草粉蜜汤治疗妊娠合并胆道蛔虫症.新中医.1984,16(11):46］

［辨治思路］

(1)辨证分析

患者阵痛频作,每痛则大汗淋漓,唇干燥喜饮,舌少津,不大便,尿少黄,神疲脉细,属气阴虚亏之症。舌边红,苔微黄,脉弦数,说明肝胆有热。涎多,吐蛔虫数条,属蛔虫主病。证属气阴两虚,虚实夹杂,兼有热象。

(2)立法处方

治法:安蛔止痛,益气养阴。

方药:生甘草15g,蜂蜜12g,粳米粉10g。以生甘草煎汤,乘温冲蜂蜜和粳米粉,顿服。

(3)治疗效果

当天下午疼痛大为缓解,心窝部仅觉隐痛,精神好转,无呕吐,解干硬大便1次、无蛔虫。第二天,上方再服1剂,疼痛即止,精神更佳,能进饮食,体力渐复,大便2次、成形、无蛔虫,脉弦。体温、血象均正常。次日服安蛔汤(乌梅、花椒各9g,黄连、藿香、槟榔各3g,白矾1.5g,水煎分三次服)。药后,解大便2次,排出蛔虫4条。第四天病人诸证均罢,一切正常。住院6天痊愈出院。数月未见复发,足月顺产一男婴。

按语:根据急则治标的原则,应先安蛔止痛,益气养阴,不宜毒药苦寒攻伐。若用毒药杀虫则虫动,虫动则痛更剧,大汗出,疼痛非但不止,而且易伤胎儿,致使病情恶化。

 【辨治经验】

黄仰模:临床治疗本病,一般安蛔用米粉,取"甘以缓之"之意,养胃安蛔;若诱杀蛔虫常用铅粉,铅粉有毒,用时宜慎重。

2. 蛔厥

【原文】蛔厥者,當吐蛔,令病者靜而復時煩,此爲臟寒,蛔上入膈,故煩。須臾復止,得食而嘔。又煩者,蛔聞食臭出,其人當自吐蛔。(7)

蛔厥者,烏梅丸主之。(8)

烏梅丸方:

烏梅三百個　細辛六兩　乾薑十兩　黄連一斤　當歸四兩　附子六兩(炮)
川椒四兩(去汗)　桂枝六兩　人參　黄蘗各六兩

上十味,異搗篩,合治之,以苦酒漬烏梅一宿,去核,蒸之五升米下,飯熟,搗成泥,和藥令相得,内臼中,與蜜杵二千下,丸如梧子大,先食,飲服十丸,日三服,稍加至二十丸。禁生冷滑臭等食。

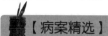 【病案精选】

[病史资料]

黄某,女,13岁。1979年5月10日早饭后突然右上腹阵发性绞痛,如刀割样,坐卧不安,伴恶心呕吐,吐出物初为食物残渣,后为胆汁,吐出蛔虫2条,经大队卫生所治疗未愈。舌质淡红,舌苔薄白,脉弦。既往无胃痛史。[李振贤.乌梅丸加味治疗胆道蛔虫症31例.广西中医药,1981,4(3):47]

[辨治思路]

(1)辨证分析

患者突发右上腹绞痛并吐蛔,此症应为胆道蛔虫所致。

（2）立法处方

治法：安蛔止痛，驱虫之法。

方药：乌梅120g，黄连10g，黄柏10g，附子6g，干姜6g，细辛3g，桂枝10g，党参10g，当归10g，花椒6g，槟榔30g，使君子15g，苦楝皮15g，榧子15g，木香10g。水煎服。

（3）治疗效果

入院后即给予乌梅丸加味，1剂，水煎频服，当夜8时左右患者疼痛停止，安静入睡，次日下午大便排出蛔虫10多条。住院2天痊愈出院。

按语：本方为寒温并用之法，为治疗上热下寒之蛔厥的主方。实则临床只要辨证属于寒热错杂的多种疾病均有一定疗效。

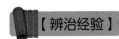【辨治经验】

陶葆荪：本方用极酸、极辛、极苦、极寒和极热的乌梅丸来适应机制极度复杂的蛔虫病，全面并进，岂不比专以杀虫的片面治法更健全吗？

小结

本篇论述了趺蹶等五种病证

趺蹶属于太阳经脉受伤，出现足背强直，行动不便，可刺太阳经穴以舒缓筋脉。

手指臂肿是风痰阻滞经络，可用藜芦甘草汤以吐去风痰。

转筋为湿浊化热伤及筋脉，用鸡屎白散泻湿浊。

阴狐疝是寒凝厥阴肝经，阴囊偏大偏小，时上时下的病证，用蜘蛛散通利温散。

蛔虫病则因蛔虫寄居腑中，主症是腹痛，治疗以杀虫为主，如用杀虫药而不愈的，用甘草粉蜜汤和胃缓痛。如蛔厥吐蛔的，用乌梅丸安胃杀虫。

（王文杰）

妇人妊娠病脉证并治第二十

一、妊娠诊断与恶阻轻证调治

【原文】師曰：婦人得平脈，陰脈小弱，其人渴，不能食，無寒熱，名妊娠，桂枝湯主之。方見下利中。於法六十日當有此證，設有醫治逆者，卻一月，加吐下者，則絕之。(1)

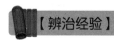【病案精选】

［病史资料］

患者女，29岁，怀孕2月余，症状为恶心、呕吐，乘车症状加重。怀孕期间因不建议服用药物，然患者担心反复呕吐引发营养不良，进而影响到胎儿发育，遂就诊。对患者病症观察，发现其体形偏瘦，经对患者询问后，其平时脾胃偏弱，进食过量则会出现呕吐，大便长期不成形，舌苔白腻。［黄上宁.桂枝汤临床应用心得.深圳中西医结合杂志，2016，26（2）：197-198］

［辨治思路］

（1）辨证分析

患者平素脾胃偏弱，妊娠后，冲脉之气上逆致妊娠呕吐。大便长期不成形，舌苔白腻均为脾胃虚寒，寒湿内蕴所致。

（2）立法处方

治法：调和阴阳，和胃降逆。

方药：桂枝汤合二陈汤加减。以茯苓、白术、苏梗、生姜健脾胃祛湿，化痰止呕。

（3）治疗效果

患者服用10剂之后，症状明显减轻。嘱患者常以热粥滋养脾胃。

按语：桂枝汤治疗妊娠呕吐适合脾胃虚弱，阴阳失调者。本案特点在于止呕安胎，药食同养。

【辨治经验】

廖世煌：对于妇科病中，根据本条妇人早孕时期出现的症状，应是侧重于养阴和营，因为此时到处都是体现为阴阳失调后，表现为营血的不足，才被动地影响到卫表。比如白芍用量常大于桂枝，但不可倍于桂枝，取其酸甘化阴。可加橘皮，苏梗，既可行气，又可安胎。

二、胎癥鉴别与癥病治疗

【原文】婦人宿有癥病,經斷未及三月,而得漏下不止,胎動在臍上者,爲癥痼害。妊娠六月動者,前三月經水利時,胎。下血者,後斷三月衃也。所以血不止者,其癥不去故也。當下其癥,桂枝茯苓丸主之。(2)

桂枝茯苓丸方:

桂枝　茯苓　牡丹(去心)　桃仁(去皮尖,熬)　芍藥各等分

上五味,末之,煉蜜和丸,如兔屎大,每日食前服一丸。不知,加至三丸。

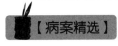

[病史资料]

李某,女,32岁,怀孕已将四个月,上月中旬起,阴道漏血昼夜滴沥不止,血色鲜红,脐下隐痛,脐上蠕动,迭服安胎止血方剂无效,病日沉重,起卧须人扶持,咸谓势必小产,邀余往诊。患者形容消瘦,颜色苍白,不能起坐,声音低弱,舌色微红,尺脉搏指。据诉此次为初孕,过去月经不正常,即非经期,脐下亦时有隐痛。抚其腹脐下欠和暖,且有拒按之势,脐上蠕动弱而和暖。略能饮食,二便正常。[广西壮族自治区中医药研究所.广西中医医案选集第二集.南宁:广西壮族自治区南宁印刷厂,1964]

[辨治思路]

(1)辨证分析

此症由旧血未去癥结为患,阻塞新血不能入胞养胎而下血。然症见形容消瘦,面色苍白,不能起坐,声音低弱为正气大虚之象;病虽沉重,但尺脉搏指,说明脉尚有根。综合表现为正虚而癥结为患。

(2)立法处方

治法:当先扶正补虚,继以化瘀消癥。

方药:先三时服独参汤一剂,后服桂枝茯苓丸汤一剂。独参汤:大北丽参三钱,清水半碗炖服。桂枝茯苓丸汤:桂枝尖三钱,茯苓三钱,牡丹皮三钱,桃仁三钱,白芍三钱,清水半碗,煎成大半碗温服。

(3)治疗效果

服后四时,脐下绞痛,旋下瘀血团三指大一块,鲜血减少。次日复诊,诸状好转,再如昨法继服,续下瘀血块大小两块,漏下遂止,隐痛消失。随进胶艾汤三天,体征恢复,足十月后,顺产一女婴,母子平安。

按语:本案注重顾护正气,久病正虚之人,虽有实邪,不可强攻,时时守护正气,使邪去而正不伤。辨证要点为小腹胀满疼痛,或有癥块,经行异常,或闭经或经行错后等。

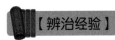

陶葆荪:要知所以导致经断引起下血不止的,实由于癥病没有去掉的缘故,癥结不去,血行受阻,血不循经,被迫下漏,故必须下掉癥痼,才能止漏。当用温经、散结、去瘀的桂枝茯苓丸来作主治。

三、证 治

（一）腹痛

1. 阳虚寒盛

【原文】妇人懷娠六七月,脉弦,發熱,其胎愈脹,腹痛惡寒者,少腹如扇,所以然者,子臟開故也,當以附子湯溫其臟。方未見。(3)

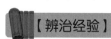【病案精选】

［病史资料］

余某,32 岁,郊区农民,平素气血俱虚,饮食受热不受寒凉,曾孕 2、产 1、流产 1。本次为第 3 孕,孕后恶阻不能食,常吐白沫,口淡,喜嚼咸辣物品,身体羸弱,面色苍黄,大便溏薄,孕至 4 个月以后,常觉下腹冷痛不适,嗳吐清涎,带下清稀,舌淡红,苔白,脉细缓弦滑。［罗元恺 . 治疗妊娠腹痛的体会 . 新中医,1993,25(4):16-17］

［辨治思路］

（1）辨证分析

患者平素喜热怕冷,孕后尤以下腹冷痛明显,属虚寒体质,胞宫虚寒,胎失所养。孕后见常吐白沫、口淡、身体羸弱,面色苍黄,大便溏薄为脾胃虚弱,气血化生无源。证属下焦虚冷。

（2）立法处方

治法:师仲景附子汤意,用温经散寒之剂为治。

方药:破故纸、炒白芍各 15g;党参 25g,茯苓 20g,桂枝 12g,炙甘草 6g,煨姜 9g。

（3）治疗效果

服 5 剂后,腹痛缓解,余证亦渐除。后考虑其气血俱虚,继用圣愈汤加艾叶、砂仁以善其后。寒邪既去,气血渐复,腹痛之证未再发作,足月时顺产一女婴,母子平安。

按语:原文只有方名而无药物,因此临证可用温经散寒之剂代之。本案方药可用于阳虚寒盛的妊娠腹痛,其主症为腹痛,伴少腹阵阵作冷、腹胀、畏寒肢冷,舌淡苔白润,脉弦无力或沉迟无力等。

【辨治经验】

陶葆荪:附子汤方未见,有人以为即《伤寒论》附子汤,此说甚合。因附子能温阳以散风寒,暖子户而束胎,芍药能和阴以泄风木,退肌热而定痛,人参能壮肺,白术能健胃,使金土复旺,风木自平,则肺胃自盛,肝脾自和,自然诸候悉平了。至于茯苓化水湿,亦无非为补土泄木之佐,尤为明显。

2. 肝脾失调

【原文】妇人懷妊,腹中疒痛,當歸芍藥散主之(5)

當歸芍藥散方:

當歸三兩　芍藥一斤　茯苓四兩　白术四兩　澤瀉半斤　芎藭半斤,一作三兩

上六味,杵爲散,取方寸匕,酒和,日三服。

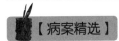【病案精选】

[病史资料]

李某,女,28 岁,1978 年 3 月 12 日初诊。妊娠三个多月,常觉小腹绵绵作痛,并感头晕,心烦,口微苦,纳呆。1977 年曾堕胎 1 次。诊见:形体消瘦,面色萎黄,舌质淡红、苔薄黄,脉虚细。[李官伟.当归芍药散临床应用的体会.广西中医药,1982,5(5):26-27]

[辨治思路]

(1)辨证分析

患者因堕胎耗伤气血,至妊娠后,气血归胞宫养胎,阴血更感不足,血少则气行不利,致胞脉受阻,故出现妊娠腹痛。气血不足,不能充养肌肤头面则见形体消瘦,面色萎黄,头晕;脾气虚湿滞而见纳呆;湿郁化热而见心烦,口微苦;舌淡红、苔薄黄,脉虚细均为气血不足,湿滞有热的表现。

(2)立法处方

治法:养血行气,缓急止痛。

方药:当归芍药散加味。当归 9g,白术 10g,白芍 12g,川芎 4.5g,茯苓 9g,砂仁 3g,阿胶 9g(烊化),菟丝子 10g,泽泻 6g,黄芩 6g,黄芪 15g。

(3)治疗效果

服药 1 剂痛减,3 剂诸症明显减轻,直至足月分娩。

按语:本方应用辨证要点有二。一为肝血虚,可见面唇少华,眩晕耳鸣,爪甲不荣,肢体麻木,腹痛绵绵,平素月经量少色淡,脉弦细;二为脾虚湿盛,可见纳呆食少,带下清稀,面浮肢肿,泄泻等。

【辨治经验】

陈伯坛:方中六味药,前三味主血分(当归、川芎、芍药)者半,后三味主水分(茯苓、白术、泽泻)者半。

(二)胞阻

【原文】师曰:妇人有漏下者,有半产后,因續下血都不絕者,有妊娠下血者。假令妊娠腹中痛,爲胞阻,膠艾湯主之。(4)

芎歸膠艾湯方:一方加乾薑一兩。胡洽治婦人胞動無乾薑。

芎藭 阿膠 甘草各二兩 艾葉 當歸各三兩 芍藥四兩 乾地黃四兩

上七味,以水五升,清酒三升,合煮取三升,去滓,内膠令消盡,溫服一升,日三服。不差,更作。

【病案精选】

[病史资料]

徐某,女,30 岁,1963 年 9 月 3 日初诊。阴道断续流血不止已 5 个月。1963 年 4 月 10 日,阴道突然流血,初时量多色红,7 天后逐渐减少,但仍断续不停,并觉头晕、心悸经某医院妇产科检查,诊断为"功能性子宫出血"。经对症治疗,效果不显。诊见面色㿠白,食欲欠佳,身倦

肢凉,大便烂,舌淡苔白,脉沉细虚弱。[广西卫生厅中医处,广西中医学会.广西老中医医案选,1984]

[辨治思路]

(1)辨证分析

冲任之脉,皆起于胞中,为经络之海。冲为血海,任主胞胎,冲任不固,实由脾肾气衰使然。症见面色㿠白,食欲欠佳,身倦肢凉,大便溏烂,舌淡苔白,脉沉细虚弱,均为脾肾虚,气血不足,统摄滋养匮乏所致。

(2)立法处方

治法:益气固本,温肾止血。

方药:胶艾汤加味。党参20g,黄芪20g,杜仲12g,续断12g,阿胶珠10g,艾叶8g,白术10g,熟地黄12g,地榆炭15g,当归炭10g,白芍10g。每日1剂,水煎分2次服。

(3)治疗效果

1963年9月7日二诊:上方连服3剂后阴道流血减少。仍守原方再服5剂。

1963年9月14日三诊:药后流血完全停止,四肢转温。

按语:妊娠下血偏虚寒者用本方最佳,辨证要点是所下之血色浅淡或暗淡、质稀,或伴腹痛,喜温喜按,头晕目眩,肢冷,舌淡,脉细等。

【辨治经验】

陶葆荪:由于孕妇平素气血不足,血脉流通本已艰涩,加上胚胎渐长,血脉被压,致使血液流通更受阻碍,不能归经养胎,转而持续从下渗漏,故终至酿成胞脉受阻的见症,应用胶艾汤来作主治。

钟耀奎:漏下不止,最容易引起血脱,故用药当须着重于收涩止血为主,因为涩可以固脱,故胶艾汤方中之艾叶应宜重用,一般是用30~120g;阿胶也须重用,一般是用24~30g。如药量小则收效微,不堵塞其泉源,妄误认为芎归升提之过。同时宜再加入棕榈炭、炮姜炭各30~45g,原因是亡血则很快引起胞中脉虚,因虚则很易积冷气。

(三)恶阻

【原文】妊娠呕吐不止,乾薑人参半夏丸主之。(6)

乾薑人参半夏丸方:

乾薑 人参各一兩 半夏二兩

上三味,末之,以生薑汁糊爲丸,如梧子大,飲服十丸,日三服。

【病案精选】

[病史资料]

陈某,女,24岁。2001年3月22日就诊。患者自述停经2月余,开始胃纳不佳,饮食无味,倦怠嗜卧,晨起头晕恶心,干呕吐逆,口涎增多,时或吐出痰涎宿食。自以为属妊娠反应,未加治疗。近1周来,食入即吐,所吐皆痰涎清水,头晕,心烦胸满不思食,膈间有水,心悸气短,面色苍白,喜热畏寒,四肢发凉,舌淡苔白而滑,脉迟。[周步君.干姜人参半夏汤加味的临床运用.北京中医,2002,21(6):358-359]

［辨治思路］

(1)辨证分析

患者素体虚弱,脾胃阳虚,寒饮内停,而致痰湿内生,故症见呕吐痰涎清水,喜热畏寒,四肢发凉。寒饮逆于上则见头晕、胸满、心悸。舌淡苔白而滑,脉迟均为虚寒之象。证属脾胃阳虚,胃有寒饮。

(2)立法处方

治法:温中健脾,和胃降逆。

方药:干姜 10g,半夏 9g,人参 12g,茯苓 12g,炒白术 12g,陈皮 10g,砂仁 10g,甘草 6g,生姜 3 片。水煎分 2 次频服。

(3)治疗效果

服 3 剂后,呕吐已止,唯饮食欠佳,继以异功散 5 剂调理善后,诸证消失。后随访顺产一女婴。

按语:运用本方必须掌握其呕吐由胃虚有寒饮所致,以呕吐物稀薄澄清或口内清涎上泛,唾液津津,苔白滑、舌质淡白为应用主证。

 【辨治经验】

陶葆荪:此是属母体平素脾胃虚寒,不胜胎浊上冲所引起的呕吐,并不是停饮呕吐,宜注意问平常、望体质。

（四）小便难

【原文】妊娠小便難,飲食如故,當歸貝母苦參丸主之。(7)

當歸貝母苦參丸方:男子加滑石半兩。

當歸　貝母　苦參各四兩

上三味,末之,煉蜜丸如小豆大,飲服三丸,加至十丸。

【病案精选】

［病史资料］

韦某,女,72 岁,2004 年 7 月 28 日初诊。外阴癌术后 10 年,外阴胀烧灼感痒痛 2 年。症见外阴溃烂红肿硬痛,涉及整个会阴乃至大腿根部,小便急,舌质红、苔黄腻有裂纹,脉弦细。［石彧,范先基.王三虎用当归贝母苦参丸治疗妇科肿瘤的经验.中医杂志,2006,47(5):344］

［辨治思路］

(1)辨证分析

患者外阴癌手术后,出现外阴烧灼痒痛,溃烂红肿,为湿热成毒下注之征;小便急为湿热影响膀胱气化;舌红苔黄腻亦属湿热;由于病程日久,血虚津液大伤而见舌有裂纹,脉弦细。病属燥湿相混,为肝肾阴虚日久、湿热成毒下注。

(2)立法处方

治法:清热除湿,养血开郁。

方药:当归贝母苦参丸加味。当归 10g,土贝母 10g,浙贝母 10g,苦参 15g,土茯苓 30g,

生地黄 30g,黄芩 12g,乌梅 10g,玄参 12g,地肤子 30g,黄柏 12g,薏苡仁 40g,拳参 20g,水杨梅 30g,青黛 4g(冲服),生姜 6g,3 剂,每日 1 剂,水煎服。

(3)治疗效果

服药 3 月后,患者会阴部渗出减少,瘙痒烧灼感减轻,创面有收敛迹象,舌苔转薄,脉沉。继续以当归贝母苦参丸加味治疗 2 个月,病情进一步好转。

按语:原文中的"小便难",可以表现为小便短黄不爽,或尿频尿急、淋漓涩痛,伴小便灼热、小腹胀痛。虽与湿热有关,然病发在妊娠之时,孕后阴血下注胞宫养胎,阴血相对不足,因此不可渗利太过,以免伤津耗血,引起滑胎。

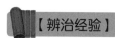【辨治经验】

王三虎:当归贝母苦参丸选药精炼,是润燥并用的典范,适用于燥湿并见的病机特点。当归养血润燥,贝母滋水上源,与苦参清热燥湿相对,使润而不腻,燥不伤阴,相反相成,对于妊娠下焦阴虚而水不利之小便难非常适合。

(五)水肿

【原文】妊娠有水氣,身重,小便不利,洒淅惡寒,起即頭眩,葵子茯苓散主之。(8)

葵子茯苓散方:

葵子一斤　茯苓三兩

上二味,杵爲散,飲服方寸匕,日三服,小便利則愈。

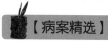【病案精选】

[病史资料]

肖某,女,23 岁。初诊(1975 年 5 月 6 日),妊娠达月,下肢浮肿,时有头晕眼花,大便溏薄,脉右弦细数,左濡滑,血压 150/100mmHg。[上海中医文献馆.仲景方在急难重病中的运用.上海:上海中医学院出版社,1989,146]

[辨治思路]

(1)辨证分析

患者妊娠期间水肿,大便质溏,脉濡滑为脾运失健,水湿阻滞所致,然孕期阴血不足,阴虚则肝阳偏亢故见头晕眼花,脉弦细数。病属妊娠子肿,水气内停兼肝阳上亢。

(2)立法处方

治法:健脾利湿平肝,佐以引产之品。

方药:冬葵子 9g,茯苓 9g,生白术 9g,砂仁 12g,白蒺藜 12g,钩藤 12g,天仙藤 30g,牛膝 12g,瞿麦 12g,赤芍 9g。2 剂。

(3)治疗效果

二诊,下肢浮肿已退,头晕眼花减,但多见阳光,眼球作痛,有时心悸阵作,脉小滑数,苔薄白,血压 120/80mmHg。仍以平肝健脾,佐以养心。原方加酸枣仁 9g,磁石 30g。服至 5 月 13 日安然产育。

按语:本方适用于水湿内盛,气化受阻的妊娠水肿实证,属于急则治其标之法,不宜长期使用。若孕妇素体虚弱或有滑胎史者,则不宜用本方。此方用量不宜过大,因冬葵子其性滑利,有滑胎之弊,故仲景研末为散分服,小便通即停用。

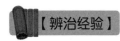【辨治经验】

陶葆荪:大抵此症以阳气被郁,水气不利为主要,其原因可能由于胞胎逐渐壮大,压迫膀胱,因而气郁水停;又可能由于水饮过多,脾胃不及蒸散,径下流于膀胱,因而排泄机能被阻;又可能由于皮肤受湿,阳气骤被阻抑,转内郁于膀胱,因而气化作用不行。此皆能导致此症的发生。

(六) 去病养胎

1. 血虚湿热

【原文】妇人妊娠,宜常服当归散主之。(9)

当归散方:

当归　黄芩　芍藥　芎藭各一斤　白术半斤

上五味,杵爲散,酒飲服方寸匕,日再服。妊娠常服即易產,胎無苦疾,產後百病悉主之。

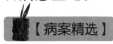【病案精选】

[病史资料]

曾某,女31岁,干部。1981年6月2日初诊:妊娠4月余,常感头昏乏力。近2~3天来伴小腹隐痛不舒,时有下坠感,小溲短赤,饮食不佳,舌红苔薄黄微腻,脉滑略数。[张秀萍,周维顺.浅谈《金匮要略》的安胎法及其临床应用.浙江中医学院学报,1990,14(5):6-7]

[辨治思路]

(1)辨证分析

患者妊娠后出现小腹隐痛不舒,时有下坠感为胎动不安之象,缘由血虚致胎失所养;血不上荣头目而见头昏乏力;病机除血虚之外,尚见小溲短赤,舌红苔黄腻,脉滑略数,此为湿热内蕴之征,湿热中阻,脾胃运化不利而见饮食不佳。证属血虚兼湿热胎动不安。

(2)立法处方

治法:清热燥湿、养血安胎。

方药:当归散加减。当归10g,黄芩10g,生白芍9g,制川芎5g,焦白术9g,杞子10g,炒杜仲10g,苏梗6g,炒谷麦芽各12g。5剂。

(3)治疗效果

1981年6月8日二诊:服药后,诸证均减,唯头昏乏力未除,前方加减继服5剂,后腹痛除而胎得安。

按语:本方针对脾胃虚弱,湿热不化类型,并非安胎通用之药,因此“常服”二字应活看。

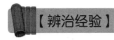【辨治经验】

陶葆荪:此方用当归行血中之滞,可畅血脉之生机;芎藭(川芎)升血中之气,以防胎气之沉陷;更用白术以补脾胃,黄芩以泄湿热,皆所以行清肃,助健运,排除垢浊的郁塞,活泼资源

的生化,共起养胎固胎的作用,终达保产无忧的效果;妙在加入芍药一味,既能抑敛芎、归以制辛窜,又能协助芩、术以调肝脾,益阴阳,平缓急。

2. 脾虚寒湿

【原文】妊娠養胎,白术散主之。(10)

白术散方:見《外臺》。

白术　芎藭　蜀椒三分(去汗)　牡蠣二分

上四味,杵爲散,酒服一錢匕,日三服,夜一服。但苦痛,加芍藥;心下毒痛,倍加芎藭;心煩吐痛,不能食飲,加細辛一兩,半夏大者二十枚,服之後,更以醋漿水服之;若嘔,以醋漿水服之;復不解者,小麥汁服之。已後渴者,大麥粥服之。病雖愈,服之勿置。

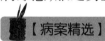【病案精选】

[病史资料]

孙某,女,29 岁,工人。1978 年 3 月 5 日初诊:妊娠 4 月余,3 天前因饮食不慎而致上腹部隐痛不舒,泛吐清水,不思饮食,大便溏薄,日 1~2 次。昨起伴腰骶酸楚,小腹胀坠疼痛,虽经服西药未见好转。形体肥胖,舌淡苔薄白微腻,脉弦滑。[张秀萍,周维顺.浅谈《金匮要略》的安胎法及其临床应用.浙江中医学院学报,1990,14(5):6-7]

[辨治思路]

(1)辨证分析

患者形体肥胖,饮食不当易上腹隐痛,吐清水,不思食,便溏,说明体质为脾胃虚弱,寒湿中阻。冲为血海,任主胞胎,脾胃虚弱,冲任气血不足,加之寒湿内蕴,影响胎气而致胎动不安。证属脾虚寒湿。

(2)立法处方

治法:健脾温中、除湿安胎。

方药:焦白术 9g,川椒 5g,牡蛎 15g,制川芎 3g,砂仁 3g,苏梗 6g,焦六曲 12g,菟丝子 10g,制狗脊 12g,炒白芍 9g,炙甘草 5g,4 剂。

(3)治疗效果

药后腹痛减,胃纳增,后继服 5 剂,诸证均除。

按语:白术散重点在于温中健脾,多用于寒湿偏盛之证,临证常见带下清稀或色白,四肢不温,食少便溏。亦属寒热不同。

【辨治经验】

陶葆荪:妇人怀娠期间,或因母体素有风冷,胎寒不长,或因曾经流产,需要固养胎元的,应用白术散来作主治。

(七) 心火气盛不得小便

【原文】婦人傷胎,懷身腹滿,不得小便,從腰以下重,如有水氣狀,懷身七月,太陰當養不養,此心氣實,當刺瀉勞宮及關元,小便微利則愈。見《玉函》。(11)

本篇论述妊娠期间常见疾病的辨证和治疗。

妊娠呕吐,初病用桂枝汤调阴阳,和脾胃;若呕吐不止者,脾气虚寒有停饮的,用干姜半夏人参丸益气蠲饮,降逆止呕。

妊娠腹痛,属于阳虚寒盛的,用附子汤温阳祛寒;冲任虚寒的,用芎归胶艾汤温经暖宫;肝脾失调的,用当归芍药散调和肝脾。

妊娠下血,属瘀属实的,用桂枝茯苓丸消癥止血;冲任不调者,属虚属寒的,用芎归胶艾汤温经补血摄血。

妊娠小便难,属血虚有热,气郁化燥的,用当归贝母苦参丸养血润燥,清热散结;由于气化受阻,有水气而小便难的,用葵子茯苓散利水通阳。

胎动不安,属于血虚湿热的,用当归散养血健脾,清化湿热;属脾虚寒湿的,用白术散健脾温中,除湿安胎。

（张　静）

妇人产后病脉证治第二十一

一、产后三病

(一) 成因

【原文】问曰:新产妇人有三病,一者病痓,二者病郁冒,三者大便難,何謂也? 師曰:新产血虚,多汗出,喜中風,故令病痓;亡血復汗,寒多,故令郁冒;亡津液,胃燥,故大便難。(1)

(二) 证治

1. 郁冒便难并见

【原文】产婦郁冒,其脉微弱,不能食,大便反堅,但頭汗出。所以然者,血虚而厥,厥而必冒。冒家欲解,必大汗出。以血虚下厥,孤陽上出,故頭汗出。所以产婦喜汗出者,亡陰血虚,陽氣獨盛,故當汗出,陰陽乃復。大便堅,嘔不能食,小柴胡湯主之。方見嘔吐中。(2)

【病案精选】

[病史资料]

某产妇,28 岁,产后 20 天,2010 年 6 月 2 日初诊,诉产后目昏郁闷伴发热、咳痰、纳差 10 天。患者于自然分娩后 10 天感寒,且多食肥甘滋腻之品,遂致昏冒,伴见发热,体温 39.2℃,咳嗽吐黄痰,颈部淋巴结肿大,经西医诊断为感冒。以头孢唑林、利巴韦林静脉滴注治疗 7 天后,体温由 39.2℃降至 37.2~37.5℃,痰由黄变白,但痰量多而稠,乏力,时有汗出,口干,纳差,大便艰难,2 天一行,神志清,精神差,面色苍白,舌边红,苔腻微黄,脉浮滑而略数。血常规示:白细胞计数 3.9×10^9/L,红细胞计数 3.5×10^{12}/L。胸部 X 线检查提示:双肺纹理紊乱增粗。[刘春梅. 崔玉衡应用小柴胡汤治疗产后郁冒验案. 河南中医,2012,32(12):1597]

[辨治思路]

(1)辨证分析

产后郁冒多由产后亡血复汗外加感受风寒而致。因新产后失血较多,气随血脱故气虚,若再汗多则营卫外泄,营卫虚则不能固护肌表,寒邪乘虚袭表,寒性收引故而腠理闭塞,卫气郁闭,不得上宣外达,故而郁冒发热、咳嗽、纳差、大便难而时有汗出。为产后郁冒兼咳嗽,证属气血不足、寒闭卫郁而兼肺有痰热。

(2)立法处方

治法:补养气血、透邪解郁为主,兼以清肺祛痰。

方药:小柴胡汤加减。柴胡 18g,黄芩 15g,党参 15g,半夏 15g,胆南星 12g,鱼腥草 30g,百部 12g,当归 12g,金银花 30g,连翘 15g,杏仁 12g,川贝母 9g,浙贝母 9g,甘草 9g,生姜 3 片,大枣 4 枚。上方 3 剂,日 1 剂,水煎取 500ml,分两次空腹温服。

(3)治疗效果

2010 年 6 月 6 日复诊,患者发热已止,咳嗽次数、程度、痰量均大减,偶有咳嗽,吐少量白痰,补诉乳汁自产后一直偏少。遂去金银花、胆南星等清肺祛痰药而加益气补血、温肾通乳之品,处方以小柴胡汤合下乳涌泉散加减:柴胡 12g,黄芩 9g,党参 15g,半夏 12g,当归 15g,黄芪 30g,白芷 12g,木通 6g,王不留行 15g,穿山甲(冲服)6g,天花粉 15g,浙贝母 15g,甘草 6g,鹿角霜 15g,大枣 4 枚,生姜 3 片。上方 6 剂,日 1 剂,水煎取 500ml,分两次空腹温服。2010 年 6 月 13 日随访,患者已痊愈。

按语:小柴胡汤方中补虚扶正、开郁透邪以解郁冒。此案郁冒又兼咳嗽有痰,证属气血不足、寒闭卫郁而兼肺有痰热,因此在小柴胡汤的基础上再加清热化痰之品。

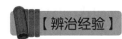

【辨治经验】

陶葆荪:在这外闭内郁和下虚上冒的时候,处理实不容易。以其阳郁当汗出,而过用发散,则有重亡津液,阴竭于内,阳胜于外之险;以其阴虚当补养,而过用滋腻,则有阳郁不解,头汗不止,阳脱于上之危。岂非进退失据?而仲师指挥若定,运用"上焦得通,津液得下"的小柴胡汤,轻轻来和解它,此是何等老练高超的手法!

2. 胃肠实热

【原文】病解能食,七八日更發熱者,此爲胃實,大承氣湯主之。方見痙病中。(3)

【病案精选】

[病史资料]

黄某,女,24 岁。1950 年 6 月 8 日 19:00 来诊。结婚 5 年,生育 1 次,此次怀孕足月,临产前 3 天无大便,至本月 3 日产一男孩,产后发热,至今 6 天未退,经医治无效。症见:发热、心烦、胸翳,8 天无大便,两颧赤,舌苔厚黄而干,16:00 起神昏谵语,两手脉隐伏不显,按足部趺阳脉滑实有力。[政协广东省委员会办公厅,政协广东省委员会文化和文史资料委员会,广东省中医药学会.岭南中医药名家(一).广州:广东省出版集团,广东科技出版社,2010:7]

[辨治思路]

(1)辨证分析

患者病由热邪内闭,阳明胃实所致。产后去血过多,本不可攻,但如果胃热内实,非攻不可,不攻无以去邪。患者在临产前 3 天无大便,知其胃燥而大肠津液干涸,产后亡血致津液更竭,胃燥更盛,胃中热邪内蕴成实而见大便干结,阳明热邪上蒸而见发热、心烦、胸翳。热甚则神昏谵语,热邪内闭,中焦转运无权,营卫之气循环障碍,则两手脉隐伏不显,趺阳脉候胃,滑实有力为胃热内盛之征。

(2)立法处方

治法:通利邪热,荡涤肠胃。

方药:大承气汤。枳实4钱,厚朴6钱,大黄4钱,芒硝4钱,先以清水2盅,煎枳实、厚朴至1盅,去滓,纳大黄、芒硝微火煮数沸,去滓,分3次温服。

(3)治疗效果

此症当时神昏谵语,服药时已21:00,需人慢慢用药匙喂服。至23:00服完,翌日2:00病者渐渐清醒,旋大便2次。当天再诊,谵语止,发热、心烦、胸翳减轻,两手脉滑有力,照方连服3剂,每服1剂,大便2次,各症状大减。11日再诊,尚有余热,苔黄已除,但口干,拟用甘淡微凉之剂为治。处方:玄参6钱,竹叶4钱,白芍5钱,甘草2钱,麦冬4钱,花旗参3钱,以清水3盅煎至1盅温服。

按语:产后病中运用攻下法,尤须中病即止,不可过用,以免过下伤津耗液。

【辨治经验】

陶葆荪:用大承气汤的关键,就在能食,因为郁冒刚才解除,阴未必就充,阳未必就伏,阳热留中因而消谷善饥,造成能食的假象,胃气究竟薄弱,岂能消化厚味,厚味积热,阳热复炽,故此转为胃实之症,径用大承气汤下之,而不稍顾虑迁延。

二、产后腹痛

(一) 血虚里寒

【原文】產後腹中疞痛,當歸生姜羊肉湯主之。並治腹中寒疝,虚勞不足。(4)

當歸生姜羊肉湯方:見寒疝中。

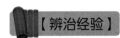

[病史资料]

张某,23岁,1989年3月6日初诊。患者分娩时产程较长,出血量多。产后第2天,自觉少腹隐隐作痛,喜按,伴头晕,心烦胸闷。查T 36℃,P 100次/min,BP 98/60mmHg。语声低怯,面色㿠白,恶露量少色淡,舌质淡、苔薄白,脉虚细。[史爱国,苏华荣.史怀春治疗产后腹痛验案举隅.山西中医,1996,12(6):2-3]

[辨治思路]

(1)辨证分析

证属产后伤血,冲任空虚,血少气虚,血行迟滞而痛。

(2)立法处方

治法:养血益气。

方药:炒白芍30g,当归、麦冬各12g,生姜、党参各15g,羊肉500g。炖服。

(3)治疗效果

1剂腹痛大减,2剂后腹痛消失。

按语:本方适宜于产后血虚里寒的腹痛,其主症为腹中拘急,绵绵作痛,喜温喜按,舌淡苔薄润,脉弦细或沉细。

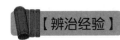
【辨治经验】

陶葆荪:妇人生产后,腹里转痛绵绵,这都由于产后气血俱虚弱,胞室骤空,易为风寒所侵入,风性善动,寒性善凝,可用当归生姜羊肉汤来作主治。又此方辛温、温养兼而有之,故此并能治疗寒疝和虚劳等证。

(二) 气血郁滞

【原文】產後腹痛,煩滿不得臥,枳實芍藥散主之。(5)

枳實芍藥散方:

枳實(燒令黑,勿太過)　芍藥等分

上二味,杵爲散,服方寸匕,日三服,並主癰膿,以麥粥下之。

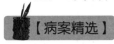
【病案精选】

[病史资料]

杜某,女,36岁,因情志变化而致不寐,入睡困难,甚则彻夜难眠已3年余,时轻时重,1998年5月11日初诊。刻下情绪低落,胸闷不舒,时有呕恶,善太息,不喜多言,不思饮食,舌淡红,苔薄白,脉弦。[吴沛田.枳实芍药散治疗不寐症举隅.中国中医药报,2004年12月30日]

[辨治思路]

(1)辨证分析

患者不寐病情起因情志不舒,气机郁滞,扰乱神明,致魂不内守而见入睡困难,伴情绪低落,胸闷不舒,善太息,不喜多言。《血证论·卧寐》说:"肝藏魂……魂不入肝,则不寐"。肝气犯胃,影响运化而见不思饮食,时有呕恶。

(2)立法处方

治法:疏肝解郁,调气宁神。

方药:枳实芍药散加减。枳实15g,白芍30g,郁金12g,佛手10g,黄芩10g,每日1剂,水煎服。

(3)治疗效果

5剂后,每晚可睡3~4小时,纳食增加,胸闷减轻,后随症稍有加减,续服月余病愈。1年后追访未见复发。

按语:枳实芍药散所治腹痛的辨证要点是小腹胀痛,按之痛甚,或见胁肋胀痛,烦躁易怒等。

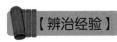
【辨治经验】

吴沛田:方中枳实(烧黑勿太过)行血中之气,烧黑破气力缓,合芍药和血缓急止痛,则气结散而血亦行,既解郁又清热。故临床运用不必囿于"产后腹痛",凡气血郁滞、气机不畅而生热者均能以此方为主化裁使用。

（三）瘀血内结

【原文】師曰:産婦腹痛,法當以枳實芍藥散,假令不愈者,此爲腹中有乾血著臍下,宜下瘀血湯主之。亦主經水不利。(6)

下瘀血湯方:

大黃二兩　桃仁二十枚　蟅蟲二十枚(熬,去足)

上三味,末之,煉蜜和爲四丸,以酒一升,煎一丸,取八合,頓服之,新血下如豚肝。

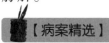
【病案精选】

［病史资料］

韩某,女,35 岁,已婚。2009 年 10 月 12 日初诊。下腹部疼痛 5 个月,持续性隐痛、胀痛。每遇经期或房事后则加重,伴胸胁窜痛、乳房及腰部胀痛,月经周期延长,月经量偏多,色暗有血块,带下量多,黄白相兼、无异味。诊见:面色萎黄,时有胸胁窜痛,纳食欠佳,大便不畅。其右下腹疼痛拒按。舌质暗有瘀点,苔薄白,脉沉弦。平素性情抑郁,稍有不舒则引发腹痛加重。［赖海燕,宋曦.下瘀血汤治疗妇科疾病临证举隅.河北中医,2012,34(1):54-55］

［辨治思路］

(1)辨证分析

患者正值中年,失于调理,平素情志抑郁,肝失疏泄,气机不畅而气滞血瘀,冲任血脉瘀阻不通故痛。胸胁窜痛,腹痛拒按,舌脉均为气滞血瘀之象。辨证属瘀血内结少腹,肝经气血阻滞。

(2)立法处方

治法:活血破瘀,疏肝理气。

方药:下瘀血汤加减。大黄、桃仁、土鳖虫各10g,柴胡10g,白芍15g,枳实15g,甘草6g,香附15g,郁金15g,蒲黄、五灵脂各15g,莪术10g。7 剂。日 1 剂,水煎服。

(3)治疗效果

复诊:腹痛减轻,大便通畅。守上方继服 14 剂。

三诊:阴道排出大量黯黑色血块,随后诸症悉除,月经亦转正常,腹痛未再复发。

按语:下瘀血汤辨证要点为少腹刺痛,痛处固定,按之有块或伴恶露不下,舌紫暗或有瘀点瘀斑,脉涩。

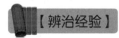
【辨治经验】

陶葆荪:此方用善攻干血的蟅虫,下去其不可复活的败血;用充满生气的桃仁,回复其生新去瘀的生机;更用润燥散热、破结攻坚的大黄为主,迅扫下行,荡涤瘀浊,使从大便排泄。

（四）实热瘀结

【原文】產後七八日,無太陽證,少腹堅痛,此惡露不盡,不大便,煩躁發熱,切脉微實,再倍發熱,日晡時煩躁者,不食,食則譫語,至夜即愈,宜大承氣湯主之。

热在裹,结在膀胱也。方見痙病中。(7)

三、产后中风

(一)太阳中风

【原文】產後風,續之數十日不解,頭微痛,惡寒,時時有熱,心下悶,乾嘔汗出。雖久,陽旦證續在耳,可與陽旦湯。即桂枝湯方,見下利中。(8)

【病案精选】

[病史资料]

患者,女,26岁。于2006年3月16日在我院行剖宫产术,手术顺利。术后用常规体液支持疗法,第三日无明显诱因出现发热,体温持续在38~39℃之间波动。证见:发热微恶风,自汗出,身痛乏力,口不渴,舌淡苔白,脉缓无力。[康日新.高社光运用经方治验举隅.中医临床研究,2014,6(36):9-10]

[辨治思路]

(1)辨证分析

患者剖宫产后,气血两伤,外感风邪,营卫失和故见发热汗出,因用解热发汗针剂,徒伤气阴,而热仍不退。证属气血两虚,外感风邪,营卫失调。

(2)立法处方

治法:调和营卫,兼补气血。

方药:桂枝15g,白芍15g,太子参20g,生地黄15g,炙甘草10g,生姜12g,大枣5枚。3剂,每天3次。

(3)治疗效果

服药1剂后,身热渐减,3剂尽,热退身和自汗止,仍乏力脉虚。上方桂枝、白芍减为10g,加当归10g,川芎10g。3剂,每天2次。至出院未再出现发热。

按语:本案以桂枝汤调和营卫,祛风解表,再加太子参、生地黄益气养阴之品而愈。

(二)阳虚中风

【原文】產後中風,發熱,面正赤,喘而頭痛,竹葉湯主之。(9)

竹葉湯方:

竹葉一把　葛根三兩　防風　桔梗　桂枝　人參　甘草各一兩　附子一枚(炮)　大棗十五枚　生薑五兩

上十味,以水一斗,煮取二升半,分溫三服,溫覆使汗出。頸項強,用大附子一枚,破之如豆大,煎藥揚去沫。嘔者,加半夏半升洗。

【病案精选】

[病史资料]

曾某,23岁,化州镇纱布商店职工家属。1959年8月26日初诊。患者于8月23日初产一女孩,第二天即觉发热。曾作风热感冒治疗而投清热解表药一帖,服后热反加甚,仍见恶风、头痛、微咳、有汗、骨节疼痛、口干、食欲不振、少腹闷痛等。恶露未净,面赤,脉数,舌红,苔薄白。[杨卓群,陈贤.竹叶汤治产后发热的临床体会.广东医学(祖国医学版),1966,(4):43]

［辨治思路］

（1）辨证分析

患者产后正虚,耗血过多,营阴亏损,感受风邪而见发热、恶风、头痛、微咳、有汗、骨节疼痛;面赤,脉数为产后血虚,元阳不固,阳气浮越之征。服清热解表药后热更甚说明非风热外感,实为产后正气大亏,复感外邪,邪实正虚之征,寒凉清热药致阳气更伤,病情加重。

（2）立法处方

治法:扶正祛邪,表里同治。

方药:竹叶汤加减。桂枝二钱,炮附子二钱,党参四钱,葛根三钱,桔梗二钱,防风二钱,竹叶三钱,炙草一钱半,生姜三片,大枣四枚。

（3）治疗效果

一剂而症状大减,复与一剂而愈。

按语:竹叶汤治疗产后中风兼阳虚之证,病机为阳气虚弱,外感风邪。辨证要点为发热面赤、头痛气喘。方中竹叶、葛根、防风、桔梗、桂枝疏解外邪;党参、附子温阳益气;甘草、生姜、大枣调和营卫。

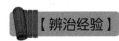

陈伯坛:师立葛根汤主欲作刚痉,则以无汗为的证。产妇不能得无汗之便宜也,首条已明言其多汗出矣,本条所以有葛根而无麻黄。

廖世煌:这是阳虚气虚之人,感受外邪之症,临床时注意此气喘是动则气喘、短气(素无喘病)体倦乏力,此面红是面红如妆之症,不是一般外感咳喘、面红。

四、虚热烦呕

【原文】婦人乳中虛,煩亂嘔逆,安中益氣,竹皮大丸主之。(10)

竹皮大丸方:

生竹茹二分　石膏二分　桂枝一分　甘草七分　白薇一分

上五味,末之,棗肉和丸,彈子大,以飲服一丸,日三夜二服。有熱者,倍白薇;煩喘者,加柏實一分。

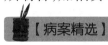

［病史资料］

李某,女,27岁,1996年7月2日初诊。主诉:失眠月余。患者素来无恙,去年9月结婚,今年5月底顺产一男婴,产后恶露半月而净,1月乳汁尚丰有余,时自流出。月满过后渐觉善饥心烦,食减难寐,大便反少,时若弹丸艰解,曾投医数家,皆谓产后亡血过多,气血不足,予以补剂,家人亦买回各种补品以滋之,益觉其烦,饥不欲食,不能入睡,甚至闻食臭则呕,但欲饮淡汤,乳汁渐少,不够儿食,儿复哭闹不休,益增其烦。家人更买猪手煲通草,以为可以多乳、通乳,殊不知汤入胃反呕。万般无奈,经人介绍而来就诊。诊得患者六脉洪大略数,双关

犹浮,舌尖红、苔白略干。[陈鉴清.竹皮大丸治不寐.湖南中医杂志,1997,13(1):39]

[辨治思路]

(1)辨证分析

产后血虚阴亏,虚热内扰心神则心烦难寐;进食滋补之品,更增热增烦;虚热犯胃,胃失和降则饥不欲食,食油腻食物脾胃运化更差则呕吐。大便少难解为阴虚内热,肠失濡润所致;脉洪大略数,双关犹浮,苔白干均为胃热之征。舌尖红为热扰心神之象。病由血虚胃热,运化失司,生化不足所致。

(2)立法处方

治法:清热降逆,安中益气。

方药:竹皮大丸加味。竹茹15g,石膏30g,桂枝5g,甘草9g,白薇9g,栀子9g,麦冬12g,川黄连6g,大枣5g。日1剂,水煎,饭前半小时服,日3次。

(3)治疗效果

服药5剂后,不善饥,心烦稍定,食无反胃,未大便,六脉稍缓,舌苔转薄。效不更方,守上剂加鸡蛋花9g,石斛15g,进3剂,诸证悉除好转,饮食大增,腹中安,能寐,乳量增多,儿饱亦安,大便日一解成形,脉缓,舌苔薄白,守上方去石膏加太子参12g,予3剂,调理告愈。

按语:本方辨证要点为气阴不足,虚热内扰,胃失和降引起的产后心烦、呕逆证,兼见食欲不振,神疲乏力,低热留恋,舌红苔少,脉滑数无力等。

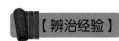【辨治经验】

陶葆荪:由于母体水阴素亏,肝火素盛,加以产后亡血,阴液更虚,肝火更炽,肝火愈炽,胃液素亏,从而造成中焦受气取汁,奉心化赤的机能顿窒,不独乳汁骤失化源,更令肝火尽失滋济。方用竹茹入络清热,能通乳腺,分量仍属一方之次,作用则居一方之首;重用甘草,纯甘以大养胃阴,丸以枣膏,甘温以滋脾液。

五、热利伤阴

【原文】產後下利虛極,白頭翁加甘草阿膠湯主之。(11)

白頭翁加甘草阿膠湯方:

白頭翁二兩　黃連　檗皮　秦皮各三兩　甘草二兩　阿膠二兩

上六味,以水七升,煮取二升半,内膠令消盡,分溫三服。

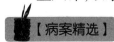【病案精选】

[病史资料]

罗某,女,57岁。1999年8月诊。1997年12月被确诊为宫颈鳞癌Ⅱb期,1年后出现腹痛,便脓血,日10余次,口服痢特灵、黄连素片、环丙沙星等治疗两个月,症状呈进行性加重。且里急后重,肛门灼热,伴神疲,面白无华,口干咽燥。舌光红、苔少,脉细数无力。[蔡永,古红莉,陈姣红.白头翁加甘草阿胶汤灌肠治疗放射性直肠炎59例.浙江中医杂志,2001,36(11):32]

[辨治思路]

（1）辨证分析

妇科恶性肿瘤属中医"癥瘕"范畴，多为湿热毒邪结于胞宫所致。而放疗所用的射线在杀伤癌细胞的同时，会伤阴耗气，导致气血凝滞，腑气不通。本病例病程较长，便血日久，营阴必亏，致正气损耗而邪毒更盛。证属热毒下痢，阴血亏虚型。

（2）立法处方

治法：清热解毒止痢、养血滋阴润燥。

方药：用基本方［白头翁、败酱草、薏苡仁各 20g，黄柏 15g，秦皮 12g，黄连、阿胶（烊化）、槐花、生地榆各 10g，知母 9g，炙甘草 6g］加白芍 10g，罂粟壳 3g，保留灌肠，每日 1 次。

（3）治疗效果

5 天后腹痛消失，大便日 2~3 次，纳食增加，精神好转，又隔日 1 次用药，治疗 5 次后诸症消失，继用滋阴补气养血之药口服调理，随访 1 年无复发。

按语：因正虚邪实，虚实夹杂，故不可一味攻邪，应时时不忘顾护正气。本方适用于湿热下痢兼气血不足者，辨证要点为便下脓血，赤多白少，里急后重，肛门灼热，身热口渴，少气神疲，舌红苔黄，脉虚数等。

【辨治经验】

陶葆荪：新产之后，患里急后重的湿热下痢，既因生产伤冲任之血，加以下痢伤脾胃之阴，中下皆虚，可说虚乏已极。宜用白头翁加甘草阿胶汤来作主治。

附方

1.《千金》三物黄芩汤

【原文】治婦人在草蓐，自發露得風，四肢苦煩熱，頭痛者，與小柴胡湯；頭不痛，但煩者，此湯主之。

黄芩一兩　苦參二兩　乾地黄四兩

上三味，以水八升，煮取二升，溫服一升，多吐下蟲。

2.《千金》内补当归建中汤

【原文】治婦人產後，虛羸不足，腹中刺痛不止，吸吸少氣，或苦少腹中急，摩痛引腰背，不能食飲，產後一月，日得服四五劑爲善。令人強壯，宜。

當歸四兩　桂枝三兩　芍藥六兩　生薑三兩　甘草二兩　大棗十二枚

上六味，以水一斗，煮取三升，分溫三服，一日令盡。若大虛，加飴糖六兩，湯成内之，於火上暖，令飴消。若去血過多，崩傷内衄不止，加地黄六兩、阿膠二兩，合八味，湯成内阿膠。若無當歸，以芎藭代之；若無生薑，以乾薑代之。

小结

本篇论述妇人产后常见病的证治。

妇人产后多虚，所以治疗产后三大证，总的原则都必须照顾津液，因此养血复阴是治疗产后三大证的关键。

产后腹痛,如属血虚里寒的用当归生姜羊肉汤,养血补虚散寒;气血郁滞的,用枳实芍药散行气活血;瘀血内阻的,用下瘀血汤活血逐瘀。

此外,本篇有大承气汤治疗产后胃家实不大便;阳旦汤发汗解肌,治疗产后中风数十日不解;竹皮大丸安中益气,治产后虚热烦呕;白头翁加甘草阿胶汤养阴清热,治疗产后下利虚极。

（张　静）

妇人杂病脉证并治第二十二

一、成因、证候与治则

【原文】婦人之病，因虛、積冷、結氣，爲諸經水斷絕，至有歷年，血寒積結，胞門寒傷，經絡凝堅，在上嘔吐涎唾，久成肺癰，形體損分。在中盤結，繞臍寒疝；或兩脇疼痛，與臟相連；或結熱中，痛在關元，脉數無瘡，肌若魚鱗，時着男子，非止女身。在下未多，經候不勻，令陰掣痛，少腹惡寒；或引腰脊，下根氣街，氣衝急痛，膝脛疼煩，奄忽眩冒，狀如厥癲；或有憂慘，悲傷多嗔，此皆帶下，非有鬼神。久則羸瘦，脉虛多寒。三十六病，千變萬端；審脉陰陽，虛實緊弦；行其針藥，治危得安；其雖同病，脉各異源；子當辨記，勿謂不然。(8)

二、病证辨治

(一) 热入血室

1. 辨证和治禁

【原文】婦人傷寒發熱，經水適來，晝日明了，暮則讝語，如見鬼狀者，此爲熱入血室，治之無犯胃氣及上二焦，必自愈。(2)

2. 寒热如疟

【原文】婦人中風，七八日續來寒熱，發作有時，經水適斷，此爲熱入血室，其血必結，故使如瘧狀，發作有時，小柴胡湯主之。方見嘔吐中。(1)

3. 胸胁满如结胸

【原文】婦人中風，發熱惡寒，經水適來，得七八日，熱除脉遲，身涼和，胸脇滿，如結胸狀，讝語者，此爲熱入血室也。當刺期門，隨其實而取之。(3)

4. 下血谵语

【原文】陽明病，下血讝語者，此爲熱入血室，但頭汗出，當刺期門，隨其實而瀉之，濈然汗出者愈。(4)

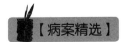【病案精选】

［病史资料］

刘某,女,30岁,已婚。患者于1992年2月3日晚突然阴道流血不止,速送我院妇产科急诊,行诊刮术后,阴道出血停止。诊为"不完全流产"。1992年2月6日下午5时许,突感恶寒发热,头昏头痛,伴胸闷、口苦、呕恶。体温38.6℃,血红蛋白3.5g/L,白细胞17.2×10^9/L。西医以解热、抗炎、补液等对症治疗3天,患者仍持续发热,于1992年2月9日邀笔者会诊。自诉寒热往来,伴头昏头痛,胸闷口苦,呕恶,午后为甚。小腹胀痛拒按,恶露少许未净。四诊见:神志清楚,精神萎靡不振,面色萎白,虚浮无华,舌质淡,苔薄白,脉弦而无力。［秦祥仁,向仕英.热入血室病证治疗点滴.广西中医药,1995,18(2):36-37］

［辨治思路］

(1)辨证分析

患者因流产后血海空虚,外邪乘虚而入,热瘀搏结于血室所致。加之恶露未尽,邪瘀相互搏结于血室所致。正虚邪结,少阳枢机不利则寒热往来伴头昏头痛,胸闷口苦呕恶;邪瘀搏结于胞宫则见小腹胀痛拒按,恶露少未净。舌淡苔薄白,脉弦而无力均为正虚之象。

(2)立法处方

治法:和解少阳,清热通瘀。

方药:小柴胡汤加减。柴胡12g,黄芩9g,半夏6g,党参10g,当归10g,川芎6g,桃仁9g,生姜6g,大枣10g,甘草6g。每日1剂,水煎服。

(3)治疗效果

1992年2月10日二诊,上方服1剂,诸症减轻,发热少作。连服3剂,恶露干净,诸症悉除。后以八珍汤调理善后而出院。

按语:小柴胡汤在此和利枢机,扶正达邪。血未结的可用生地黄、栀子、牡丹皮清热凉血;血已结出现小腹疼痛或刺痛者,可用丹参、赤芍、桃仁以清热行瘀。

【辨治经验】

陶葆荪:风邪已脱离肌表,传里化热,入犯血室,以致经血应行复止,积结荣分,阻碍卫行,与疟疾的邪滞募原,阻碍卫行,邪正相争,而发作有定时寒热的病理,是相类的。

(二) 梅核气

【原文】婦人咽中如有炙臠,半夏厚朴湯主之。(5)

半夏厚朴湯方:《千金》作胸满,心下堅,咽中帖帖,如有炙肉,吐之不出,吞之不下。

半夏一升　厚朴三兩　茯苓四兩　生薑五兩　乾蘇葉二兩

上五味,以水七升,煮取四升,分溫四服,日三夜一服。

【病案精选】

［病史资料］

患者某女,46岁,2010年3月2日初诊。主诉咽中如有异物感4月余,加重5日。5日前因情绪波动诱发加重。现症见:咽中如有物梗阻,吞之不下,吐之不出,胸腹胀闷,吐清稀痰涎,纳差,口不干渴,夜卧不安,神情抑郁。舌质淡,苔白腻,脉弦缓。[温桂荣.半夏厚朴汤治疗杂病探微.中华中医药杂志,2014,29(4):1143-1145]

[辨治思路]

(1)辨证分析

患者病由情绪波动,气机不畅,气郁则肺不布津,聚而为痰,上逆于咽喉之间而症见咽中异物感,吞之不下,吐之不出,吐清稀痰涎;心情抑郁,气机郁结,肝气横逆犯胃致脾胃升降失调,导致神情抑郁,纳差,胸腹胀闷;胃不和则卧不安致夜卧不安;口不干渴说明并无热象;舌质淡,苔白腻,脉弦缓均为痰阻气滞之征。

(2)立法处方

治法:行气散结,降逆化痰。

方药:半夏厚朴汤加减。制半夏、厚朴、生姜、苏叶、佛手、川贝母各9g,白术、茯苓、合欢花、炒麦芽各15g,橘红6g,炙甘草5g。3剂,每日1剂,水煎服。饮食与调护:少食生冷、辛辣之食物;节喜怒,避免情绪波动。

(3)治疗效果

二诊:2010年3月5日,上方服3剂,咽中如有物梗阻,胸腹胀闷,吐清稀痰涎,夜卧不安等均明显改善。照上方药物调理1个月余,诸症消失而愈。

按语:临证常加入理气解郁化痰之品。

【辨治经验】

陶葆荪:由于七情刺激,气郁不舒,肺气不舒,则浊不降,肝气不舒,则火易升;又心气不舒,则热内滞,肝火挟心,势必循少阴脉上升,与肺浊结于咽喉中。

(三)脏躁

【原文】婦人臟躁,喜悲傷欲哭,象如神靈所作,數欠伸,甘麥大棗湯主之。(6)

甘草小麥大棗湯方:

甘草三兩　小麥一升　大棗十枚

上三味,以水六升,煮取三升,溫分三服。亦補脾氣。

【病案精选】

[病史资料]

患者女,36岁,干部。左侧头痛5年,近日头痛加剧,于1989年6月13日拟"神经官能症""左侧偏头痛"入院。患者焦躁不安、哭笑无常、失眠多梦、月经先后无定期、头痛头晕、沉默寡言,护士诉说病者抱头撞地,并声言要堕楼轻生,察其面色暗滞,舌淡红苔薄白。按其脉沉细略数。[杨群玉.甘麦大枣汤的临床应用.广州医药,1996,27(2):66-67]

[辨治思路]

(1)辨证分析

患者女性干部,工作劳损加之尿血致阴血不足,虚热郁结,内扰心神而见焦躁不安、哭笑无常、失眠多梦、沉默寡言、轻生等神志改变症状;血不能上荣头部则头痛头晕发作日久;血不足冲任失充则月经先后无定期;舌淡红苔薄白,脉沉细略数均为阴血不足之象。

（2）立法处方

治法：养血宁心，安神解郁。

方药：甘麦大枣汤加味。浮小麦、大枣各 30g，甘草 15g，龙齿、茯神、首乌、太子参各 30g，素馨花 10g（后下），珍珠末 2 支睡前冲服，6 剂。

（3）治疗效果

二诊，情绪较安定，能入睡，但多梦，口干苦，月经来潮，量中等，腹痛不甚，舌淡红稍胖，苔薄白，脉沉细略数。按上方加减进退 20 余剂，病愈出院。

按语：脏躁多因情志抑郁或思虑过度，以致心脾受损，脏阴不足而成。辨证要点以哭笑无常，喜怒不节，语言不能自主，频作伸欠，神疲乏力等为主症。

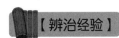【辨治经验】

陶葆荪：甘麦大枣汤方用小麦养心，是正治脏躁；再用甘草滋胃液，以生肺津，大枣滋脾液，以生心血，二味虽属脾胃药，但能生津血，自然也起作用于心肺了，二药与小麦配合，一片大甘之中，温凉并备，清补兼施，平燥缓急各尽能事。

（四）月经病

1. 虚寒夹瘀崩漏

【原文】問曰：婦人年五十所，病下利，數十日不止，暮即發熱，少腹裏急，腹滿，手掌煩熱，唇口乾燥，何也？師曰：此病屬帶下。何以故？曾經半產，瘀血在少腹不去。何以知之？其證唇口乾燥，故知之，當以溫經湯主之。（9）

溫經湯方：

吳茱萸三兩　當歸　芎藭　芍藥各二兩　人參　桂枝　阿膠　牡丹（去心）生薑　甘草各二兩　半夏半升　麥門冬一升（去心）

上十二味，以水一斗，煮取三升，分溫三服。亦主婦人少腹寒，久不受胎，兼取崩中去血，或月水來過多，及至期不來。

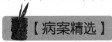【病案精选】

［病史资料］

王某，38 岁。因"阴道不规则出血 3 个月"就诊。患者平素月经错后，经期延长，量时多时少，色淡，质清淡，曾服激素治疗，疗效欠佳。近 3 个月，阴道出血未净，量时多时少，量多时暴下不止，少则点滴即净。诊见：面白，时自汗出，食可，眠差，二便可，舌淡苔薄白，脉弦细。妇科相关检查未见异常。［蔡柏岑，石贺元．温经汤治疗妇科病举隅．湖南中医杂志，2014，30（6）：97-99］

［辨治思路］

（1）辨证分析

患者因冲任损伤，无力固摄经血，而致胞宫藏泻失常。病机总以虚、热、瘀为主。患者面白，经色淡，质清稀，时自汗出等均属冲任虚寒，气不摄血之征；眠差由于血去过多，失于养神所致；舌淡苔薄白，脉弦细均为虚为寒之象。

（2）立法处方

治法：温养冲任摄血。

方药：温经汤加味。吴茱萸 15g，桂枝 10g，川芎 15g，当归 20g，牡丹皮 10g，麦冬 30g，白芍 30g，阿胶珠 15g，黄芪 30g，炒白术 20g，焦山楂、焦麦芽、焦神曲各 20g，益母草 30g，茺蔚子 10g，五味子 10g，生姜 10g，炙甘草 10g。14 剂。每天 1 剂，水煎，早晚分服。

（3）治疗效果

14 天后复诊，面有血色，汗出减少，经量减少。续服前方，坚持治疗 2 个月余，月经恢复正常。

按语：本证辨证要点为少腹里急，腹满或疼痛拒按，崩漏不止或月经后期、量少或闭经，经期腹痛，并兼有气血不足症状，证属冲任虚寒瘀血内停。

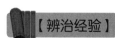【辨治经验】

陶葆荪：温经汤用芎䓖（川芎）、当归、芍药从厥阴以补任脉，用人参、生姜、甘草从阳明以益冲脉，更以阿胶、牡丹皮，分清浊而滋任燥，半夏、麦冬和阴阳而降冲热，更以吴茱萸、桂枝，温经行滞，领气血药以祛散瘀结，所以虽无直接破瘀之药，而径收益血去瘀之功。

2. 冲任虚寒漏下

【原文】婦人陷經，漏下黑不解，膠姜湯主之。臣億等校諸本無膠姜湯方，想是前妊娠中膠艾湯。(12)

3. 瘀血阻络漏下

【原文】寸口脉弦而大，弦則爲減，大則爲芤，減則爲寒，芤則爲虛，寒虛相搏，此名曰革，婦人則半產漏下，旋覆花湯主之。(11)

旋覆花湯方：（见“五脏风寒积聚病脉证并治第十一”）

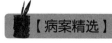【病案精选】

［病史资料］

患者，女，40 岁。1982 年 9 月 27 日初诊。患者凤病月经不调，先期为多，甚则一月两至，腹痛腰疼。初秋田间劳动时淋雨，正值经期，而后经行淋漓漏下月余不已，量少色暗，时夹血块，少腹疼痛，形寒亢热，两胁隐痛，舌质泛紫，苔薄腻，脉来濡细。［季炳琦．旋复花汤加减的临床运用．实用中医内科杂志，1988，2(4)：176-177］

［辨治思路］

（1）辨证分析

患者平素肝气郁结，疏泄失职，月经不调。后因经期淋雨受寒而至瘀血阻滞，血不归经而月经月余不止。两胁隐痛而苔薄腻为气滞痰阻之象。证属痰瘀阻滞，冲任失调。

（2）立法处方

治法：行气化瘀止血。

方药：旋覆花 10g，茜草根 15g，当归、郁金、乌贼骨、制半夏、制香附各 10g，青陈皮、降香、小茴香各 5g，3 剂。

(3)治疗效果

药后病情好转,漏下量减,舌淡红苔薄黄,续进原方去香附、茴香加牡丹皮 10g,3 剂。漏下已止,余症亦减,自觉头昏乏力,纳谷不馨,小溲时黄,原方去青陈皮、降香、半夏加芳香健脾和胃之品。处方:旋覆花、茜草、当归、郁金、乌贼骨、茯苓、炒扁豆、佩兰各 10g,焦楂曲各 10g,甘草 5g,3 剂。药后病愈。

按语:叶天士谓:"暴崩当温涩,久漏宜宣通""考内经于胸胁支满妨食,时时前后血,特制乌贼骨丸咸味就下,通以济涩,……后贤谓暴崩暴漏宜温宜补,久漏久崩宜清宜通,正与圣经相符"(《临证指南医案》)。因此本案用旋覆花汤合乌贼骨丸加减治疗,效果良好。

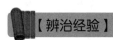

陶葆荪:仲景之意,更番提出,同属弦、芤并见所构成的革脉,如果在半产漏下中发现,就要先用去瘀行滞,宣阳通络,俾瘀去新生,然后用补虚才能收效。如果在吐衄中发现,又要温清兼施,养阴与去瘀并重。如果在失精亡血中发现,才可放手补气生精,滋水益血。

4. 瘀阻经水不利

【原文】带下,經水不利,少腹滿痛,經一月再見者,土瓜根散主之。(10)

土瓜根散方:陰癲腫亦主之。

土瓜根　芍藥　桂枝　蟅蟲各三分

上四味,杵爲散,酒服方寸匕,日三服。

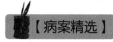

[病史资料]

魏某,女,26 岁。1999 年 4 月 23 日诊。主诉:自月经来潮至今,月经量少而疼痛,几经治疗,从未改善。刻诊:月经点滴量少而疼痛,瘀血得下则疼痛缓解,月经持续时间 2~3 天,手足不温,心烦,头汗出,舌略红,苔薄略黄,脉沉。[王付.仲景方临床应用指导.北京:人民卫生出版社,2001:727]

[辨治思路]

(1)辨证分析

患者月经量少而痛,瘀血得下则痛缓属瘀血实证无疑。痛时见手足不温,头汗出为阳气郁遏之象。舌略红,舌苔略黄为稍有热象。证属血瘀阳郁,经气不和,脉络不畅。

(2)立法处方

治法:活血化瘀,通阳通经。

方药:土瓜根散加味。土瓜根 9g,白芍 12g,桂枝 12g,蟅虫 10g,水蛭 10g,细辛 6g,牡丹皮 10g,通草 9g,桃仁 9g,当归 12g。6 剂,每日 1 剂,水煎二次合并分三服。并嘱其在下次月经来前 1 周诊治,基本方按前方加减治疗,连续 5 个月,每月 6 剂。

(3)治疗效果

5 个月后,月经量较原来增多,小腹不再疼痛,其他病证也随之解除。

按语:与温经汤相比,本证属瘀血实证,而温经汤虽有瘀血,但还有冲任虚寒兼气血不足之象。

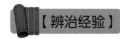

【辨治经验】

陶葆荪:此方首用土瓜根,清经络湿热以消瘀结的凭借;佐用蟅虫,逐胞门瘀结以畅经脉的流通;然后以芍药和阴定痛,桂枝宣阳除满;散以散结,酒以行滞,莫不从瘀热着力。

5. 瘀热内结经水不利下

【原文】婦人經水不利下,抵當湯主之。亦治男子膀胱滿急,有瘀血者。(14)

抵當湯方:

水蛭三十個(熬) 虻蟲三十枚(熬,去翅足) 桃仁二十個(去皮尖) 大黄三兩(酒浸)

上四味,爲末,以水五升,煮取三升,去滓,溫服一升。

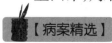

【病案精选】

[病史资料]

余尝治一周姓少女,住小南门,年约18,经事3月未行,面色萎黄,少腹微胀,证似血痨初起。因嘱其吞服大黄蟅虫丸,每服9g,日3次,尽月可愈。自是之后,遂不复来,意其愈矣。越3月,忽一中年妇女携女子来请医。顾视此女,面颊之下几不成人,背驼腹胀,两手自按,呻吟不绝。余怪而问之,病已至此,何不早治?妇泣而告曰:此吾女也,2月前曾就诊于先生,先生令服丸药,今胀加,四肢日瘦,背骨突出,经仍不行,故再求诊。余闻之骇然,深悔前药之误。然病已奄奄,尤不能不一尽心力,察其情状,皮骨仅存。少腹胀硬,重按痛亦甚。[政协广东省委员会办公厅,政协广东省委员会文化和文史资料委员会,广东省中医药学会编.岭南中医药名家(三).广州:广东科技出版社,2010]

[辨治思路]

(1)辨证分析

患者瘀血内停胞宫而见少腹微胀;瘀血不去,新血不生,失于濡养而见面色萎黄。大黄蟅虫丸治疗虚劳干血,病由五劳七伤使人体正气不足,脏腑虚损致形体消瘦,虚劳日久,因虚致瘀。方中虽有峻猛之药活血化瘀,然丸剂仍是峻药缓攻,攻补兼施,以扶正祛邪为主,因此方列虚劳篇下。此患者服药后瘀血不能及时荡除,内结更甚而见腹胀加重;正气更加虚耗而见形瘦骨突。证属瘀积内结重症,元气已伤。

(2)立法处方

治法:破血攻瘀。

方药:抵当汤。虻虫3g,水蛭3g,大黄15g,桃仁50粒。

(3)治疗效果

次日母女复请来,知女下黑瘀甚多,胀减痛平,唯脉虚甚,不宜再下,乃以生地黄、黄芪、当归、党参、川芎、白芍、陈皮、茺蔚子,活血行气,导其瘀积。1剂之后,遂不复来,6年后,值于途,已生子,年四五岁矣。

按语:抵当汤临床用于闭经属于瘀热内结,形气俱实证者。辨证要点为经闭不行,少腹硬满结痛拒按,脉沉涩。本方为破血逐瘀峻剂,应用时注意中病即止。

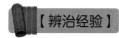

陶葆荪:抵当汤特用其性上升的虻虫,以蚀死血而通阳气,以复温化之功;用其性下窜的水蛭,蚀死血而利阴道,以复输泄之效;继用桃仁润燥散郁,破血中气结;大黄荡热逐腐,下血中瘀滞;更借助飞潜之活力,仁核的生机,促进去瘀生新的功能,经水岂有不照常通利下行的道理?

6. 水血互结少腹满

【原文】婦人少腹滿如敦狀,小便微難而不渴,生後者,此爲水與血並結在血室也,大黃甘遂湯主之。(13)

大黃甘遂湯方:

大黃四兩　甘遂二兩　阿膠二兩

上三味,以水三升,煮取一升,頓服之,其血當下。

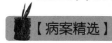

[病史资料]

李某,女,26岁。1970年11月就诊,第一胎足月横位难产。产后三日,除小腹微胀微肿外,别无不适。后腹胀日重,疼肿加剧。诊脉沉涩,舌质红暗苔滑,腹部压迫难受,少腹与脐周隆起,如孕六七月状。从脐的右上部至脐的左下部有一隆起斜条,按之硬。小便不利,滴滴可下,尚不甚急迫。[宋同勋.大黄甘遂汤治愈产后尿潴留.河南中医,1983,3(4):30]

[辨治思路]

(1)辨证分析

患者病发于产后,症见少腹胀痛拒按,属瘀血内停,不通则痛。小便不利为水停于膀胱。舌质红暗苔滑,脉沉涩为瘀血水停之象。证属产后水血互结血室。

(2)立法处方

治法:破血逐水。

方药:大黄10g,甘遂4.5g,阿胶10g,1剂煎服,服后小便有所增加,仍无大进展。药既稍效,增量而再进。大黄30g,甘遂6g,阿胶12g,木通15g,1剂。

(3)治疗效果

药服后,一日夜尿量大增,腹消而愈。

按语:本方与抵当汤均治瘀血实证,抵当汤为攻逐瘀血峻剂;本方为血水并治,标本兼治,使邪去而正不伤。

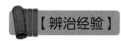

陶葆荪:此方用大黄破结血,甘遂逐积水,病属牢坚,药需峻猛,才能迅奏肤功,急存正气。但适在产后,究不能重伤水血,故用阿胶滋血液、澄水浊,以濡干润燥,去腐除陈,这样运用,可谓虽在攻坚之际,不忘善后之图,与一味蛮攻的粗工,真有天地之别。

（五）带下病

1. 湿热带下

【原文】妇人經水閉不利,臟堅癖不止,中有乾血,下白物,礬石丸主之。(15)

礬石丸方:

礬石三分(燒) 杏仁一分

上二味,末之,煉蜜和丸棗核大,内臟中,劇者再内之。

【病案精选】

［病史资料］

张某,女,30岁,1991年2月24日初诊。阴道分泌物增多3年,呈白色,有时兼有黄色,每日需换内裤2~3次,近一个月阴道分泌物较前明显增多,色白,有时黄白相兼,质稠而臭,小腹部疼痛胀满,胃脘部隐隐作痛,烧心,纳少,身重乏力。舌质正常,苔白微黄,脉沉弦,右关脉濡数。［毕明义,赵迎春,陈洪荣.矾石丸治疗带下病208例.山东中医杂志,1994,13(2):68-69］

［辨治思路］

(1)辨证分析

本案证见带下量多,色时黄白相兼,质稠而臭,小腹疼痛,胃脘痛而纳少,身重以及舌苔微黄,脉沉弦,辨证属肝热脾虚型。

(2)立法处方

治法:除湿热以止带。

方药:给以矾石丸放入阴道内,连放3日。

(3)治疗效果

二次来诊述,放药后的第二天带下即明显减少,3次后带下已如正常人,小腹疼痛亦明显减轻。嘱继放7天,带下未见增多。嘱停放3天后,继放7天。妇科检查糜烂区消失。又用药7天以巩固疗效。追访半年病未复发。

按语:矾石丸中的枯矾,性专收涩,能杀虫止痒、清热燥湿。而杏仁之滋润,以防枯矾之燥。局部用药,有利于在局部范围内形成有效的药物浓度,且吸收快,发挥有效的治疗作用。本方开创了中医妇科外治法。

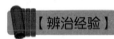
【辨治经验】

陶葆荪:此方用咸寒酸涩俱备的矾石,咸以软坚,寒以清热,酸以收脱,涩以燥湿,是从澄垢浊以溶解坚癖处着力;再用降散润利俱全的杏仁,以降浊,以散结,以利窍,以润干,是从开闭塞以通流经脉处着力。源流合治,水血交融,自然经水通而白物止了。

2. 寒湿带下

【原文】蛇床子散方:溫陰中坐藥。(20)

蛇床子仁

上一味,末之,以白粉少許,和令相得,如棗大,綿裹内之,自然溫。

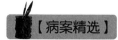【病案精选】

［病史资料］

张某,女,31岁,已婚,本校职工,2001年6月8日初诊。患者婚后孕3产1,曾做人流术2次。近2月来,阴部瘙痒不适,甚则破溃疼痛,浸淫流溢,白带甚多,每日需换内裤2次,带下呈乳白色凝块状,伴胸闷不舒,身倦乏力,精神不爽,舌质淡红,边有齿痕,苔白腻,脉弦滑。妇科检查:阴道口及阴道内布满凝乳状薄膜样分泌物,阴道壁及外阴红肿,取白带化验:霉菌(+++)。[赵纯.加味蛇床子散熏洗治疗阴痒40例.河南中医,2003,23(8):45-46]

［辨治思路］

(1)辨证分析

患者脾虚湿盛而见带下量多,色白,伴阴痒,同时身倦乏力,精神不爽,舌淡边有齿痕苔白腻脉滑。胸闷不舒为肝气郁结之象,证属肝郁脾虚,湿盛作痒。

(2)立法处方

治法:疏肝健脾,燥湿止痒。

方药:蛇床子散加味。蛇床子30g,苦参30g,花椒15g,百部15g,土茯苓30g,明矾15g,白头翁30g。并加地肤子20g外洗,同时配服逍遥散加味3剂。

(3)治疗效果

二诊:经内外合治,患者阴痒大减,诸症好转,续用外洗方3剂熏洗。1周后,告知阴痒消失。复查外阴及阴道均正常。阴道分泌物化验阴性。

按语:本方适合寒湿带下证。辨证要点为带下量多,质清稀色白,自觉阴中寒冷甚及后阴,腰酸重坠,少腹寒冷,外阴瘙痒等症状。

【辨治经验】

陶葆荪:此方用专于兴阳事、暖子脏、祛冷燥湿的蛇床子,研末加一些白米粉,和匀混合,塞进阴道内,略坐以留药力,药气温行,阴寒祛散,阴户自然温暖。

(六) 腹痛

1. 风冷血滞

【原文】婦人六十二種風,及腹中血氣刺痛,紅藍花酒主之。(16)

紅藍花酒方:疑非仲景方。

紅藍花一兩

上一味,以酒一大升,煎減半,頓服一半。未止,再服。

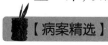【病案精选】

［病史资料］

某女,26岁,初产恶露未尽之时过食生冷而发生腹痛已3个月,月经时来忽止,形体肥胖,面部色青,舌质紫暗,脉弦涩有力。[王明宇.红蓝花酒治疗产后恶露不尽.四川中医,1986,4(11):35]

[辨治思路]

（1）辨证分析

血得温则行，遇寒则凝，患者新产后复加进食生冷，导致瘀血内停胞宫而致腹痛，月经不调。面青、舌紫暗、脉弦涩有力亦为瘀血之象。证属恶血瘀阻。

（2）立法处方

治法：活血通经。

方药：红花 50g，入酒 60g 煎，分 3 次服。

（3）治疗效果

3 剂而愈。

按语：本方辨证要点是"腹中刺痛"，为瘀血疼痛的特点。本证虽风冷为因，而瘀血为其病机，故用血药而不用风药，为"治风先治血，血行风自灭"的体现。

 【辨治经验】

陶葆荪：此方用专于行血活血的红蓝花，加酒煎以助运行，所以凡属风邪在血分搏扰，而引起刺痛的，都能主治。这就是"治风先治血，血行风自灭"和"通则不痛"的道理。

2. 肝脾失调

【原文】婦人腹中諸疾痛，當歸芍藥散主之。(17)

當歸芍藥散方：見前妊娠中。

 【病案精选】

[病史资料]

余某，女，23 岁，未婚，2008 年 8 月 14 日初诊。主诉：药流后下腹坠胀疼痛 8 月余。患者 8 月前开始出现小腹疼痛、坠胀不适，伴腰骶酸痛，于经前、久站、久坐及性交后症状加重，时感神疲乏力而无法工作，喜叹息，经前乳房胀痛，经色暗红有血块，痛经明显，带下量多，清稀，面色少华，舌淡暗胖大、边有齿痕瘀点，苔薄白，脉细弦。[李玉嫦．张玉珍教授运用当归芍药散经验介绍．新中医，2011，43（12）：138-139]

[辨治思路]

（1）辨证分析

患者素体虚弱，工作劳累，加之药流后耗伤气血，致中气不足，血行不畅而见小腹疼痛、坠胀，过劳后加重，面色少华。喜叹息、经前乳房胀痛，为肝失疏泄的表现。脾气虚，生湿下注而见带下量多，清稀。经色暗红有血块，舌暗瘀点为瘀血之征。舌淡胖大、边有齿痕，脉细弦亦属肝脾不调的表现。病证虚实兼夹，以虚为主。

（2）立法处方

治法：益气健脾，疏肝止痛，活血化瘀。

方药：当归芍药散加味。白芍、丹参、白术、泽泻、乌药、延胡索各 15g，当归、川芎、香附、三七各 10g，黄芪、茯苓各 30g，七叶莲 20g。14 剂，每天 1 剂，水煎服。

（3）治疗效果

8 月 28 日复诊：服上方后下腹坠胀、疼痛好转，体倦乏力症状改善，带下量正常，舌淡胖、边有瘀点,苔薄白,脉细弱。治宜益气健脾,活血通络,补肾疏肝。处方:白芍、白术、丹参、续断各15g,当归、川芎、香附、三七各10g,黄芪、茯苓、制何首乌各30g,七叶莲20g。20剂,每天1剂,水煎服。患者服完以上20剂药后,下腹坠痛、腰骶酸痛、痛经等症均有明显改善,并在当地继续按方配药,坚持治疗3月后症状完全消失。

按语:本方临证加减能治多种妇人腹痛属肝脾失调者,如仲景用本方既治妊娠腹痛,又治妇人杂病腹痛,体现了仲景治疗妇人腹痛重在调理肝脾的思路。

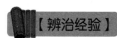【辨治经验】

陶葆荪:妇人由于经产等病的损耗,伤了冲、任,加重了肝、脾的供养负担。肝、脾日虚,肝虚就血燥生风,脾虚就气滞停湿,血气乖违,风湿相搏于土木之中,因此引起腹内一切疾患而疼痛绵绵。

3. 脾虚营弱

【原文】妇人腹中痛,小建中汤主之。(18)

小建中汤方:见前虚劳中。

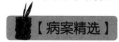【病案精选】

[病史资料]

张某,女,18岁。2年来,每当经来第1天则少腹剧痛,量少色暗,2天后经量渐多而痛稍减,色淡,月经周期正常,但经期常持续7~9天,且经行1周后仍腹痛绵绵不止。此次行经腹痛剧烈,热敷而痛减,伴有畏寒肢冷,体倦乏力,面色白,舌质淡,苔白,脉细迟。[黄丽明.小建中汤治疗痛经25例.实用中医药杂志,2001,17(9):12]

[辨治思路]

(1)辨证分析

脾胃为气血生化之源,脾虚则气血化生不足,胞脉失养而痛。患者痛经发作,得热则减,伴畏寒肢冷均为寒性痛经表现,体倦乏力,舌淡脉细迟均为虚寒之象。证属中气虚弱,气血不足,寒积作痛。

(2)立法处方

治法:温中补虚,缓急止痛。

方药:用小建中汤加党参、黄芪各15g。水煎温服,每日1剂,早晚空腹各1次。

(3)治疗效果

7剂后痛经时间缩短,畏寒肢冷减轻,守方继服21剂,并嘱其忌食生冷,再次行经疼痛未作,随访1年痛经未复发。

按语:小建中汤在本书见于三处,分别治疗虚劳腹痛、脾虚萎黄、妇人腹痛证。三病虽不同,然阴阳失调,中焦脾虚之病机则一,故均用小建中汤,体现了仲景异病同治的精神。

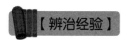【辨治经验】

陶葆荪:妇人由于经产等病的损耗,伤及冲、任,加重了后天化源的供给,使到精悍交窘,荣卫日衰。卫不足,则里虚而寒凝;荣不足,则脉虚而拘急。因此引起腹内急痛,应用调和荣

卫、温中缓急的小建中汤来作主治。

（七）转胞

【原文】问曰:妇人病,飲食如故,煩熱不得卧,而反倚息者,何也? 師曰:此名轉胞,不得溺也,以胞系了戾,故致此病,但利小便則愈,宜腎氣丸主之。(19)

腎氣丸方:

乾地黃八兩　薯蕷四兩　山茱萸四兩　澤瀉三兩　茯苓三兩　牡丹皮三兩　桂枝附子(炮)各一兩

上八味,末之,煉蜜和丸梧子大,酒下十五丸,加至二十五丸,日再服。

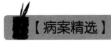【病案精选】

[病史资料]

关某,女性,23岁,工人。初诊:患者于 1960 年 3 月 2 日孕第一胎顺产出男婴后,一直未能排出小便 2 天多,下腹胀痛,大便正常,无发热恶寒,胃口好,口中和不甚渴,伴头晕目眩,手足无力,舌淡苔薄,脉细弱。[中国中医药学会广州分会．羊城杏林医案医话荟要．北京:中医古籍出版社,2010]

[辨治思路]

(1)辨证分析

患者症见产后小便排出不畅,下腹胀痛,胃口好,符合转胞的表现。《素问·灵兰秘典论》:"膀胱者,州都之官,津液藏焉,气化则能出矣。"产后冲任损伤,肾气不化,尿液潴留于膀胱。头晕目眩,手足无力,舌脉均为气血不足之虚象。辨证属肾气不足。

(2)立法处方

治法:温肾化气利水。

方药:肾气丸加味。山茱萸 12g,怀山药 20g,茯苓 12g,泽泻 12g,熟地黄 30g,牡丹皮 12g,附子 10g,肉桂心 15g(焗),车前草 30g,牛膝 12g,黄芪 20g。配两剂,每日 1 剂,清水煎服。

(3)治疗效果

再诊:诉小便仍不通,诸症未减,再按前方配两剂,服法同前。

三诊:诉服药后曾排出小便 6 次,色黄似脓,下腹胀痛明显减少,头晕目眩及手足无力减,舌脉如上。处方:女贞子 12g,怀山药 20g,生地黄 20g,熟地黄 20g,知母 12g,黄柏 12g,泽泻 12g,牡丹皮 12g,木通 12g,配 3 剂,服后小便转清,症状消失。

按语:妇人转胞的辨证要点为小便不通,及脐下急痛,伴腰膝酸痛乏力,舌淡苔白润,脉沉细或沉弱等。

（八）前阴诸疾

1. 阴疮

【原文】少陰脉滑而數者,陰中即生瘡,陰中蝕瘡爛者,狼牙湯洗之。(21)

狼牙湯方:

狼牙三兩

上一味,以水四升,煮取半升,以綿纏筯如蚕,浸湯瀝陰中,日四遍。

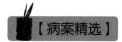【病案精选】

［病史资料］

王某,36 岁,女,农民,1993 年 10 月 12 日就诊。外阴瘙痒,变白 8 年余,间断治疗 6 年多,其效果不佳。现感外阴干痒,入夜加剧,阴中灼热疼痛,头晕、口干、杂色带下。妇检:外阴皮肤粗糙有大量的抓痕,大小阴唇、阴蒂、会阴部变白,阴道分泌物减少。苔少舌红,脉弦细。［高庆超.狼牙汤加味外治女阴硬化苔癣 15 例.中医外治杂志,1996,5(2):43］

［辨治思路］

(1)辨证分析

患者脾虚湿热,邪毒内蕴,下注外阴而见阴中灼热疼痛、杂色带下。

(2)立法处方

治法:清热解毒、杀虫止痒、健脾燥湿。

方药:狼牙汤加味。狼牙草 30g(没有狼牙草可用狼毒 15g 代替),蛇床子 15g,烟叶 20g,茯苓 10g,白鲜皮 10g,炒白术 10g,地骨皮 10g,水煎外洗或熏洗外阴 30 分钟左右。经期停药,1 日 3 次以上(此药方有毒不可入口,长期外洗无毒副作用)。10 剂,熏洗。

(3)治疗效果

患者半月后复诊,外阴瘙痒干痛明显减轻,其外阴皮色恢复正常,不粗糙,小阴唇两侧白色减少,药已中病,继用上方 5 剂。1 个月后会阴白斑阴痒消失,外阴皮肤光滑而告愈。

按语:矾石丸与狼牙汤均可清热燥湿,主治下焦湿热、妇人湿热带下;蛇床子散苦温燥湿,主治下焦阳虚寒滞及寒湿之阴痒。

【辨治经验】

陶葆荪:此方的狼牙,《神农本草经》说"能治邪气,热气,疥瘙,恶疮,疡痔,去白虫"。可知属气味苦寒有毒的药品,具清热去湿、杀虫之效,所以仲景用它米洗涤前阴内疮疡溃烂,是有其独到经验。

2. 阴吹

【原文】胃氣下泄,陰吹而正喧,此穀氣之實也,膏髮煎導之。(22)

膏髮煎方:見黃疸中。

【病案精选】

［病史资料］

李某,女,39 岁,于 1996 年 8 月产一女婴,女婴近月夭亡。患者过度忧伤,坐卧不安,饮食难进,精神萎靡不振,时悲时喜,自哭自笑,呵欠频作,涕泪并流。偶尔发现前阴如蚁行感,继而前阴出气作声,如矢气状,约经 4~5 分钟后诸证悉减,反复发作且伴有大便秘结,数日一行,腹部饱胀。1998 年 4 月来诊。自诉:每遇发作需行膝胸卧式方可排气,一日数发,经多方治疗无明显效果。体格检查:外阴经产型,阴道松软,宫颈光滑,无着色,无摇举痛,大小正常,附件阴性。［王德生,王梦涛.膏发煎治疗阴吹 1 例.湖北中医杂志,1999,21 卷增刊:90］

[辨治思路]

（1）辨证分析

患者前阴出气如矢气状，病属阴吹。病由情志刺激，肝气抑郁，郁而化火伤阴，至津液不足，心脾受损。津液不足则肠燥便秘而发阴吹。心脾受损则出现时悲时喜，自哭自笑，呵欠频作等脏躁症状。

（2）立法处方

治法：化瘀润肠通便。

方药：以猪油一斤，炼油去渣，乱发如鸡卵大小四团，洗净后，放置油内至发溶化，待温度适宜，分3次口服，每日1次。

（3）治疗效果

服药后第二日，腹泻如膏脂状，呈白色黏液，自觉上述各症明显减轻，但四肢软弱无力，精神疲乏，服完后，症状完全消失，但觉胸中不畅，善太息。余又以甘麦大枣汤加百合，连服五剂而告痊愈。

按语：本方适合阴吹属胃肠燥热实证者。猪膏滋润填精，乱发活血化瘀，使大便通畅，浊气下行，则阴吹可止。临证可酌加润肠通便之品。

【辨治经验】

陶葆荪：此胃气下泄是由于胃燥液涸、消化失职而致谷气实，而致精气微，甚而致上升无力，转而下泄，则主要在胃肠燥结，故只用润利的膏发煎。

（九）其他病变

1. 饮证误下成痞辨治

【原文】 婦人吐涎沫，醫反下之，心下即痞，當先治其吐涎沫，小青龍湯主之。涎沫止，乃治痞，瀉心湯主之。(7)

小青龍湯方：見痰飲中。

瀉心湯方：見驚悸中。

2. 疳虫蚀齿

【原文】 小兒疳蟲蝕齒方：疑非仲景方。(23)

雄黃　葶藶

上二味，末之，取臘日豬脂鎔，以槐枝綿裹頭四五枚，點藥烙之。

小结

本篇治法丰富多彩，内治法中有膏、汤、丸、散、酒等剂型；外治法中有针刺、洗剂、坐药、栓剂等。为后世妇科杂病的辨证论治奠定了良好的基础。

治疗热入血室，以泄热为主，小柴胡汤与刺期门穴随证选用。

因瘀血导致经水不利的，用土瓜根散活血通瘀；因瘀阻而经闭不行的，用抵当汤逐瘀下血；因水、血互结于血室而经闭小便难的，用大黄甘遂汤逐水破瘀；因冲任虚寒，瘀血内阻而漏下的，用温经汤养血祛瘀；因虚寒气陷，漏下色黑的，用胶姜汤温补冲任，养血止血。

带下病,下焦湿热的,用矾石散清利湿热,下焦寒湿的,用蛇床子散温散寒湿。

下焦湿热阴中生疮溃烂的,用狼牙汤外洗。

经行腹痛的,用红蓝花酒活血止痛;血行不畅兼有水湿的,用当归芍药散通调气血,祛除水湿;中气虚寒的,用小建中汤温中补虚。

其他如梅核气,用半夏厚朴汤理气化痰;脏躁用甘麦大枣汤滋养心脾,润燥缓急;转胞用肾气丸,阴吹用膏发煎等等。

妇人病三篇,为中医妇产科学的发展奠定了基础,至今仍有重要的指导意义。

（张　静）

方 剂 索 引